耳鼻喉疾病诊疗与实践研究

姚鸿超　张佳蕊　苏　虹◎著

中国纺织出版社有限公司

图书在版编目（CIP）数据

耳鼻喉疾病诊疗与实践研究 / 姚鸿超 , 张佳蕊 , 苏
虹著 . -- 北京 : 中国纺织出版社有限公司 , 2022.8
　　ISBN 978-7-5180-9776-0

　　Ⅰ.①耳…　Ⅱ.①姚…②张…③苏…　Ⅲ.①耳鼻咽
喉病—诊疗　Ⅳ.① R76

　　中国版本图书馆 CIP 数据核字 (2022) 第 150021 号

责任编辑：傅保娣　　责任校对：高　涵　　责任印制：王艳丽

中国纺织出版社有限公司出版发行
地址：北京市朝阳区百子湾东里 A407 号楼　邮政编码：100124
销售电话：010—67004422　传真：010—87155801
http://www.c-textilep.com
中国纺织出版社天猫旗舰店
官方微博 http://weibo.com/2119887771
三河市宏盛印务有限公司印刷　各地新华书店经销
2022 年 8 月第 1 版第 1 次印刷
开本：787×1092　1/16　印张：16.25
字数：369 千字　定价：88.00 元

作者简介

姚鸿超，女，1977 年 12 月出生。副主任医师，副教授，中国医科大学博士。工作单位：哈尔滨医科大学附属第二医院耳鼻喉科。主要从事鼻科方向工作。擅长鼻内镜下的微创外科手术治疗鼻炎、鼻窦炎、鼻息肉及鼻腔肿物等。

张佳蕊，女，1985 年 11 月出生。副主任医师，耳鼻咽喉科医学博士。工作单位：哈尔滨医科大学附属第二医院耳鼻咽喉 - 头颈外科。主要从事咽喉科方向工作。擅长耳鼻咽喉及头颈部常见病、多发病的诊断和治疗，熟练从事支撑喉镜、内窥镜、低温等离子刀、CO_2 激光进行微创手术治疗咽部、喉部疾病。在国内外专业期刊上发表多篇相关论文。

苏虹，女，1969 年 11 月出生。工作单位：哈尔滨医科大学附属第二医院。在多年的护理工作中，主要负责五官手术室日常手术的管理与配合，在护士长指导下进行工作。认真执行医嘱，三查七对，准确完成护理工作，做好危重患者的抢救工作，认真完成护理文书书写工作，协助医师进行护理查房，不断改进护理工作，并能认真完成患者出院的卫生宣教指导工作。

前　言

　　耳鼻喉科是研究耳鼻咽喉部诸器官的解剖生理和疾病现象的一门科学。耳、鼻、咽、喉各器官在解剖结构、生理功能和疾病的发生与发展方面有着紧密联系。耳、鼻、咽、喉各器官多为深在和细小腔洞，为了清晰地辨认其正常形态和了解其病变表现，必须借助特殊的照明装置和检查器械，因而，在现代医学的发展中，它经历了一个由分到合的过程。耳鼻喉虽然是一门独立的医学分科，但它与整个机体有着紧密的联系。随着现代医学的飞速发展，耳鼻喉科疾病的诊断和治疗水平也取得了长足的进展。

　　耳鼻喉疾病是人类的常见病、多发病，尽管其大部分在初始阶段较少引起人们的关注，然而处理不当可引起严重后果，给治疗带来很大困难。一方面给患者造成额外的身体与精神痛苦，另一方面则加重了医疗卫生资源的占用。因此，对于此类疾病的早期诊断与治疗非常重要。

　　本书总论部分介绍了耳鼻喉科的检查及诊疗技术、耳鼻喉科的手术治疗及非手术治疗，然后分别介绍了耳科学、鼻科学、咽科学、喉科学常见疾病的诊断与治疗。本书内容规范、实用、通俗易懂，既便于高等医学院校临床实习、进修医生和耳鼻喉临床医生在临床工作中学习和掌握，又可作为基层医院各专业医务人员的参考用书。

　　医学是不断发展的科学，其观念、方法、技术不断推陈出新，加上著者时间有限，本书的不足之处在所难免，恳请医学界同仁和广大读者指正，以便及时修订、不断完善，使本书在临床医疗工作中发挥更大的作用。

著者

2022 年 6 月

目　录

第一篇　总论 ……………………………………………… 1

第一章　耳鼻喉科的检查及诊疗技术 ……………………… 1

第一节　耳鼻喉科的常规检查 ……………………………… 1

第二节　耳鼻喉科的特殊检查 ……………………………… 6

第三节　耳鼻喉科的常用诊治技术 …………………………20

第二章　耳鼻喉科的手术治疗及非手术治疗 ……………52

第一节　耳鼻喉科的手术治疗 ………………………………52

第二节　放射治疗 ……………………………………………60

第三节　化学治疗 ……………………………………………67

第四节　生物治疗 ……………………………………………81

第三章　耳的先天性疾病 …………………………………85

第一节　先天性耳前瘘管囊肿 ………………………………85

第二节　先天性外耳畸形 ……………………………………86

第三节　先天性中耳畸形 ……………………………………93

第四节　先天性内耳畸形 ……………………………………98

第五节　先天性耳聋 ………………………………………… 105

第四章　耳部创伤 ……………………………………… 106

第一节　耳郭外伤 …………………………………………… 106

第二节　鼓膜外伤 …………………………………………… 106

第三节　颞骨骨折 …………………………………………… 107

第四节　脑脊液耳漏 ………………………………………… 110

第五章 外耳疾病 ····· 115

第一节 外耳道异物 ····· 115

第二节 外耳新生物 ····· 116

第三节 外耳炎性疾病 ····· 118

第六章 中耳疾病 ····· 125

第一节 中耳和颞骨损伤 ····· 125

第二节 分泌性中耳炎 ····· 126

第三节 急性化脓性中耳炎 ····· 128

第四节 慢性化脓性中耳炎 ····· 130

第五节 中耳乳突胆脂瘤 ····· 136

第七章 内耳疾病 ····· 139

第一节 感音神经性听力损失 ····· 139

第二节 耳鸣 ····· 145

第三节 眩晕症 ····· 158

第三篇 鼻科学 ····· 169

第八章 鼻腔炎性疾病 ····· 169

第一节 急性鼻炎 ····· 169

第二节 慢性鼻炎 ····· 172

第三节 萎缩性鼻炎 ····· 176

第九章 鼻变应性疾病 ····· 180

第一节 鼻息肉 ····· 180

第二节 变应性鼻炎 ····· 182

第三节 血管运动性鼻炎 ····· 184

第四节 鼻出血 ····· 186

第十章 鼻窦炎性疾病 ····· 190

第一节 急性鼻窦炎 ····· 190

第二节 慢性鼻窦炎 ····· 195

第十一章　鼻及鼻窦囊肿 ·· 200

　　第一节　鼻前庭囊肿 ·· 200

　　第二节　鼻窦囊肿 ·· 201

　　第三节　上颌窦牙源性囊肿 ·· 202

第四篇　咽科学 ·· 204

第十二章　咽炎 ·· 204

　　第一节　急性咽炎 ·· 204

　　第二节　慢性咽炎 ·· 205

第十三章　扁桃体炎 ·· 208

　　第一节　急性扁桃体炎 ·· 208

　　第二节　慢性扁桃体炎 ·· 209

　　第三节　扁桃体切除术 ·· 210

第十四章　腺样体疾病 ·· 213

　　第一节　急性腺样体炎 ·· 213

　　第二节　腺样体肥大 ·· 214

第十五章　咽部间隙脓肿 ·· 216

　　第一节　扁桃体周脓肿 ·· 216

　　第二节　咽后脓肿 ·· 217

　　第三节　咽旁脓肿 ·· 218

第十六章　咽部神经性疾病和感觉异常 ································ 220

　　第一节　运动性障碍 ·· 220

　　第二节　感觉性障碍 ·· 221

第十七章　咽肿瘤 ·· 222

　　第一节　鼻咽纤维血管瘤 ·· 222

　　第二节　鼻咽癌 ·· 223

　　第三节　咽部其他肿瘤 ·· 224

第十八章　咽部异物、咽部烧伤、咽部狭窄及闭锁…………………… **225**

第一节　咽部异物 ………………………………………………………… 225

第二节　咽部烧伤 ………………………………………………………… 226

第三节　咽部狭窄及闭锁 ………………………………………………… 227

第四节　阻塞型睡眠呼吸暂停低通气综合征 …………………………… 227

第五篇　喉科学…………………………………………………… **230**

第十九章　喉科学基础………………………………………………… **230**

第一节　喉的应用解剖 …………………………………………………… 230

第二节　喉的生理学 ……………………………………………………… 233

第二十章　喉的检查法………………………………………………… **234**

第一节　喉的外部检查法 ………………………………………………… 234

第二节　喉镜检查法 ……………………………………………………… 234

第二十一章　喉部疾病………………………………………………… **236**

第一节　喉的先天性疾病 ………………………………………………… 236

第二节　喉外伤 …………………………………………………………… 237

第三节　喉炎性疾病 ……………………………………………………… 239

第四节　喉神经性疾病和精神性疾病 …………………………………… 242

第五节　喉部肿瘤 ………………………………………………………… 244

第六节　喉梗阻 …………………………………………………………… 246

第七节　喉的其他疾病 …………………………………………………… 247

参考文献…………………………………………………………………… **249**

第一篇 总论

第一章 耳鼻喉科的检查及诊疗技术

第一节 耳鼻喉科的常规检查

一、成人耳鼻咽喉检查

（一）患者位置

检查鼻腔、咽部、喉部时，患者与医生对面直坐，躯干微向前倾，膝部相交，或患者膝部夹在医生两膝之间。

（二）光源选择

灯光以耳鼻喉科专用诊疗灯或综合治疗台为宜。将灯置于患者右侧，与耳等高，距患者右耳约 10cm 处。

（三）额镜使用

医生戴上额镜，反光镜置于左额部，用左眼经镜孔视物。额镜焦距约为 30cm，练习时集中光线于患者上唇。在光线缺乏的地区，可使用电子额灯，优点在于以蓄电池作为光源，携带方便，适宜巡回医疗时使用，利用额镜照入检查部位进行工作。还可利用电筒作为光源照射于额镜上。

（四）耳部检查

1.耳郭视诊和触诊
（1）皮肤情况：有无红肿、外伤、感染。

（2）外形：大小、数目、与头颅所成角度。

（3）有无触痛。

2. 外耳道

（1）拉直外耳道检查右侧时，以左手将耳郭拉向后上方，右手拇指将耳屏捺向前方；检查左侧时，则用右手拉耳郭，左手捺耳屏。

（2）电耳镜放入外耳道时，一手将耳郭拉向后上方，另一手取耳镜喇叭口轻轻塞入外耳道软骨部。

（3）观察：外耳道的大小和弯度。外耳道有无异物等。

3. 鼓膜

用耳镜检查鼓膜。对卧床患者，可使用电耳镜检查。①鼓膜为一圆形半透明灰白色薄膜，呈漏斗形。②观察锤骨短突、锤骨柄、鼓脐、光锥、前后皱襞、松弛部、紧张部。③检查有无充血、外凸、内陷、穿孔、瘢痕。

（五）鼻部检查

1. 鼻前庭

用左手示指及中指按住患者额部，左手拇指将患者鼻尖揪向后上方。注意观察鼻前庭部、鼻毛及皮肤情况（有无皲裂、糜烂、疖肿等）。

2. 鼻腔

（1）用鼻镜检查时注意鼻镜持法：左手执鼻镜，手掌向内，借示指固定。

（2）不同位置中检查所见：鼻腔底水平位（额部略向下沉），外侧为圆形红色的下鼻甲，其上方可看到中鼻甲的前端；鼻腔底与水平位约成30°角（头抬高）：内侧鼻中隔显露较多，外侧为下鼻甲上部；头抬高到60°，和鼻中隔相对者为中鼻甲前外侧的鼻丘部，其后上方为鼻腔顶部。

（3）注意观察：①呼吸通畅状况；②黏膜的色泽，粉红为正常，大红为急性炎症，紫灰为变态反应；③鼻甲大小、鼻道情况；④分泌物的质、量和部位。

（4）鼻内镜检查：可以更加仔细地观察以上鼻腔及鼻咽部各部位。检查前可先后以1%麻黄碱和1%丁卡因液做鼻内喷布，以方便检查。

（六）咽部检查

1. 鼻咽部

检查时右手持间接鼻咽镜（耳鼻咽喉—头颈外科专科基本技能），左手持压舌板，将后鼻镜在酒精灯轻度加热，嘱患者张口，用鼻部呼吸，以压舌板压住舌背，右手将后鼻镜轻轻伸至悬雍垂和咽后壁之间，即可观察鼻咽部。

注意观察：鼻后孔的状况，包括鼻中隔后缘、各鼻甲后端、咽鼓管咽口、咽隐窝等；黏膜的色泽；有无分泌物、溃疡、肿块及出血等。

2. 口咽部

右手持压舌板，嘱患者张口，以压舌板压住舌背最高点，使舌背低落，可检查口咽部。使用压舌板时，动作应轻柔，放置舌前 2/3 处或略偏一侧，否则易引起恶心及咽部充血，掩盖咽部实际情况。

注意观察：黏膜的色泽（充血、贫血），有无假膜、溃疡、异物、紫斑及肿胀；软腭运动情况，两侧是否对称；悬雍垂有无畸形、水肿；扁桃体形状、大小，有无充血、分泌物、溃疡、肿瘤；咽后壁色泽，有无萎缩、淋巴滤泡、肿胀。

（七）喉部检查

左手持消毒纱布，右手持间接喉镜，嘱患者张口伸舌，将纱布包住舌尖，并拉向前下方，轻度加热喉镜镜面后，伸入口咽部，镜背贴于腭垂上，在镜中观察喉部。有少数患者会厌向后倾斜，遮盖喉部，造成检查困难，此时可使用 1% 丁卡因液做局部黏膜表面麻醉。让患者自己拉舌头，检查者左手持间接喉镜，右手持弯形拉钩，挑起会厌，暴露喉部，喉部之像即映入间接喉镜上。

注意观察：喉黏膜的色泽；有无水肿、溃疡、肿瘤、异物；声带的色泽及动作。

二、小儿耳鼻咽喉检查

（一）检查准备

1. 患儿位置

（1）如患儿合作，可采取成人位置，即与医生相对而坐。

（2）若患儿平卧桌上，可由助手固定或以被单裹住身体，使其下肢不能乱动。

（3）如助手抱着患儿，则与医生相对而坐，固定其位置。

2. 病史

一般向家属询问病史，宜简短而明确；若患儿有理解力，应让其参与问答，此时可发现患儿听觉或喉部方面的症状。

3. 检查顺序

从简单到复杂。先做耳部检查，再进行鼻部检查，最后检查咽喉部（使用压舌板可引起恶心）。

4. 麻醉

如做细致操作，患儿必须保持绝对不动，可采用短时间全身麻醉。局部麻醉药，如丁卡因对小儿有危险，故禁用。对乳儿应绝对禁用任何麻醉。

（二）耳部检查

应用耳镜前，须观察及检查患儿的耳郭、耳道入口、耳郭附近淋巴区、乳突部、下颌骨后凹陷处，注意有无外耳畸形、耳郭湿疹、乳突部皮肤红肿、耳后皱襞消失等情况，并注意耳屏前、乳突尖端及其后缘处有无淋巴结肿胀或压痛，牵引耳郭时有无疼痛。

对光后，左手将耳郭牵引向上方，使外耳道拉直，右手拇指、示指持耳镜徐徐插入外耳道中，耳镜口径需选择适度，放入耳道内后，推开耳毛，看到鼓膜。

婴儿与 5 个月以下乳儿的外耳道结构不同，耳道狭小且闭合，耳郭牵引方向应向后下方，方能使耳道拉直，如有耵聍块及障碍物，须小心除去，方能见到鼓膜。

乳儿的鼓膜十分倾斜，几乎与水平线平齐，如将耳镜垂直于头颅侧面的方向插入，则仅见鼓膜后上方或只是耳道上上壁，所以必须将耳镜喇叭口尽量向后倾斜，才能见到锤骨柄，鼓膜前下方常被耳道壁遮住。乳儿的鼓膜后上界限、鼓膜标志、鼓膜体积与成人相同，但较正常为厚，透明度较差，色泽灰暗，不像年龄较大儿童呈现出灰白色。

小儿外耳道极为薄弱，外伤可致耳痛，如用小手术去除耵聍阻塞后，次日必须复查，以防产生疖肿。

（三）鼻部检查

鼻部检查包括鼻腔检查与鼻窦检查。鼻腔检查分前鼻镜检查与鼻咽镜检查。

1. 前鼻镜检查

小儿鼻前庭部皮肤细腻，无鼻毛，前鼻孔较小，前庭部后上界线较成人为高。前鼻镜检查一般用小号鼻镜或口径适当的耳镜。放入鼻镜前，以左手拇指将鼻尖抬起，检查鼻前庭部有无疖肿、皮肤皲裂或湿疹。此时可窥到鼻中隔软骨部，如有偏曲和嵴突存在，则需注意鼻镜放入时可能引起的疼痛及出血。

鼻镜置入前庭部后，可见到鼻腔内黏膜，该处与前庭部皮肤色泽显然不同。其他如鼻甲及鼻道的检查，一般与成人相同。小儿的中鼻道常较成人宽大，中鼻甲与下鼻甲内侧面和鼻中隔间的距离亦较成人为大，乳儿的鼻腔狭小，下鼻甲特别膨大，即使用收缩药后，中鼻甲也不易见到。

鼻腔探针触诊法仅限于绝对不动的小儿，必要时可在全身麻醉下进行。

2. 鼻咽镜检查

可用电鼻咽镜及鼻咽腔触诊法，对年龄较大的患儿和能合作者进行。其方法与成人相同。注意增殖体在鼻咽腔顶部，呈扇形。小儿咽鼓管与成人不同，极少呈三角形，常有淋巴组织覆盖于上。

3. 鼻窦检查

（1）透照法：于暗房中进行，患儿常害怕，不能合作，故不易进行，且小儿鼻窦发育尚未完成，故此种检查价值极小。检查时用透照灯置于眼眶内上角，以观察额窦；置于口腔内，以观察上颌窦及前组筛窦，如窦腔正常，则透光度清晰。

（2）低头引流试验：以 1%（儿童为 0.5%）麻黄碱溶液喷入鼻腔内，3min 后检查鼻部。注意观察中鼻道的情况，嘱患者双手分别放在两足背上，两足距离大半步，顶部近乎垂直地面 10min 后，再检查鼻腔，尤其是中鼻道内有无积脓（患高血压者禁用此体位）。

除以上检查外，可用上颌窦穿刺或鼻腔交替负压吸引法，将不透明光剂（碘油）灌入鼻窦腔内后再摄片，则窦腔显得更清晰。

（四）咽部检查

1. 口咽部检查

位置采用对面坐式。如取卧位，则以平卧位较为可靠。如侧面检查，则颈与脊柱扭向一侧，引起两侧不对称而失去正确性。压舌板以弯曲有柄者较佳，因直条压舌板易遮挡灯光。压舌板不可超过舌前 2/3 与后 1/3 的交界线。压力宜适度，勿太重，否则会引起恶心反射，甚至导致呼吸停顿或猝死，特别是对有痉挛体质的小儿或患有咽后壁脓肿的乳儿。口咽部检查除视诊外，还需试验感觉，观察软腭收缩动作时两侧鳃弓是否对称。最后做颈部淋巴结触诊检查。

2. 鼻咽部检查

包括后鼻咽镜检查及鼻咽部触诊。

鼻咽部触诊：患儿坐位，其双手由助手握住，固定头部，医生左手按住患儿下颌，拇指嵌入患儿面颊上下列牙齿之间，右手示指戴上消毒指套后向软腭后上方伸入，有规律而轻快地触摸鼻咽部各壁，时间控制在数秒内。前面可触及鼻中隔后边缘、两后鼻孔及鼻甲尾端；侧壁处探查咽鼓管咽口的后隆突及其后上方的咽隐窝；顶部蝶骨体及枕骨基底突的骨壁，如有增殖体位于其前，触之柔软而隆起。

（五）喉部检查

1. 间接喉镜检查法

位置和操作方法与成人相同。牵引舌部不可使用暴力，否则必将影响呼吸并损伤舌韧带。用直径较小的间接喉镜置于咽后壁较低处，光线必须由上向下照射，如光线水平照射，则喉部常为舌根遮住。检查时间不宜过长。

2. 强迫间接喉镜检查法

用特种压舌板，其前端向下弯曲，并有两个印头小钩，嵌入舌会厌溪中，钩住舌根向前拉，则会厌竖起，暴露喉腔，此时用间接喉镜检查喉部，显露清晰。

3. 直接喉镜或麻醉喉镜检查法

用于不合作患儿的诊断、喉部手术、气管插管麻醉、下呼吸道造影及新生儿急救。患儿仰卧位，头部后仰，使枕下关节弯曲，头顶离桌面约 15cm，双肩由一助手按住，医生站在患儿头端。患儿不需麻醉，按上述位置，嘱其张口呼吸，用小纱布覆于上门齿上，以保护门齿。左手持适当尺寸的直接喉镜，沿舌背放入，见到会厌后用喉镜远端挑起会厌，均衡用力向上前方提起喉镜。同时右手中指及示指钩住鳃部，拇指托住喉镜近端。这样可看到喉腔全部。直接喉镜中所见的正常声带颜色与喉黏膜同色，其边缘较厚。乳儿会厌短，柔软而左右活动，不易挑起。由于乳儿呼吸不稳定，故检查时间宜极短，如一次检查不全面，需停止片刻再进行，有时需反复 3 ~ 4 次才能完成，备用吸痰器和氧气。

第二节　耳鼻喉科的特殊检查

一、咽鼓管功能检查

咽鼓管功能障碍与许多中耳疾病的发生发展及预后有关。通过主动或被动将气流经咽鼓管压入鼓室，可以了解咽鼓管的功能。

（一）捏鼻鼓气法

嘱患者吸气后，以手指捏紧两侧鼻孔、闭嘴、用力由鼻呼气，即可使咽部空气冲入咽鼓管。

（二）气球吹张法

患者口中含水，以咽鼓管吹张皮球的橄榄头塞于患者一侧鼻孔，以手指压紧另一侧前鼻孔，于咽水的同时，急压球体，空气可冲入咽鼓管内。

（三）导管吹张法

患者取坐位，清洁鼻腔分泌物后，将咽鼓管导管弯头向下沿鼻底徐徐插入，达鼻咽后壁时，再转向外侧 90°，然后略向前拉，使导管越过隆突而滑入咽鼓管口处。固定导管，用吹张球经导管注入空气，同时以耳听诊管听音，以检查咽鼓管通畅与否。

上述 3 种方法均应在鼻腔及鼻咽部无急性炎症时施行，否则，炎症可经咽鼓管扩散至中耳。如鼻腔有阻塞或分泌物，应先滴入减充血剂，以使鼻黏膜收缩，并于清除分泌物后再行检查。

（四）声导抗测试法

鼓膜完整时，在受检者做捏鼻鼓气吹张及吞咽动作前后，动态观察鼓室功能曲线峰点的变化，可了解咽鼓管的功能状况。鼓膜穿孔时，用声导抗计的压力系统测试咽鼓管对正负压的平衡能力，也可以了解咽鼓管管口的开闭功能。

二、听功能检查

临床听功能检查法分为两类：一类为主观测听法，包括秒表试验、音叉试验、各种纯音测听及言语测听等；另一类为客观测听法，包括非条件反射和条件反射测听、阻抗测听、电反应测听和耳声发射测试等。

（一）音叉试验

音叉试验是鉴别耳聋性质的常用方法之一。常用 C 调倍频程音叉，其振动频率分别为 128Hz、256Hz、512Hz、1 024Hz 和 2 048Hz，其中以 256Hz、512Hz 的音叉最常用。常用的检查方法如下。

1.林纳试验（RT）

林纳试验（RT）又称气骨导对比试验，是比较同侧受试耳气导和骨导的检查方法。取 C256 音叉，振动后置于受试耳乳突鼓窦区测试其骨导听力，待听不到声音时记录时间，并立即将音叉移置外耳道口外侧 1cm 外，测试其气导听力，待听不到声音时记录时间。

结果判断：气导（AC）比骨导（BC）时间长（AC > BC），为 RT "＋"，见于正常人或感音神经性耳聋者。骨导比气导时间长（BC > AC），为 RT "－"，或骨导、气导时间相等（BC=AC），为 RT "±"，均见于传音性耳聋者。

2.韦伯试验（WT）

韦伯试验（WT）又称骨导偏向试验，是比较两耳骨导听力强弱的方法。取 C256 或 C512 音叉，振动后置于前额或头顶正中，让受检者比较哪一侧耳听到的声音较响。记录时用 "→" 表示偏向侧，用 "=" 表示无偏向。

结果判断：若两耳听力正常或两耳听力损害的性质和程度相同，为 WT=；传音性耳聋时，患耳骨导比健耳强，为 WT →＋患耳；感音神经性耳聋时，健耳听到的声音较强，为 WT →健耳。

3.施瓦巴赫试验（ST）

施瓦巴赫试验（ST）又称骨导对比试验，为比较正常人与受检者骨导时间的方法。将振动的 C256 音叉交替置于受检者和检查者的乳突部鼓窦区进行测试，比较两者骨导时间的长短。

结果判断：正常者两者骨导时间相等，为 ST "±"；若受检者骨导时间较正常人延长，为 ST "＋"，为传导性耳聋；若受检者骨导时间较正常人短，则为 ST "－"，为感音神经性耳聋。

4.盖莱试验（GT）

盖莱试验（GT）为检查鼓膜完整者镫骨有无固定的试验方法。将振动的 C256 音叉放在鼓窦区，同时以鼓气耳镜向外耳道交替加压和减压。

结果判断：若受检者能感觉到声音的强弱波动，即加压时骨导声音减低，减压时恢复，为 GT "＋"，表明镫骨活动正常；若加压、减压时声音无变化，则为 GT "－"，表示镫骨底板固定。

（二）纯音听阈测试

纯音听阈测试为测定耳聋性质及程度的常用方法。纯音听力计利用电声学原理，通过电子振荡装置和放大线路产生各种不同频率和强度的纯音，经过耳机传输给受检耳，分别测试各频率的听阈。检查记录到的听力曲线称为纯音听力图。听力计以正常人的平均听阈为标准零级，即正常青年人的听阈在听力计上为 0dB。

1. 方法

包括气导和骨导测试。气导测试先从 1kHz 开始，患者听到声音后，每 5dB 一挡逐挡下降，直至听不到时为止，然后再逐挡增加声强（每挡升 5dB），如此反复测试，直至确定该频率纯音的听阈为止。再以同样方法依次测试 2kHz、4kHz、8kHz、500Hz、250Hz 频率的听阈。骨导测试的操作方法与气导测试相同。检查时用间断音，以免发生听觉疲劳。

测试较差耳气导听阈时，如与较佳耳气导或骨导听阈相差 40dB 以上，应于较佳耳加噪音掩蔽，以免受检者误将从较佳耳经颅骨传来的声音当作较差耳听到的声音。测试骨导听阈时，对侧耳应加噪音掩蔽。

2. 结果判断

（1）传导性耳聋：骨导曲线正常或接近正常，气导曲线听力损失在 30～60dB，气骨导差一般不大于 60dB，低频听力损失较重。

（2）感音神经性耳聋：听力曲线呈渐降型或陡降型，骨气导曲线一致性下降，基本无气骨导差，高频听力损失较重。

（3）混合性耳聋：骨导曲线下降，气导曲线又低于骨导曲线。

（三）言语测听法

言语测听法是指用言语信号作为声刺激来检查受试者对言语的听阈和识别言语能力的测听方法。检查内容包括言语听阈和言语识别率。前者又包括言语察觉阈和言语识别阈。言语察觉阈指能察觉 50% 测试言语信号的言语听力级；言语识别阈指能听懂 50% 测试言语信号的言语听力级；言语识别率则为对测听材料中的言语信号能正确听清的百分率。把不同言语级的言语识别率绘成曲线，即成言语听图。在蜗后（听神经）病变时，纯音听力虽较好，言语识别率却极低。

（四）声导抗—导纳测试

声导抗—导纳测试法是客观测试中耳传音系统和脑干听觉通路功能的方法。国际上已逐渐采用声抗纳一词代替声导抗—导纳之称。基本检查项目有鼓室导抗图、静态声顺值及镫骨肌声反射。

1. 鼓室导抗图

鼓室导抗图测定在外耳道压力变化影响下鼓膜及听骨链对探测音顺应性的变化。方法：将耳塞探头塞入受试耳外耳道内，压力高速增加至＋1.96kPa（＋200mmH$_2$0），鼓膜被向内压紧，声顺变小，然后将外耳道压力逐渐减低，鼓膜渐回原位而变松弛，声顺值增大，至外耳道与鼓室内压相等时，声顺最大，此后，外耳道变成负压，鼓膜又被向外吸紧，声顺变小。声顺随外耳道压力改变而发生的变化呈峰形曲线，即为鼓室导抗图或鼓室功能曲线。

2.静态声顺值

静态声顺值为外耳道与鼓室压力相等时的最大声顺，即鼓室导抗图峰顶与基线的差距。正常静态声顺值分布范围在0.30～1.60mL，个体差异较大，受各种中耳疾患影响较多，不宜单独作为诊断指标。

3.镫骨肌声反射

一定强度（阈上70～100dB）的声刺激可引起双侧镫骨肌反射性收缩，从而增加听骨链和鼓膜的劲度而使中耳声顺发生变化。镫骨肌声反射测试可用来鉴别该反射通路上的各种病变，临床上可用于鼓室功能状态的客观检测、脑干病变的定位、听神经瘤诊断、非器质性耳聋的鉴别、面神经瘫痪的定位诊断与预后评价，以及听阈的客观估计等。

（五）电反应测试

1.电反应测听法

电反应测听法是利用现代电子技术记录声刺激诱发的听觉系统电位变化的方法。适用于婴幼儿及不能配合检查的成年人的听阈测定、功能性耳聋与器质性耳聋的鉴别、耳蜗及蜗后病变的鉴别、听神经瘤及某些中枢病变的定位诊断。常用的电反应测听法有耳蜗电图描记和听性脑干反应测试。

2.耳蜗电图

耳蜗电图为声刺激所诱发的内耳电反应，包括耳蜗微音电位（CM）、总和电位（SP）及听神经复合动作电位（AP）。

（1）方法：刺激声信号常用10次/秒、平均叠加500次的短声，滤波范围为3～3 000Hz，记录电极置于鼓膜表面或外耳道近鼓环处后下壁，或以针电极经鼓膜穿刺置于鼓岬。

（2）临床应用：测定客观听阈，适用于以下情况。①婴幼儿及不合作的成年人。②传导性耳聋、非器质性耳聋、伪聋的鉴别。③突发性耳聋的诊断、预后的估计。据报道，SP/AP比值大于0.27者，预后多较好。④梅尼埃病的诊断。⑤听觉径路病变的定位。CM消失示耳蜗病变；如CM正常而AP消失，则为听神经病变；如AP反应阈值明显优于主观纯音听阈，则示病变在脑干或更高中枢，多为小脑脑桥角病变。

3.听性脑干反应（ABR）

听性脑干反应（ABR）为声刺激所诱发的脑干电反应，主要包括Ⅰ～Ⅴ波，分别由蜗神经（同侧）、蜗核（同侧）、上橄榄核（双侧）、外侧丘系核（双侧）和下丘核（双侧）5个不同部位产生。

（1）方法：刺激声常用短声，滤波范围100～3 000Hz，给声频率每秒10～20次，平均叠加1 000～2 000次。一般在电屏蔽和隔音室进行。记录电极置于颅顶正中、前额发际或乳突表面。

（2）临床应用：ABR测试临床可用于5种情况。①客观听阈的测定：ABR反应阈可间接反映2～4kHz听阈，因V波出现最恒定，与主观听阈相差10～20dB，故可用作测定客观听阈的指标。②新生儿和婴幼儿听力筛选。③器质性耳聋和功能性耳聋的鉴别。④感音神经性耳聋的定位诊断。⑤神经系统疾病诊断。双耳V波间期差（ILD）是一重要参数，一般认为ILD大于0.4ms者，则提示潜伏期延长的一侧有脑干病变。目前强调双耳波Ⅰ～V波间期差的重要性更大，如大于0.4ms，提示潜伏期较长的一侧有脑干病变，尤其对小脑脑桥角肿瘤的诊断有实用价值。

4.多频稳态听觉诱发反应（MASSR）

多频稳态听觉诱发反应（MASSR）又称多频稳态听觉诱发电位，是由多个频率的持续声刺激诱发的经头皮记录到的电位反应。MASSR由调制声信号引起，反应相位与刺激相位具有稳定关系。发生源不清，可能有多处参与。MASSR检测具有快速、客观、频率特性强、最大声输出高、不受睡眠和镇静药物影响等特点。40Hz听觉相关电位（40Hz MASSR）被认为是调制频率为40Hz的MASSR，常用于评估清醒状态下成人和大龄儿童的听阈，但因易受觉醒状态和麻醉的影响，不能用于婴幼儿。

（1）方法：受试者按千克体重口服水合氯醛，熟睡后平躺于床上，记录电极置于额头，眉心接地，双耳垂分别为参考电极。初始音根据ABR是否引出而定。当耳机给出80dBHL的调制音未见反应或仅有个别频率出现反应时，可分别提高各载频的刺激强度，最大可达120dBHL。

（2）临床应用：MASSR检测是听功能检查的重要方法，可以对婴幼儿、儿童及成年人进行有频率特性的客观测听。

目前主要的临床应用和研究包括：①由于MASSR与行为听阈有着良好的相关性，可用于预测婴幼儿和智障者的行为听阈；②用于验配助听器和自由声场的助听听阈测试，可以较准确地估计助听效果；③可在一定程度上评估阈上功能；④测定ABR测试无反应患者的残余听力。

三、前庭功能检查

前庭功能检查是根据前庭系统病变时产生的一系列症状，或以某些方法刺激前庭系统，观察其诱发的反应，以查明病变性质、程度和部位的方法。可用来协助诊断颅内的病变，或用于特殊从业者的选择或锻炼前的参考。前庭功能检查主要分为平衡及协调功能检查与眼动检查两个方面。

（一）平衡及协调功能检查

1. 平衡功能检查

平衡功能检查包括静平衡功能检查与动平衡功能检查。

（1）静平衡功能检查：常用以下 3 个试验进行检查。

1）闭目直立试验：又称昂白试验。受检者直立，两脚并拢，双上肢下垂，或两手于胸前互扣，并向两侧牵拉，闭目直立，维持 30s。观察受检者有无站立不稳或倾倒。前庭周围性病变时，躯干倾倒方向朝向前庭破坏的一侧，与眼震慢相方向一致；中枢性病变时，躯干倾倒方向与眼震慢相不一致。

2）Mann 试验：受检者一脚在前，另一脚在后，前脚跟与后脚趾接触。

3）静态姿势描记法：为客观而精确的静平衡功能检查法。

（2）动平衡功能检查：常用以下 3 个试验进行检查。

1）星形足迹行走试验：受检者蒙眼后向前行走 5 步，继而后退 5 步，如此反复 5 次，起点与终点的偏差角大于 90° 者示两侧前庭功能有差异。

2）动态姿势描记法：为客观而精确的动平衡功能检查方法。

3）肢体试验：常用的有过指试验和书写试验。过指试验，受检者与检查者相对而坐，两人上肢向前平伸，示指相互接触。受检者抬高伸直的上肢，然后再恢复水平位，以示指再接触检查者的示指，上下臂均应在肩关节矢状面上运动，避免内收和外展，连续 3 次偏斜为异常。正常人无过指现象。前庭周围性病变过指的特点是双手同时偏向前庭功能较低侧，方向与倾倒一致，与自发性眼震的方向相反。小脑病变过指的特点是患侧单手向患侧偏斜。书写试验，受检者正坐于桌前，右手握笔，悬腕，自上而下书写一行文字或简单符号，长 15 ~ 20cm。先睁眼后闭眼各书写 1 次，两行并列。两行文字偏斜不超过 5° 为正常，超过 10° 示两侧前庭功能有差异。

2. 协调功能检查

协调功能检查常用方法包括指鼻试验、轮替运动、对指运动、跟—膝—胫试验等，用于检测小脑功能。

（二）眼动检查

眼动检查是通过观察眼球运动（包括眼球震颤）检测前庭眼反射径路、视眼反射径路和视前庭联系功能的方法。眼球震动简称眼震，是眼球的一种不随意的节律性运动。前庭周围性病变、中枢性病变和某些眼病均可引起眼震。眼震的观察方式包括裸眼检查法、Frenzel 眼镜检查法、眼震电图描记法（ENG）及红外电视眼震电图描记法（VNG）等。ENG 是利用皮肤电极和电子技术记录眼球运动的描记方法，其大致原理是：角膜（正电位）与视网膜（负电位）之间存在的电位差在眼球周围形成电场，眼球运动时其周围的电场随之发生变化。用置于眼球周围的皮肤电极导出这种电场的变化，通过放大器传给记录装置，即可记录到眼震电图。眼震电图的主要参数是眼震的慢相角速度和持续时间。VNG 则是近年来应用于眼震检测的新方法，检查时受检者佩带特制的 Frenzel 眼镜，通过眼镜上的红外摄像头将眼动情况记录并传送到计算机及显示器，可直观观察眼震。眼动检查方法如下。

1. 自发性眼震检查法

自发性眼震是指在无诱发因素的情况下，眼球出现持续性不随意的节律性往返运动。前庭性眼震由慢相和快相组成，以快相作为眼震方向。检查时受检者头部固定，两眼注视眼前 60cm 处检查者的手指，并随之向前（正中）、上、下、左、右 5 个方向注视，但以距中线 45°～ 50° 为限。以眼震电图描记仪检查时，嘱受试者向前正视即可。观察眼震的类型、方向、振幅、频率和持续时间等。

根据眼震的方向可分为水平性、旋转性、水平旋转性、垂直性和斜性眼震。根据轻重程度，眼震可分为 3 度：Ⅰ 度，仅向眼震快相方向注视时出现眼震：Ⅱ 度，向眼震快相和向前注视时均出现眼震：Ⅲ 度，向各个方向注视均出现眼震。各种眼震的特点如下。

（1）前庭性自发性眼震：常为水平性或水平旋转性，振幅小，频率中等。常呈单同性，具有快、慢相，同时常伴有眩晕、听力减退、耳鸣及恶心、呕吐等反应，其程度又与眼震相一致，持续时间短，可持续数分钟、数日或数周。倾倒或错指都偏向于眼震的慢相方向。

（2）中枢性自发性眼震：方向不一，常为水平性、旋转性、垂直性或斜性，振幅或细小或粗大，持续时间较长，可持续数周、数月或更长。多无耳蜗症状，常伴有其他神经症状和体征，一般以颅后窝病变引起者居多。

（3）眼性眼震：大多为水平摆动性，无快、慢相之分，持续时间长，可为永久性。不伴眩晕，闭眼或停止凝视后眼震消失或减轻。

2. 视眼动系统检查法

视眼动系统检查法是检测视眼反射径路和视前庭联系功能的方法，包括扫视试验、平稳跟踪试验、试验凝视和视动性眼震检查等。

3. 前庭眼动检查法

前庭眼动检查法主要检查半规管功能。

（1）旋转试验：旋转试验的基本原理是使半规管内淋巴液发生流动以刺激壶腹嵴而诱发前庭反应。以诱发性眼震的特点作为判断的标准。

检查时受检者坐于旋转椅上，头固定于前倾 30°，使外半规管呈水平位置，以每 2s 一圈的速度做向右（顺时针）或向左（逆时针）方向的旋转，10 圈后突然停止，嘱受检者两眼向前凝视，观察眼震。在顺时针方向旋转后发生向左的眼震，而逆时针旋转后则为向右的眼震，两次检查至少间隔 5min。正常者眼震持续时间平均为 30s（15～45s），两侧相差不超过 5s。

（2）冷热试验：又称变温试验，是通过温度刺激半规管来诱发前庭反应的检查方法。基本原理是外耳道接受冷或热刺激后，温度的改变经鼓膜、鼓室及骨壁影响到外半规管，内淋巴液因热胀冷缩而改变比重，造成内淋巴液"热升冷降"的对流现象，终顶随之发生偏斜而刺激壶腹嵴发生眼震。以慢相角速度来分析反应强弱。

1）微量冰水试验：受检者仰卧，头偏向一侧，受试耳向上。向外耳道内注冰水0.2mL，20s后将冰水倾出，头恢复正中位并抬起30°，使外半规管位于垂直位，观察眼震，出现反应后，休息3～5min，之后用同样的方法检查对侧。如无眼震，则用0.4mL冰水试验，仍无眼震，用0.8mL冰水试验，仍无眼震，可用2mL冰水试验。正常人0.2～0.4mL冰水即可引出向对侧的水平性眼震，如果需要0.8mL或2mL才能引出眼震，则示前庭功能减退，2mL以上无反应则为前庭功能丧失。

2）交替冷热试验：仰卧，头抬起30°，吊桶悬挂于受检者头部上60cm处，先将30℃冷水灌注外耳道后40s即停止（注水量为250～500mL），同时嘱受检者注视正前上方，观察眼震方向和反应时间。反应时间计算为自灌注开始起到眼震停止为止。休息5～10min后再检查对侧。然后用44℃热水如上法测试两耳。试验结果：①正常反应，试验两侧外半规管，每侧的眼震持续时间相等，方向相同的眼震持续时间相等，正常眼震持续时间冷水试验约2min，热水试验约1分钟40秒；②半规管轻瘫（CP），一侧冷、热水两种试验的眼震持续时间之和低于另一侧，差值在20%以上（大于40s），表示该侧半规管功能低下或消失；③优势偏向（DP），向某一方向的眼震持续时间长于另一方向，差值在20%以上（大于40s），即为优势偏向，表示椭圆囊病变（优势偏向多向对侧）或颞叶病变（优势偏向多向患侧）；④联合型，同时有优势偏向及半规管轻瘫，常见于膜迷路积水、第Ⅷ对脑神经病变、前庭神经炎等疾病。可能为半规管与椭圆囊同时存在着病变。

4. 其他诱发性眼震检查法

（1）瘘管试验：用于疑有迷路瘘管者。向外耳道加压或减压时，凡出现眼球偏斜、眼震为强阳性，示迷路瘘管存在；无眼球偏斜及眼震而仅有眩晕感者为弱阳性，可疑有瘘管；以上症状均无者为阴性。但瘘管试验阴性者并不能排除瘘管的存在。

（2）位置性眼震试验：头部处于某一种或几种特定位置时出现的眼震称为位置性眼震。如同时伴有眩晕，称为位置性眩晕。发生机制不明，一般认为系耳石病变所致。检查时，先观察受检者在正坐位下有无自发性眼震，然后依次在仰卧位、右侧卧位、左侧卧位和仰卧头后垂30°　4种头位进行观察。每一种位置至少观察30s。观察变动位置后眼震的潜伏期、类型、方向、程度及持续时间，有无眩晕。如有眼震，则再重复该头位检查2次，如眼震不减弱，属不疲劳型眼震，如眼震减弱或消失，则为疲劳型眼震。

（3）变位性眼震试验：在头位迅速改变的过程中或其后短时间内出现的眼震称为变位性眼震。使受检者按一定顺序依次变换头位，每次变位后观察20～30s，如有眼震，则连续记录其特性1min，并注意有无眩晕及恶心、呕吐等，待眼震消失后再变换至下一头位，依次重复检查。

四、鼻内镜检查

临床上常用 0°、30° 和 70° 3 种视角镜，直径 4.0mm，镜身长 20 ~ 23cm。儿童可用直径 2.7mm 内镜。同时配有冷光源、光源导线及视频编辑系统。检查中常需进行一些简单的诊疗操作，故应常规准备直或弯吸引头、筛窦钳、活检钳等器械。鼻内镜检查主要用于下列情形：查找鼻出血部位，并在内镜直视下止血；查找脓性分泌物的来源；鼻腔、鼻咽肿瘤的定位和直视下活检；脑脊液鼻漏的漏口定位；鼻腔鼻窦手术术前评估；鼻腔鼻窦术后复查和术腔清理等。

检查方法：患者取仰卧位，肩下垫枕，头后仰并偏向检查者，也可取坐位，铺无菌孔巾。用 1% 丁卡因、1% 麻黄碱纱条塞鼻 2 次，以收缩黏膜血管及麻醉鼻腔黏膜。也可直接向鼻腔喷药液。将 0° 内镜从鼻底插入，从前向后依次观察下鼻甲前端，下鼻甲中、后端，鼻中隔和下鼻道。将 30° 内镜从鼻底进入直达后鼻孔，以鼻中隔后缘为标志轻轻转动镜身，观察鼻咽顶后壁及侧壁，注意咽鼓管圆枕及咽隐窝情况。将内镜轻轻退出，以下鼻甲上表面为依托，观察中鼻甲及中鼻道，注意钩突、筛泡和筛漏斗情况。然后沿中鼻甲下缘继续进入，到达中鼻甲后端时将镜面向外转 30°~ 45°，观察蝶筛隐窝和蝶窦开口。将 70° 内镜从鼻底进入直达后鼻孔，观察鼻咽顶部，然后将内镜退出，以下鼻甲表面为依托，从中鼻甲下缘进入，找到中鼻甲后端，将镜面向外转，从中鼻道后方向前寻找上颌窦开口；如果中鼻甲收缩好，并与鼻中隔有空隙，可以观察上鼻甲与上鼻道，或还能见到最上鼻甲与最上鼻道。

检查时注意鼻腔与鼻咽黏膜有无充血、水肿、干燥、溃疡、出血、血管扩张及新生物；注意新生物的原发部位、大小和范围，脓性分泌物的来源；遇有可疑肿物应取活检，对脓性分泌物可以取样送细菌培养及药敏试验。

五、鼻功能检查

（一）鼻通气功能检查法

鼻通气功能的检查目的主要是判定鼻通气程度、鼻气道阻力大小、鼻气道狭窄部位、鼻气道有效横断面积等，通过这些指标的测定，对判定病情、确定治疗方针均有重要价值。

1. 鼻测压计

用于测定呼吸时气流在鼻腔的阻力。正常成人鼻阻力是 196 ~ 294Pa/（L·S）。鼻腔有阻塞性病变时，鼻阻力升高，萎缩性鼻炎或鼻甲切除过大时，鼻阻力明显降低。

2. 声反射鼻量计

主要用于定量判断鼻腔及鼻咽腔容积、最小横截面积，进而对鼻腔及鼻咽部疾病的病变程度、疗效，甚至疾病的性质做出客观评价。

（二）鼻自洁功能检查法

主要通过对鼻黏液纤毛传输系统的检查来判定鼻的自洁功能。常用糖精实验，成人正常值为 3.85 ~ 13.2mm/s，平均为 7.82mm/s。近年国内外常以糖精实验结果作为鼻、鼻窦疾病治疗效果及各种鼻部药物筛选的指标之一。

（三）嗅觉功能检查法

1.嗅瓶实验

将含有常见 5 种不同气味的溶液（如蒜、醋、香精酒精、煤油等）分别装于形状相同的 5 个褐色小瓶中，让受检者辨别各瓶的气味。能嗅出全部气味者为嗅觉存在。只辨别出 2 种以下者为嗅觉减退。

2.嗅阈检查

以多数人可嗅到的最低嗅剂浓度为一个嗅觉单位，将该嗅剂按 1 ~ 10 嗅觉单位配成 10 瓶，选出 7 种嗅剂，共配成大小相同的 70 个褐色瓶。让受检者依次嗅出各瓶气味，测出其最低辨别阈。

3.嗅觉诱发

电位嗅觉诱发电位系由气味剂或电脉冲刺激嗅黏膜，应用计算机叠加技术，在头皮特定部位记录到的特异性脑电位。由气味剂刺激诱发者又称嗅性相关电位。

六、电子鼻咽镜检查

电子鼻咽镜是可弯曲的软性内镜，从鼻腔或口腔经口咽部导入，能全面观察鼻咽部和后鼻孔以及鼻腔后段的情况，如鼻咽部肿瘤、憩室、鼻咽炎、咽囊炎、后组鼻窦炎、后段鼻腔出血、鼻腔畸形、后鼻孔闭锁等。

检查方法：患者取坐位或仰卧位，用 1% 麻黄碱液及 1% 丁卡因液鼻腔或口腔喷雾表面麻醉。检查者左手握持镜的操作体，右手指持镜于末端，将鼻咽镜经一侧鼻孔插入鼻腔，经下鼻道或中鼻道至鼻咽部，仔细检查同侧鼻咽部的每一处解剖部位。同法检查另一侧。也可在环状牙托的保护下，将鼻咽镜经口咽部使末端上翘进入鼻咽部，仔细检查鼻咽各部，包括顶后壁、左右侧壁（咽鼓管咽口、圆枕、咽隐窝）、后鼻孔、上中下鼻甲鼻道等。

七、喉功能检查

（一）喉动态镜检查

喉动态镜又称为频闪喉镜，用于详细检查声带振动的多种特征。

检查方法：检查环境应安静、光线较暗。患者坐位，放松，平静呼吸。镜头防起雾处理。麦克风固定于甲状软骨处或直接连接在喉窥镜上。将喉窥镜深入患者口咽部，并使镜头对准喉。使用 70° 镜时，镜头接近咽后壁，使用 90° 镜则镜头应位于硬腭、软腭交界处，平行于声带。嘱患者发"i"音，检查者通过脚踏开关启动并控制声脉冲与闪光光源间的相位角（从 0°～ 360° 连续可调），观察声带振动过程中任何瞬间的动相（缓慢振动）及静止相。观察项目包括：声带振动的频率、声带关闭特征、声门上活动、声带振动幅度、黏膜波及两侧黏膜波间的相对位移、非振动部位以及声带振动的对称性及周期性等。

（二）喉肌电图检查

喉肌电图（EMG）检查通过检测喉部在发音（不同音调）、呼吸、吞咽等不同生理活动时喉肌生物电活动的状况，以判断喉神经、肌肉功能状态，对神经性喉疾患、吞咽障碍、痉挛性发音困难、插管后喉关节损伤以及其他喉神经肌肉病变的诊断及治疗提供科学依据。通常分为肌电检测和神经诱发电位检测。

喉肌电图有助于对声带麻痹诊断的评估，可区别外周性神经病变或神经肌接头病变引起的声带异常，以确定声带运动障碍的性质，喉运动神经的损伤部位、程度及其预后，指导治疗，评价疗效。

检查方法：患者仰卧位或坐在倾斜的椅子上，颈部伸展。将单极或同心圆针状电极经皮插入喉肌。喉肌电图研究最多的是甲杓肌及环甲肌。甲杓肌的插入：用单极或同心圆针经环甲韧带插入，针状电极向上倾斜 45°，向外侧倾斜 20°，进针约 2cm。环甲肌的插入：电极偏离中线外 1cm，接近甲状软骨下缘，角度偏向环状软骨。环杓后肌插入时，进针时可经环甲膜穿透环状软骨板至环杓后肌。肌电图观察项目：电静息，插入电位，单个运动单位电位和多个运动单位，电位如单纯相、混合电位、干扰电位等。喉肌电图的分析：评估静止状态下的肌肉，确定肌肉正常或异常，是否有纤维化。当肌肉收缩力量增加时，运动单位募集相的数量及速度的变化。所发现的运动单位的波形结构。

（三）嗓音声学特性分析

语图分析：语图分析是将声音信号作频率、响度和强度的声学分析，用于分析各种嗓音的特征，研究嗓音的音质，显示对喉部基音共振及构音作用的影响，客观记录语言缺陷、言语矫治及言语重建的特征。表示方式有时间—频率—强度的三维图形和在某一时间断面上频率—强度的二维图形两种。

声谱分析：用电声学方法分析声音的物理学特性，为声道疾病的诊断及疗效评估提供依据。

气流动力学测量：包括准肺功能实验、声门下压力、最长发音时间和平均气流率（气流量 / 发音时间）等。

电声门图：通过测定声带接触时间及接触面积的变化，评价声门闭合程度，可显示声门开放及关闭的速度。

八、电子喉镜检查

患者取坐位或仰卧位。用 1% 麻黄碱液及 1% 丁卡因液鼻腔或口腔喷雾表面麻醉。检查者左手握持镜的操作体，右手指持镜干末端，轻轻送入鼻腔，沿鼻底经鼻咽部进入口咽，再伸至喉部，依次观察舌根、会厌、杓会厌裂、室带、喉室、声带、前连合、后连合和声门下区，下咽后侧壁和梨状窝。也可在有环状牙托的情况下，经口腔将镜干末端轻轻送入下咽和喉腔，依次检查各部位。

九、直接喉镜检查

通过直接喉镜，使口腔与喉腔处于一条直线，进行喉腔内各部的检查。直接喉镜为硬质内镜，插入咽喉部检查时会引起患者不适甚至并发症，故须严格掌握适应证。成人一般可在表面麻醉下进行，不合作者或儿童常需全身麻醉。目前由于纤维喉镜和电子喉镜的日益普及和广泛应用，单纯直接喉镜检查的适用范围较以往已大大缩小。

（一）适应证

（1）咽喉手术，如下咽部及喉部病变的活检、息肉摘除、咽喉气管异物取出术等。

（2）协助导入支气管镜，小儿支气管镜检术时，用直接喉镜检查、暴露声门，以便顺利插入支气管镜。

（3）气管内插管喉阻塞患者的抢救和困难病例的麻醉插管。

（4）婴幼儿喉阻塞的诊断和抢救。

（二）检查方法

术前禁食、水，术前 30min 肌内注射阿托品和苯巴比妥。全身麻醉或表面麻醉。受检者取仰卧位，肩下垫枕，助手配合保持头颈体位。置牙垫保护牙齿。检查者持直接喉镜自舌背插入口、咽腔，挑起会厌后暴露喉腔。依次检查咽、喉各部位。嘱患者发 "i" 声可以观察声带运动状况。

十、支气管镜检查

适用于硬质支气管镜检查。

（一）适应证

（1）探取呼吸道异物。

（2）吸引下呼吸道分泌物。

（3）查找长期咳嗽、咯血的可能原因。

（4）查找支气管阻塞的可能原因。

（二）禁忌证

（1）呼吸道急性炎症。

（2）近期内有大量咯血者。

（3）身体衰弱、心功能衰竭者。

（三）术前准备

（1）术前全身检查，拍摄胸部 X 线片。

（2）术前 4 ~ 6h 内禁食。

（3）注意有无松动牙齿及义齿。

（4）术前出现的问题，应取得患者配合。

（5）选择合适的支气管镜或异物钳、活检钳。

（6）准备输氧设备，如氧气和高频给氧设备。

（四）麻醉

1. 局部麻醉

成人黏膜表面麻醉，常用1% 丁卡因液或1% 利多卡因液喷口咽、喉腔和气管、支气管，视需要重复使用。

2. 全身麻醉

儿童及表面麻醉不能配合的成人，或估计检查时间较长、手术难度大，或患者精神高度紧张，或全身情况较差的患者，均需全身麻醉。采用静脉麻醉，心电监护，备气管插管。目前全身麻醉应用有日益普遍的趋势。

对于婴幼儿，如病情较轻、病变部位较高、估计检查时间短者，也可在无麻醉、心电监护下进行检查和施术。

（五）检查方法

受检者取仰卧垂头位，助手固定头部，使口、咽、喉基本保持在一条直线上。成人可直接插入支气管镜，儿童需经直接喉镜暴露声门，导入支气管镜。支气管镜越过声门后，镜柄转向前，检查气管腔及其各壁。达气管末端，可见纵行的气管隆起。检查两侧支气管，通常先右侧后左侧。分别检查右侧上、中、下叶支气管开口及左侧上、下叶支气管开口。成人如用 7mm 细长支气管镜，可进入下叶支气管检查各段支气管开口。

（六）术后注意事项

严密观察呼吸、心搏情况，观察有无喉头水肿。

十一、食管镜检查

适用于硬质食管镜检查。

（一）适应证

（1）明确食管异物的诊断，并取出异物。

（2）明确及查明食管肿瘤的病变范围并取活检。

（3）检查食管狭窄的部位、范围和程度，或并行食管扩张术。

（4）不明原因吞咽困难的诊断。

（二）禁忌证

食管异物患者无绝对禁忌证，有以下情况者需经过治疗后方可考虑检查。

（1）有脱水及酸中毒、身体极度衰弱者。

（2）咽喉及食管有穿孔者。

（3）急性食管炎及食管化学性烧伤者。

（4）严重脊椎畸形。

（5）一侧完全气胸，另一侧部分气胸。

（6）极度气急，但并非因食管异物压迫所致。

（7）动脉瘤、严重高血压或心脏病。

（8）皮下或纵隔气肿。

（9）呼吸困难者，必要时先行气管切开术。

（三）检查前准备

（1）常规全身体检，食管 X 线钡剂检查。

（2）对于食管异物者，应详细了解异物的种类、性质和形状，以便选择合适的手术方法和器械。

（3）因食管异物或合并感染而影响进食者，术前需补液及应用抗生素。

（4）术前 4h 禁食、水，并肌内注射阿托品和镇静药。

（四）麻醉

1. 局部麻醉

成人黏膜表面麻醉，常用1%丁卡因液喷口咽部，重复 3 ~ 4 次，并嘱其咽下最后一次。

2. 全身麻醉

儿童及局部麻醉不能配合的成人，或估计检查和手术时间较长、手术难度大，或异物不规则、体积大，精神高度紧张的患者，均需行气管插管全身麻醉。目前全身麻醉应用有日益普遍的趋势。对于婴幼儿，如病情较轻、病变部位较高、估计检查时间短者，也可考虑在无麻醉、心电监护下检查。

（五）检查方法

1. 体位

患者取仰卧位，手术时需调整受检者头位，食管镜进入食管中段后，应将头位逐渐放低。检查下段时，患者头位常低于手术台 3 ~ 5cm。

2. 操作

左手持食管镜柄，右手扶住镜管前端，沿右侧舌根进入喉咽部。看见会厌及右侧杓状软骨后，则转向右侧梨状窝，然后将食管镜远端逐渐移向中线，此时如向上提起食管镜，可见呈放射状收缩的食管入口黏膜。当患者吞咽或恶心时，环咽肌松弛，在食管入口张开并清晰可见时，顺势导入食管。

3. 检查

应将食管镜置于食管中央，将各管壁充分暴露，仔细检查黏膜的各种病变或查找可能存留的异物。一般成人食管入口距上切牙约16cm，主动脉搏动处距上切牙约23cm，而放射状的贲门腔隙距上切牙约40cm。此三处狭窄常为异物嵌顿存留的部位。

根据情况酌行异物探取或新生物活检术。

第三节　耳鼻喉科的常用诊治技术

一、常用的病理诊断技术

应用病理检查方法可以明确肿瘤的诊断、组织来源、性质和范围，从而为临床治疗提供重要的依据。肿瘤的病理检查方法大致有以下几种。

（一）脱落细胞学检查

由于肿瘤细胞间的黏着力较正常细胞差，表层的肿瘤细胞容易脱落。脱落的细胞常存在于分泌物或渗出物中，因而可将这种分泌物或渗出物进行离心沉淀，制成涂片，固定及染色后观察涂片中细胞的形态特点，以寻找肿瘤细胞。可用咽喉分泌物涂片检查扁桃体癌，痰涂片检查肺癌，支气管镜检查支气管癌。近年来，我国医务工作者研制成食管细胞采取器（食管拉网法）检查食管癌及贲门癌（阳性确诊率为87.3% ~ 94.2%）。还用鼻咽乳胶球细涂片、负压吸引细胞法及泡沫塑料海绵涂片法等采取鼻咽分泌物检查鼻咽癌，提高了阳性诊断率（阳性率为88% ~ 92%）。用胃加压冲洗法采取胃内容物检查胃癌，也使阳性诊断率有了显著的提高。用脱落细胞学方法诊断肿瘤较经济、简便、安全，不增加患者痛苦,不需要特殊设备,故适用于普查,并可在农村基层广泛应用,对早期发现肿瘤有很大帮助。但脱落细胞是分散的,不能观察到细胞的排列和组织结构的特征,对准确诊断往往有一定限制,因此,在必要时应再做病理活组织检查以进一步确诊。

(二)活组织检查

从患者身体的病变部位取出小块组织(根据不同情况可采用钳取、切除或穿刺吸取等方法)制成病理切片,观察细胞和组织的细胞形态结构变化,以确定病变的性质,做出病理诊断,称为活检。这是诊断肿瘤常用且较为准确的方法。近年来,由于各种内镜,如纤维镜、纤维结肠镜、纤维气管镜等的不断改进,不但可以直接观察某些体内肿瘤的外观,还可以准确地取材,进一步提高了活体诊断的阳性率。

细针或粗针穿刺取活检是目前应用广泛的一种方式,由于其损伤小,患者易于接受,细针穿刺可以在直视下进行,而更多是在超声显像或CT引导下进行。特别是对于头颈部肿瘤的定性诊断,因其微创、经济而显示了巨大的临床作用,主要应用的器械是自动活检穿刺枪及其专用穿刺引导装置和组织切割针。术前患者常规检查血常规、出凝血时间、心电图。先在彩超监测下确定包块位置、大小、边界、数量、内部回声、后方回声与周围脏器及血管的关系,然而用彩色多普勒观察包块的内部及周边的血流情况,选择最佳穿刺点。然后常规消毒铺巾,再次确定穿刺点,调节进针角度,局部麻醉下迅速将穿刺针刺入病变目标边缘,释放快速活检枪,退出切割针,将槽内组织条置于滤纸上,标本长度要求大于0.5cm,通常取两条满意组织。所取组织固定送检。临床观察诊断同手术切除大标本的符合率为95.71%。

(三)快速冰冻病理诊断

手术中快速冰冻病理诊断是对患者在手术中进行的一种病理诊断方法,从形态学的角度在最短时间内对肿瘤的性质做出判断,从而决定进一步手术方案。开展术中冷冻切片诊断的工作必须具备冷冻切片机和有丰富临床诊断经验的病理医师。术中冷冻切片诊断的主要用途包括:①决定病变的性质,确定是炎症性还是肿瘤性病变,如果是肿瘤,则确定是良性还是恶性肿瘤;②确定切除肿瘤边缘是否有残留的瘤组织以明确手术范围;③确定有无淋巴结转移癌。但是,冷冻切片诊断由于制片时间有限及取材有限,临床应用上有一定的局限性。

(四)术后病理诊断

将手术切除的病变组织取材,后经脱水、透明、包埋、切片、染色等一系列处理后制成组织切片,在显微镜下观察病变组织及细胞形态学特点,做出病理诊断。术后病理诊断除对病变的性质进行确诊以外，还要对病变良恶性程度、组织类型、侵袭范围、有无淋巴结转移等，做出全面评估，为临床进一步治疗提供依据。

（五）用于辅助诊断的特殊技术

1. 组织化学方法

组织化学方法多用于鉴别组织形态很相似的肿瘤，确定肿瘤的组织来源以及研究肿瘤组织代谢改变。例如用 PAS 染色鉴别骨的尤文瘤与骨髓的组织细胞型恶性淋巴瘤（前者为阳性，后者为阴性），鉴别膜泡状软组织肉瘤与化学感受器瘤（前者细胞质内有 PAS 阳性物质，后者为阴性）。利用肿瘤组织的酶改变进行鉴别诊断，例如用碱性磷酸酶反应鉴别分化差的骨肉瘤及骨髓的组织细胞型恶性淋巴瘤（前者为阳性，后者为阴性）。利用苹果酸脱氢酶、乳酸脱氢酶的含量鉴别子宫内膜囊性增生症与早期子宫内膜癌（前者增加，后者降低）。

2. 免疫组织化学技术

随着免疫学的迅速发展，近年来产生了免疫形态学这一边缘学科，但将此法应用于肿瘤的诊断及免疫学研究还仅仅是开始。现今多采用过氧化物酶、放射性核素或荧光素标记抗肿瘤抗原的抗体，用普通光学显微镜、电子显微镜或荧光显微镜观察被检查的组织切片的细胞内有无相应抗原，以协助诊断。例如用荧光素 FITC 标记抗甲胎蛋白抗体，观察甲胎蛋白在肝细胞癌的癌细胞内的分布及其与分化程度的关系。用过氧化物酶法标记抗癌胚抗原的抗体，观察结肠息肉癌变及结肠癌癌胚抗原的分布。用肌质球蛋白的免疫化学方法鉴别横纹肌肉瘤等。

3. 荧光显微镜诊断

除上述以荧光标记肿瘤特异性抗体的免疫荧光法使用荧光显微镜诊断外，还可应用荧光显微镜做肿瘤脱落细胞学诊断，因恶性肿瘤细胞核内的 DNA 和浆细胞内的 RNA 都比正常细胞多，故荧光素染色后发生强烈的荧光，有助于鉴别恶性肿瘤细胞。

4. 电子显微镜诊断

应用电子显微镜检查可作为肿瘤病理诊断的一种方法，常用在光学显微镜检查不能确诊时，例如鉴别分化差的癌及肉瘤、无色素的黑色素瘤、横纹肌肉瘤及其他间叶性或神经源性肿瘤、内分泌腺瘤及组织细胞源性肿瘤等，可以见到这些肿瘤细胞所产生的特殊成分的微细结构，有助于诊断。

二、听力学检查技术

（一）鼓室声导抗

声导抗测试是通过测量中耳传音机构的声阻抗—导纳来客观地评判中耳和脑干听觉传导通路功能的方法，是目前广泛使用的客观测听方法之一，它可提供中耳传音功能、咽鼓管功能和鼓室压力等客观资料，可对蜗前、蜗内、蜗后和脑干病变引起的听力损失进行鉴别诊断。

声波在介质内传播需克服介质分子位移所遇到的阻力称为声阻抗，被介质接纳传递的声能称为声导纳。声强不变，介质的声阻抗取决于它的摩擦（阻力）、质量（惰性）与劲度（弹性）。摩擦产生声阻，质量与劲度产生声抗。与此相反，克服声阻后所传导的声能称为声导。克服声抗后所传导的声能称为声呐，其中克服劲度后所传导的声能称为声顺。

成人中耳传音机构的质量（鼓膜与听骨的重量）比较恒定，听骨链由韧带悬挂，摩擦阻力较小，这些对声阻抗的变异均无重要影响。然而，中耳传音机构的劲度（鼓膜、听骨链和中耳气垫的弹性）则易受各种病理因素影响，变化较大。250Hz以下声波进入耳内的阻抗主要受劲度的影响，此时质量和摩擦力可不计。故临床多用226Hz低频探测音来测成人劲度声抗，并用其倒数声顺来表示（单位为当量毫升）。

6个月以下婴幼儿及新生儿中耳质量变化较大，主要影响高频声波进入耳内的阻抗，此时，劲度和摩擦力可不计，故对此类受试者多采用668kHz、1kHz等高频探测音声导抗进行测试。声导抗检查的基本测试项目有鼓室声导抗、声反射及咽鼓管功能测试。

1. 低频探测音鼓室声导抗测试

低频探测音声导抗多适用于7个月以上人群的中耳功能测试。选用226Hz探测音，将耳塞探头密封于受试者外耳道，压力由 + 200mmH$_2$O。逐渐向 − 200mmH$_2$O转变。在此过程中，鼓膜先被推向内移，随着压力递减，逐渐恢复到自然位置，当负压时，鼓膜被吸引向外突出。鼓膜和听骨链随外耳道内压力连续变化所引起的声顺动态变化，可由监视荧光屏幕或记录仪显示鼓室声导抗图形。根据曲线的形状、声顺峰与压力轴的对应位置、峰的高度、曲线的坡度和光滑度可客观地反映鼓室内的病变情况，提供客观的诊断资料。若将鼓室功能测量和捏鼻吞咽法结合，可客观地判断咽鼓管的功能状态。

（1）导抗分型：可采用Merger分类标准对226Hz鼓室声导抗进行分类。

外耳道与鼓室压力相等时的最大声顺为静态声顺值，即鼓室功能曲线峰顶与基线之间的差距。它代表了中耳传音机构的活动度。正常中耳静态声顺值为0.30 ~ 1.60mL，中数值0.67mL。声顺减低提示中耳劲度增大，如鼓膜增厚、耳硬化症等。声顺增高提示中耳劲度减小，如鼓膜松弛、萎缩、听骨链中断等。在鼓膜—听骨链传音机构中，若有两种病变同时存在，对声顺的影响以最外侧的病变为主。

（2）鼓室导抗图结果分析。

1）分析鼓室导抗图：要注意以下几点。①鼓室导抗图仅反映鼓膜的功能状态，因此，鼓膜和听骨链同时存在病变时，后者可能被前者所掩盖。②鼓室导抗图只是从一个方面反映了中耳功能，因此，鼓室导抗图正常或异常不能完全等同于中耳功能的正常或异常。

2）分析鼓室导抗图：主要从峰压、幅度和曲线形态等方面考虑。

与峰压有关的病变：①负压（C型），咽鼓管功能障碍或分泌性中耳炎；②正压，中耳炎早期；③平坦型（B型），中耳渗出、鼓膜开放、耵聍栓塞和伪迹；④峰压正常（A型），听骨链固定、粘连、中断和中耳肿瘤，注意是否合并咽鼓管功能障碍。

与幅度有关的病变：①幅度增大，鼓膜异常、听骨链中断；②幅度减小，听骨链固定或粘连、分泌性中耳炎、胆脂瘤、息肉或肉芽肿性颈静脉球瘤；③幅度正常，咽鼓管功能障碍、中耳炎早期。

与曲线形态有关的病变：主要表现为曲线不平滑，临床常见于鼓膜异常、听骨链中断、血管异常和咽鼓管异常开放等。

2. 高频探测音鼓室声导抗测试

高频探测音声导抗多适用于6个月以下婴幼儿及新生儿的中耳功能测试。所选探测音频率为668Hz和1kHz，测试方法同低频探测音鼓室声导抗。

（1）正常图形：包括单峰型和双峰型。①单峰型：声导和声呐仅有1个极值（1BIG），类似于226Hz声导抗的A型图。②双峰型：声呐有3～5个极值，声导有1个或3个极值（3BIG、383G、583G）。

（2）高频探测音鼓室声导抗异常结果分析：在该检查方法应用中的注意事项同226Hz低频探测音声导抗一致。①宽切迹鼓室图：如果226Hz探测音正常，多为小块耵聍附着或外耳道炎时小块脓痂附着于鼓膜上。如果226Hz探测音异常，多见于鼓室硬化或愈合性穿孔的鼓膜。②平坦型鼓室图：临床常见于鼓膜凹陷、粘连性中耳炎、分泌性中耳炎、鼓膜穿孔但中耳黏膜及乳突正常。以上两类异常都属高阻抗异常的中耳疾病。③多峰图形：属于低阻抗异常的中耳疾病，常见于鼓膜穿孔后愈合和听骨链中断。

3. 多频探测音扫频鼓室声导抗测试

主要用于对鼓膜完整的中耳病变提供诊断依据。测试时，应用频率为250～2 000Hz的探测音，以50Hz为一档自动扫频测试。第一次扫频时外耳道压力为＋200daPa，第二次扫频在峰压时，根据共振频率和相位角进行结果判断。正常耳共振频率为650～1 400Hz，耳硬化症时，共振频率增加，为850～1 650Hz，相位角值的绝对值降低。听骨链中断时，共振频率减少，为500～900Hz。

（二）声反射

1. 反射弧

外界一定强度（70～100dB）的声刺激转化为神经冲动后，可诱发中耳肌肉的反射性收缩，由声刺激引起的该反射活动称为中耳肌肉的声反射。后者习惯上在人体常仅指镫骨肌反射。

正常时，一侧声刺激可引起两耳的镫骨肌收缩，由探头内发出刺激声引出的反射称为同侧声反射，由耳机发出刺激声引出的反射称为对侧声反射。镫骨肌收缩后鼓膜及听骨链的劲度增加，声顺减小。测量镫骨肌声反射的有无、阈值、潜伏期、衰减及比较同侧和对侧声反射的情况，可客观推断该反射径路上的各种病变。

2.测试内容及其临床意义

（1）声反射阈：指能重复引起声反射的最小声音强度，正常值为 70 ~ 95dBHL，同侧比对侧低 2 ~ 16dB。声反射阈值减小，如果和纯音听阈之差＜ 60dB，即为重振，提示蜗性病变。如果和纯音听阈之差＜ 15dB，则要注意是否存在伪聋。声反射消失见于：①重度听力损失；②听神经病变；③传导性听力损失；④面神经病变；⑤镫骨肌腱缺失。面神经病变时，如果声反射存在，提示病变位于镫骨肌支以下，反之则提示病变位于镫骨肌支以上。因为声反射的重新出现早于面神经功能恢复，所以声反射测试还可用于面神经病变的预后判断。

此外，由于声反射阈接近于不舒适阈，借此可以评估助听器的增益和最大声输出。具体方法是：以普通的语声为刺激声，对侧耳为指示耳，如果出现声反射，说明助听器增益过大，大声喊话时出现声反射，说明最大输出过大。

（2）声反射衰减：指较长时间的持续声刺激使声反射幅度明显减小的现象。测试时选用 500Hz、1kHz 纯音，声强为声反射阈上 10dB，刺激时程 10s，于 5s 内声反射振幅减少 50% 者为阳性，多提示蜗后病变。

（3）声反射潜伏期：为刺激声开始至声反射出现的时间间隔。测试时选用 1kHz 和 2kHz 纯音，声强为声反射阈上 10dB，以基线偏移为开始点，计算时间。潜伏期正常值为 90 ~ 129ms，平均为 105ms，耳间潜伏期差值为 11.4ms（1kHz）、14.68ms（2kHz）。潜伏期缩短见于内耳病变伴重振，潜伏期延长见于蜗后病变及服用巴比妥类药物。

（三）咽鼓管功能测试

咽鼓管功能测试有两种情况：鼓膜完整和鼓膜穿孔。

1.鼓膜完整的咽鼓管功能测试

鼓膜完整时，吞咽动作通过咽腭肌肉改变咽鼓管状态，从而改变中耳内压力。因此，结合吞咽动作，动态观察鼓室声导抗峰压变化，可以判断咽鼓管功能状态。

2.鼓膜穿孔的咽鼓管功能测试

此测试又称为正负压平衡测试。鼓膜穿孔时，如果将外耳道密封并改变其压力，正常咽鼓管会通过吞咽动作使其两侧压力达到平衡。测试时，先给外耳道加正压，如果咽鼓管功能正常，当压力达到一定程度（正常值为＋ 200daPa）时，咽鼓管被动开放，中耳内压力迅速降低到一定程度，此时再嘱受试者做数次吞咽动作，中耳压力将随着吞咽呈阶梯式下降，直至与外界压力平衡（正压平衡）。再向外耳道加负压，咽鼓管塌陷，受试者做数次吞咽动作，中耳压力呈阶梯式上升，最后达到平衡（负压平衡）。

三、助听器及其选配技术

广义地说，凡能有效帮助听力损失者听清楚声音的各种装置都可称为助听器。

（一）分类

1. 根据形态分类

常见的助听器有盒式、耳背式（BTE）、耳内式（ITE）、耳道式（ITC）和全耳道式（CIC）。此外还有眼镜式、信号对传（CROS）、双侧信号对传（BICROS）和骨导助听器等。

2. 根据信号处理技术分类

（1）模拟信号处理（ASP）：使用传统的信号处理技术，音质如录音磁带。

（2）数字信号处理（DSP）：经模拟信号（AD）转换后用数字技术处理信号（DSP），再经信号模拟（DA）转换得到如同 CD 的高保真放大声。此外，该种助听器还具有多程序选择、多通道处理、更精细调节和广泛的适用性等优点。

（二）助听器新技术

1. 压缩与放大技术

感音性听力损失者因有重振现象，其动态范围（听阈和不适响度级的分贝差 DR）变小，助听器只有将声音压缩和放大在个体的 DR 之内才会给患者带来较好的聆听效果。理想的压缩与放大应尽可能模仿正常耳蜗的功能，现在多用多通道滤波技术和快速傅立叶转换（FFT）来实现。

宽动态范围压缩（WDRC）是于低阈值启动、压缩比持续均匀变化的一种算法，可使外界宽范围声音压缩到窄小的动态范围中。WDRC 适合于轻、中度听力损失者。对于重度患者，联合使用 WDRC 和压缩限幅或削峰效果更好。对习惯于线性放大和削峰技术助听器的患者，改用 WDRC 助听器时会有一个适应过程。

2. 降噪技术

环境噪声是影响助听器效果的一大因素，目前公认提高信噪比是在噪声中提高言语清晰度的有效办法。使用高通滤波或在低频处改变压缩的传统办法未能取得理想效果。在这方面的革新技术有以下几种。

（1）方向性技术：假设佩戴助听器者对感兴趣的言语信号总是位于其前方，若用方向性拾音系统可有选择地放大前方的声音，相应地限制侧、后方的声音，从而排除干扰，听清前方的语音。现在多用 2 个或 3 个拾音器，并有自适应方向系统和智能转换等功能。方向性技术主要用于在噪声中聆听患者前方的谈话，若背景声也是有用信号，如圆桌会议讨论或驾车等情况则不宜使用。听障儿童需要适应全方位的声环境，不宜长期使用带方向性技术的助听器。

（2）净噪系统：在信号调制基础上研制的降噪新技术。该系统将全部信号分割为 17 个频段，在每个频段内对言语信号和噪声信号进行调节，"剥离"噪声，保留言语信号和维持动态的时间常量，从而达到较好的降噪目的。

3. 反馈抑制技术

反馈（啸叫）声严重影响助听器效果，甚至使患者畏惧。传统的反馈抑制技术，如削峰、降低高频增益、密封耳模和缩小或堵塞气孔等办法均有佩戴不适、声音失真和言语辨别率差等弊病。

利用相位消除技术研制的数字反馈抑制系统（DFS），在不降低增益的前提下，可较好地抑制啸叫，解除患者的烦恼，且享受到开放耳的舒适性。DFS 的基本原理是收集和分析助听器从外耳道溢出并进入拾音器的声音，自动产生除相位相反外其余均相同的信号，用"以毒攻毒"的方式来消除反馈。

4. 开放耳技术

低频听阈 < 40dBHL 的患者戴上助听器后常诉听声音如在桶里，有很闷的堵塞感。将气孔开大和做短的传统办法虽有一定作用，但啸叫声也常随之而来。随着 WDRC 和 DFS 的推广，基本解决了啸叫的问题，从而可使助听器的耳模或耳塞从闭合式转为开放式，使患者佩戴舒适。

5. 移频技术

当高频听力损失 > 60dB 时，放大这些频段的声音不仅不能改善言语识别，甚至反而有负面影响。如果采用移频技术（FST）将关键的高频言语信息进行实时动态言语重新编码（DSRC）、动态辅音推动（DCB）和按比例压缩（PFC）等处理，则可将有用信息移到具有较好残余听力的区域。这是一种介于助听器和人工耳蜗之间的方法，目前已有专门产品面市。

四、耳显微外科技术

（一）概述

随着听力学诊断技术的发展，双目手术显微镜的不断改进，电钻在耳外科的应用，神经监测仪器的应用，激光的发明和临床应用，影像学诊断技术的进步，人体解剖学的深入研究等相关学科的进展，使得提高听功能耳显微外科手术的成功率有了很大提升。

（二）术前准备

1. 病史采集和体格检查

术前必须详细询问病史，全面进行体格检查。不仅需要询问耳病史和进行耳鼻咽喉专科检查，做出疾病诊断，还应特别注意有无心脏病、高血压、糖尿病、血液病、传染病等病史，有无药物过敏史等。检查体温、呼吸、脉搏、血压等生命体征，以及心、肺、肝、肾等全身重要器官有无异常。了解有无手术禁忌证。手术前应尽可能地将患者的全身性疾病控制稳定，以便能耐受全身麻醉手术，减少麻醉意外和并发症的发生。

2. 术前检查

（1）常规检查：按照全身麻醉手术前常规，进行各项必要的检查。

（2）耳部 CT 或 MRI 检查：了解外耳、中耳、内耳的发育、病变范围、骨破坏情况，尽可能多地了解颞骨的解剖信息，以减少术中、术后并发症的发生。

（3）听力学检查：包括纯音测听、声导抗和 ABR，儿童可进行声场测听。有条件的可作眼震电图以了解前庭功能。耳声发射检查可了解有无蜗后性耳聋可能，对准备进行人工耳蜗植入的患者是必须检查的项目。

（4）咽鼓管功能检查：咽鼓管功能与鼓室成形术的手术效果密切相关，是选择术式的重要依据。化脓性中耳炎患者的咽鼓管黏膜可能受炎症侵袭，导致功能不良。

3. 术前处理

（1）局部处理：术前 1d，耳周理发、备皮，清理外耳道。对进行内耳手术的患者，应将外耳、中耳的感染控制，以减少发生迷路炎和脑膜炎的风险。

（2）术前用药：对于一些涉及内耳的手术，如人工耳蜗植入术、经迷路听神经瘤手术等，为减少术后感染的发生，术前和术中可给予适量抗生素。另外，高血压患者应使用降压药，糖尿病患者应使用降糖药（如胰岛素等）。但术前禁止使用阿司匹林等可能影响凝血功能的药物。

（3）知情同意：术前应与患者及其家属或监护人进行交流沟通，充分告知手术的必要性和手术的风险（并发症），以获得他们的理解，签署手术同意书。

（4）术前饮食：全身麻醉的患者手术前禁饮、禁食至少 8h。局部麻醉的患者可进少量饮食或禁食，因中耳乳突手术时迷路可能受刺激，易引起眩晕和呕吐。

（三）手术器械

1. 双目手术显微镜

耳部解剖结构细小复杂，通常需在显微镜下放大后进行操作。手术显微镜要求光源明亮、可调节，镜下图像清晰、立体感强；配有手术者镜、助手镜和示教镜，能连续变焦变倍大，半球范围内能自由变向，重力平衡；附加装置可换接摄像系统、激光反射和调节装置，导航红外发射装置等。手术显微镜有立式和悬吊式两种。显微镜应配有消毒保护套，以方便手术者术中操控显微镜。

2. 耳用高速微型电钻

微型马达有水冷式和风冷式两种。电钻手柄有直、弯型两种，手柄应轻巧，操作方便，噪音小，无级变速。钻头配套齐，包括切割钻和金刚砂钻头，直径 1 ~ 8mm，长度 6 ~ 7cm，有些颅底手术需 9cm 长钻头。

3. 耳显微手术器械

常用耳科器械有耳镜、乳突牵开器（二齿和三齿）、骨膜剥离器、直头和弯头杯口钳、微型咬骨剪、直弯显微剪、各种型号的尖针和弯针、微型剥离子、外耳道切皮刀、不同型号的刮匙、各种直径的吸引管（0.6 ~ 3mm）、鼓膜切开刀、眼科小剪刀等。另外，对于有些手术需备专用器械，如足弓剪、措骨安装器等。

4.电凝设备

单极或双极电凝用于术中止血。单极电凝造成软组织呈扇形或半球形变性，组织损伤较大。双极电凝组织损伤轻，在接近重要组织时宜用双极电凝，尤其是人工耳蜗植入时，耳蜗电极串一旦放入耳蜗内，需要止血时只能使用双极电凝，禁止用单极电凝。

（四）手术方法

1.体位与麻醉

患者取仰卧位，患耳向上。全身麻醉用于小儿及不能配合的成年患者。大多数耳显微手术需在全身麻醉下完成。

局部麻醉：指用于外耳道、鼓膜、鼓室的局部浸润麻醉。常用药物为 1% ~ 2% 利多卡因，内加少量肾上腺素以减少出血。注射部位包括：①外耳道骨与软骨交界处，上、下、前、后壁；②耳轮脚前、外耳道口上方；③耳郭附着处后方 1.5cm 进针，向上、中、下方的皮下骨膜下注射，注意在外耳道底壁和耳后乳突尖处进针不可过深，麻醉药不宜过多，以免引起暂时性面瘫。

2.手术要点及技巧

（1）手术径路：应根据病变的范围、外耳道的大小和术者的经验进行选择，包括经外耳道径路手术和经乳突径路手术。

（2）手术切口：常见切口如下。

1）耳道内切口，用于鼓膜成形术、鼓室探查术、镫骨手术等。在外耳道后壁距鼓环 6 ~ 8mm 处，做平行于鼓沟的弧形切口（12 点钟位至 6 点钟位处），切开皮肤及骨膜，上下两端做纵形切口达鼓沟处，用微型剥离子剥离外耳道皮瓣直达鼓环，将皮瓣连同纤维鼓环向前掀起，进入鼓室。注意尽量保持皮瓣的完整。

2）耳内切口：适用于硬化型乳突、病变局限于鼓窦或中上鼓室、开放式乳突手术等。由两个切口组成：第一切口在外耳道口耳郭软骨与外耳道软骨交界，从 12 点钟位至 6 点钟位弧形切开皮肤及皮下组织，直达骨膜。第二切口从第一切口上端开始，经脚屏间切迹，沿耳轮脚前缘向上 2cm 长。切开皮肤、皮下组织直达骨膜，向后、向前剥离骨膜，牵开器撑开切口，暴露乳突骨皮质，辨认出外耳道道上棘、筛状区、额突根部及外耳道前壁。但窦脑膜角及乳突尖难以暴露。做切口时注意勿伤及耳轮脚软骨，以免引起感染。如果已伤及软骨，应立即用碘酊或聚维酮碘消毒，缝合周围软组织，将软骨包埋，避免暴露于感染的术腔中。切口向上时，不要伤及额肌，以免增加出血。缝合切口时，为避免发生外耳道口狭窄，耳道口下端可不缝，或将耳屏处的切口皮肤稍向耳轮角处牵拉缝合，使外耳道口扩大。如果病变范围较大，则应行外耳道耳甲成形术，即切除耳甲腔部分软骨，将切缘的皮肤翻向术腔，缝合固定。

3）耳后切口：用于大多数中耳乳突手术。手术野大，暴露充分，当需要取移植组织片（如筋膜、骨膜、软骨膜等）时，可在一个术野内完成。切口上起耳郭附着处上缘，下达乳突尖，切口中段距耳后沟最宽点 1.5cm 左右，上下端距耳郭 0.5cm。由于 2 岁以下婴幼儿乳突尚未发育，面神经较表浅，做耳后切口时下端应止于乳突中部。切口直达皮下肌层骨膜。注意骨膜切口与皮肤切口不在同一平面。

（3）乳突轮廓化：在耳显微手术中，乳突轮廓化是一个最基本的技术，要求使用高速耳科电钻磨除乳突内无功能的结构组织，如气房骨骼或板障型的骨结构。

在磨除乳突前，要仔细辨认乳突骨皮质的解剖标志，即颞线、外耳道上棘、筛区。筛区是鼓窦定位的重要标志。鼓窦另外一种定位方法是画出外耳道上三角区。①由骨性外耳道口上缘作一条水平切线；②沿外耳道后上缘作一条线；③外耳道后缘作一条垂直线，与上两条线相交，这 3 条线围成三角区。从三角区开始，磨去乳突皮质以及气房，进入鼓窦，再从鼓窦向周围钻磨扩大，磨去与鼓窦相通的气房骨骼，逐渐接近周围的正常结构，但义不破坏正常结构。尽可能在这些正常结构的表面留一层薄骨片，透过这层薄骨片可以看见隐于其下的呈桃红色的硬脑膜血管、蓝紫色的乙状窦、象牙色的半规管、粉红色的面神经管。尽量将外耳道后壁磨薄，外耳道后壁保留与否应根据病情而定，可分为保留外耳道后壁的完壁式手术和切除外耳道后壁的开放手术。轮廓化技术同样也用于颈内动脉管和颈静脉球的手术。

在进行轮廓化时，先用切割钻钻磨，当接近重要结构时，换用金刚砂钻头。钻磨时要用冷水冲洗钻头，流水吸除骨粉。

（4）面隐窝开放术：常应用于联合径路鼓室成形术、人工耳蜗植入术、面神经减压术。面隐窝是紧靠面神经膝部外侧的一组气房，位于砧骨短突下方、外耳道后壁内侧、面神经垂直段与鼓索神经之间的三角区。

面神经隐窝开放面隐窝时，先用切割钻，当接近面神经时，用金刚砂钻头，尽量磨薄外耳道后壁，但不可穿透外耳道，将面神经和鼓索神经磨出轮廓，表面留有一菲薄骨片。钻磨时持续用冷水冲洗，以保证骨质内的神经能及时辨认，并且也可避免钻头产热烧伤神经。通常面隐窝内外径 2 ~ 3mm。面隐窝开放后，面神经水平段、砧骨长突、镫骨肌、镫骨小头以及镫骨下方的圆窗龛等结构很容易看到。

（5）听骨链重建：目的是恢复中耳传音结构和功能。通常与鼓膜修补或乳突切除术同时进行，常用材料有自体骨、同种异体骨和人工听骨。

1）自体骨：砧骨或乳突骨皮质经塑形后放于镫骨与锤骨之间。注意砧骨有病变时不能使用。

2）同种异体骨：经 70% 乙醇浸泡后使用。但因存在病毒传染的风险，现已很少使用。

3）人工听骨：有塑料和陶瓷材料，可分为部分听骨赝复物（PORP）和全听骨赝复物（TORP）。PORP 用于锤骨、砧骨缺损而镫骨完整、可活动者。TORP 用于镫骨足弓切除或仅存镫骨足板的中耳。

（6）鼓膜成形术：目的在于修补鼓膜缺损（穿孔），手术常与听骨链重建同时进行。用于修补穿孔的材料有颞肌筋膜、软骨膜、骨膜和脂肪。手术方法有内植法、外植法、夹层法。

1）内植法：适用于鼓膜残边较多的中小型穿孔。移植片放于鼓膜残边的内侧和（或）外耳道皮瓣的下方。但易与鼓室粘连。

2）外植法：将移植片放于残留鼓膜纤维层的外侧面。移植床面积大，不易与鼓岬粘连。缺点是易发生外侧愈合，如果鼓膜上皮去除不尽，易引起鼓膜胆脂瘤。

3）夹层法：适用于大穿孔，将移植片放在外耳道皮下及其相连的鼓膜上皮层与骨性鼓环及残余鼓膜纤维层之间。优点是血运好、易存活，但操作复杂，初学者不易掌握。

（五）并发症防治

1. 面瘫

（1）发生原因：通常在手术中或手术后数日出现，原因如下。①在外耳道底壁或耳后注射局部麻醉药时，面神经可受麻醉剂的浸润而发生一过性面瘫，通常 1 ～ 2h 后可自行恢复。②婴幼儿面神经茎乳孔表浅，做切口过低时伤及面神经。③探查鼓窦时，钻磨过分向下，尤其是脑膜下垂、乙状窦前置时，损伤面神经的膝部及垂直部。④乳突轮廓化时或清除中上鼓室病灶时，伤及面神经水平段。⑤正常人 30% 面神经管有缺损，应引起重视。⑥在进行面隐窝开放时，操作不当误伤神经。

（2）预防方法：术前仔细阅读 CT 片，了解乳突发育情况，面神经的行程走向有无异常。通常先天性外耳、中耳畸形患者，面神经行程也有异常。在外耳道底壁注射局部麻醉药时，进针方向应平行于外耳道走向，深度不超过 0.5cm。术中在磨除面神经周围气房时，钻头的方向应与面神经长轴的走向方向一致，仔细辨认面神经，并应用流水冲洗，避免热烧伤。在接近面神经时，用金刚砂钻头操作。清理面神经周围的病灶时（如胆脂瘤上皮），也应沿面神经走向的方向剥离。当面神经裸露在术腔时，填塞纱条不可直接压在神经上，应在面神经表面覆盖筋膜、吸收性明胶海绵，填塞不可过紧。

（3）处理原则：术中出现或术后立即出现的面瘫，多因神经离断伤、鞘膜损伤或碎骨片压迫神经所致，应立即手术探查面神经。找到受损处，去除碎骨片，行面神经减压。如果神经已离断，则应立即行面神经端端吻合，或进行面神经移植。如果是迟发型面瘫，如于术后数日出现，是由于面神经水肿或纱条填塞过紧所致，应立即抽出填塞物，并用神经营养剂、糖皮质激素等药物治疗，大多数可恢复，少数需行面神经探查术。

2. 严重出血

（1）发生原因：与乙状窦和颈静脉球受损有关。

（2）预防方法：在磨除乙状窦周围气房时，乙状窦表面应尽量保留一薄骨片。在清理乙状窦表面肉芽时，不可撕拉。颈静脉球高位的患者，在清理下鼓室病灶时，应特别注意，有部分患者颈静脉球与鼓室之间缺乏骨板。

（3）处理原则：一旦发生出血，应立即取吸收性明胶海绵压在破损处，外加纱条填塞，小的裂伤经压迫均可止血。颈静脉球轻的损伤用压迫止血法，严重的大出血需结扎静脉。

3.迷路炎

（1）发生原因：①进行乳突轮廓化时误伤半规管，最易损伤的是水平半规管；②清理迷路瘘管表面的胆脂瘤上皮时开放了迷路；③清除听骨链病灶时不慎撕脱镫骨足板。

（2）预防方法：水平半规管位于鼓窦的底部，骨管密度如象牙，当在磨除乳突气房时，一旦看到如象牙的硬质骨结构，应高度警惕。迷路瘘管上覆盖的胆脂瘤上皮可保留原位。前庭窗及镫骨上的胆脂瘤上皮应仔细清除，如无把握清除彻底，则不予触动，可考虑二次手术探查或行开放式手术。

（3）处理原则：如不慎开放了迷路，应立即取筋膜覆盖瘘管开口处，避免直接吸引。一旦迷路感染，可引起严重的感音神经性耳聋，因此术后要加强抗感染治疗。

（六）术后处理

1.观察事项

（1）注意术后有无眩晕、恶心和呕吐：如有，可应用镇静剂和止吐剂。进食困难者加强支持疗法，注意水、电解质平衡。如为纱条填塞过紧引起，则应抽出部分纱条以缓解压力。

（2）注意有无面瘫：如是迟发性面瘫，可给予抗生素、激素、神经营养剂。

（3）注意生命体征：尤其是有颅内外并发症者。

2.抗感染治疗

根据术中病变的严重程度选择敏感的抗生素。如为单纯鼓膜成形术，则预防性用药 3 ~ 5d；如为中耳乳突炎手术，用 7 ~ 10d；如有颅内外并发症，抗生素须用至病情稳定后。

3.其他事项

（1）术后进半流质或软食，以减少因咀嚼带来的伤口牵拉痛。

（2）术后 1 ~ 2d 更换耳外敷料。通常术后 7d 拆线，10 ~ 14d 取出耳内填塞纱条。有颅内外并发症者，应每日更换纱布。

（3）纱条取出后，应门诊定期随访，清理术腔。

五、鼻内镜技术

（一）适用证与禁忌证

鼻腔、鼻窦解剖结构异常，导致鼻腔和鼻窦通气、引流功能障碍的任何病变，或者毗邻鼻窦和鼻腔相关区域的病变，可通过鼻内镜手术进行有效处理。鼻内镜手术的禁忌证同其他外科手术。

（二）术前准备

1. 鼻窦 CT 扫描

鼻窦 CT 扫描对于显示病变性质、范围、程度及解剖变异，指导术者准确和安全地实施手术具有非常重要的参考价值。术前鼻窦 CT 扫描的要求主要有以下几个方面。

（1）扫描体位：提供给鼻外科医师最理想的鼻窦 CT 图像应包括水平位、冠状位和矢状位。若放射影像部门条件受限，宜进行冠状位鼻窦 CT 扫描，然后重建水平位和矢状位。

（2）扫描范围和层厚：前方到达额窦前壁，后方到达蝶窦后壁，通常层厚 0.5cm，重要部位层厚应达 1～2mm。

（3）窗口技术：观察 CT 图像采取窗口技术，主要包括两个概念：窗宽和窗位。前者是 CT 图像显示组织密度的范围，窗宽越大，显示的组织结构增多，各种组织之间的灰度差别则减少，反之亦然。后者是窗口的中心位置，一般以组织自身的 CT 值（HU）作为窗位。针对炎症或外伤疾病，通常选择层厚 2mm，层间距 2～5mm，窗宽 1 500～4 000HU，窗位 150～300HU。针对肿瘤疾病，则选择层厚 5mm，层间距 5mm，窗宽 400HU，远大于窗位 40HU。

（4）血管增强：为使正常组织和病变组织之间的密度差别增大，从静脉注入水溶性有机碘剂，如 60%～70% 泛影葡胺，再进行 CT 扫描，可观察到平扫无法显示的病变，从而对病变性质做出准确判断。

2. 药物治疗

术前药物治疗的目的是为了减轻鼻腔、鼻窦炎症反应和抑制因炎症导致的血管扩张。对于慢性鼻—鼻窦炎患者，通常推荐的处理意见如下。

（1）糖皮质激素：自术前 2 周起使用鼻用糖皮质激素，每日 1 次，每次 2 喷。常用的药物包括糠酸莫米松、布地奈德（雷诺考特）、丙酸氟替卡松和二丙酸倍氯米松。术前 1 周晨起顿服泼尼松片，每日 0.5～1.0mg/kg。

（2）抗生素：推荐使用第 2 代或第 3 代头孢类抗生素。

（3）止血药：为减少术中出血，术前 30min 可肌内注射止血药，如注射用凝血酶（巴曲酶）。

3. 医患沟通

术前手术医生应向患者及其家属全面介绍病情诊断，重点说明手术方案的合理制订、手术步骤、手术需要解决的问题、手术能够解决的问题以及可能出现的并发症，使其对手术医生既充分信任，又要对手术治疗有合理的期望值。

4. 其他准备

（1）活检：如果为单侧鼻腔新生物，必须充分考虑是否为鼻腔、鼻窦肿瘤，应该通过组织活检确定病变性质。

（2）检查：进行血液系统检查及心、肺、肾等重要器官的功能检查。

（3）合并症的处理：对一些高危因素，如高血压和糖尿病等进行必要的干预。

（三）手术器械

1. 图像显示系统

图像显示系统包括监视系统、图像存储系统、视频转换器、冷光源和彩色打印机等。

2. 手术器械

手术器械包括硬性鼻内镜（包括 0°、30°、45°、70° 等不同角度）、不同直径的直吸引管和不同弯度的吸引管、刮匙、探针，以及不同型号和角度的黏膜钳和黏膜切钳、咬骨钳、上颌窦反咬钳、鼻甲剪等。根据不同的病变部位，可选择一些特殊器械，如额窦长颈鹿钳等。

3. 微创切割吸引器

微创切割吸引器包括主机、手柄和不同角度、直径和用途的钻头。

（四）体位与麻醉

1. 体位

患者取仰卧位，头部垫高 15°，略偏向术者。术者位于患者右侧，助手位于患者左侧。手术体位的正确摆放有助于减少手术风险。

2. 麻醉

麻醉方式包括局部麻醉和全身麻醉，传统的鼻窦手术以局部麻醉为主。随着患者自身经济条件的好转，对于手术舒适要求的提升，麻醉医师技术的提高和麻醉风险的降低，以及鼻内镜外科手术范围的扩大（涉及重要组织和部位），采用全身麻醉越来越普遍。麻醉效果的好坏直接关系到手术能否顺利实施。

（1）局部麻醉：对患者血压影响较小，术中出血比全身麻醉少。当手术操作接近纸样板和筛顶等处时，患者常有疼痛主诉，可提醒术者小心谨慎。有利于减少术中并发症。局部麻醉适合于病变表浅、范围局限的患者。局部麻醉包括表面麻醉、浸润麻醉和神经阻滞麻醉等。

1）表面麻醉：1% 丁卡因 30mL 加 1% 肾上腺素 3mL 混合液，浸湿脑棉，轻轻挤压棉片，湿度以提起时无明显药液滴下为度。将薄棉片放进鼻腔，放置动作要轻柔，以取出棉片时无血染为最佳。麻醉分两次进行：第一次为模糊麻醉，将薄棉片放入总鼻道（5min）第二次为精确麻醉，将薄棉片放入中鼻道、嗅裂等处（5min）。

2）浸润麻醉：取 2% 利多卡因 5mL 加 1% 肾上腺素溶液 3 滴。注射部位：①中鼻甲与鼻腔外侧壁连接处前外侧的鼻丘，阻滞筛前神经；②中鼻甲后端附着处稍外方的蝶腭孔，阻滞蝶腭神经分支；③钩突附着缘上、中、下三点。

3）神经阻滞麻醉：在支配鼻腔感觉的神经干周围注射麻醉药物，其麻醉效果往往优于表面麻醉和局部浸润麻醉。神经阻滞麻醉的关键在于准确定位注射部位。

4）三叉神经节阻滞：三叉神经节位于额骨岩部的尖端，分出的眼神经、上颌神经、下颌神经皆从卵圆孔出颅，故此处成为最佳注射部位。患者取仰卧位，头向健侧，取10cm长的5号或7号穿刺针，2%利多卡因3mL，从颧弓下缘1cm与颧骨关节节结前1cm处垂直进针，直至遇到骨质阻力，退针少许，再朝上、后和外的方向刺入。此时患者多感上颌牙和耳部疼痛明显，表明穿刺针已达卵圆孔附近，抽吸无血液后可注药。

5）蝶腭神经节阻滞：蝶腭神经节位于上颌骨后方的翼腭窝，取5cm长的穿刺针，2%利多卡因3mL，于颧骨下缘与咬肌前缘交界处朝术侧内眦方向进针4cm，患者多感有上颌牙疼痛，表明已达翼腭窝，回抽无血即可注药。

6）眶上神经阻滞：该神经出眶上孔，主司额部感觉，将2%利多卡因2mL于眼内眦上方1cm处朝眼眶上壁的侧上方进针4cm注药。

7）眶下神经阻滞：该神经出眶下孔，主司外鼻和上唇感觉，将2%利多卡因2mL在眶下缘中部1cm处触摸到眶下孔的凹陷处刺入眶下孔，进针1cm注药。

（2）全身麻醉：由专业麻醉人员协助，对患者的生命体征进行全程监控，提高了手术安全性。麻醉深度与麻醉时间可主动控制，术者可专注于手术而不受患者因素的影响。如出血较多，可由麻醉医师实施控制性低血压技术。全身麻醉适用于：①病变深在、范围广泛、估计出血较多的患者；②精神高度紧张，估计配合较差的患者；③患有心、脑血管系统疾病，耐受程度差的患者。

静脉普鲁卡因复合全身麻醉：静脉持续使用普鲁卡因，同时使用镇痛药和肌松药的全身麻醉。该法操作简单，但麻醉深度控制较可能。适用于手术范围较小、手术时间较短的手术。

气管吸入全身麻醉：静脉诱导、气管吸入维持的全身麻醉。静脉诱导方法同上。吸入维持使用氧化亚氮和异氟烷。适用于手术范围较大、手术时间较长的手术。

（五）手术要点与技巧

术中的精心操作常常能减少和简化术后治疗处理。在鼻内镜鼻窦手术中，要实现黏膜保护的目标，最好通过精细的外科技术，直接恢复自然窦口的通畅，同时减少组织的损伤。即使面对鼻内镜肿瘤切除术等特殊处理，也应提倡保护正常的黏膜，尽可能保留鼻腔、鼻窦残余的功能。鼻内镜手术的基本方式包括从前向后法和从后向前法。

1. 从前向后法

（1）切除钩突：以剥离子或镰状刀沿着鼻腔外侧壁上颌线的走向切开钩突，并向内侧方向分离，对头端和尾端残余的相连，可用中鼻甲剪刀剪断，取出钩突。切除钩突时，器械方向不可过度向外、向后，以免损伤纸样板。

（2）开放前组筛窦：取筛窦钳咬除筛泡及其周围的气房。为防止正常黏膜（尤其是纸样板处）被撕脱，可用切钳切除病变组织，也可先用咬钳剔除骨质，然后用切割钻处理病变黏膜。

（3）开放后组筛窦：使用刮匙或咬钳从中鼻甲基板的内下方开放基板和后组筛窦，直至蝶窦前壁。开放后组筛窦时，应遵循近中线原则，即靠近中鼻甲从前向后进行，以免伤及视神经管。

（4）开放蝶窦：使用刮匙或咬钳从最后筛窦气房的蝶筛隔板进入蝶窦，也可从蝶筛隐窝处蝶窦自然开口进入。蝶窦自然口位于蝶窦前壁距后鼻孔上缘 10 ~ 12mm 近中线处，比较恒定的解剖参考标志是上鼻甲。在蝶筛隐窝狭窄、寻找窦口困难时，切除上鼻甲后下部有助于暴露开口。为有效恢复术后鼻窦引流的生理功能，应注意保护窦口下缘黏膜的完整性，可以向内、上、外方向扩大窦口。

（5）开放上颌窦：正常情况下，上颌窦自然口位于筛漏斗的后下部、钩突下部的后方，一般在 45° 鼻内镜下均可以较好暴露窦口，可以使用弯头探针在筛泡前下方沿着钩突缘向下方滑行。若上颌窦自然口开放良好，窦内无明显病变，则不必破坏其自然引流结构。若上颌窦自然口阻塞，可以向后囟或前囟开放窦口，直径达 1 ~ 2cm。为有效恢复术后鼻窦引流的生理功能，应注意保护窦口下缘黏膜的完整性。

总之，额窦开放术成功的关键是确认并彻底清除额隐窝和额窦口的气房，重建良好的额窦引流通道，尽可能保留额窦口的黏膜。对于额窦不同的病理状态，应采用不同的手术方式，其原则是：选择由简至繁、由创伤小至创伤大、由鼻内径路至鼻外径路的方法，进行有的放矢的治疗。当然，如果以上术式能够在先进的影像导航系统下完成，将会更加微创、安全。

2. 从后向前法

（1）开放蝶窦：使用中鼻甲剪刀剪除中鼻甲后、下 1/3，沿着上鼻甲（或者最上鼻甲）与鼻中隔之间，在蝶筛隐窝处寻找蝶窦自然开口。蝶窦自然口距离前鼻孔一般不超过 7cm，距离后鼻孔上缘 1.0 ~ 1.5cm，与鼻底的夹角 30°。找到开门后，根据暴露病变的需要，使用环形咬切钳或者蝶窦咬骨钳，向不同方向开放扩大蝶窦开口，原则上不能环形损伤窦口黏膜，防止造成术后窦口狭窄。术者心中要明确：蝶窦外侧壁有视神经和颈内动脉走行，随时保持警惕。

（2）开放其他鼻窦：自后向前逐一开放后组筛窦和前组筛窦气房、额隐窝周围气房以及上颌窦，基本方法同从前向后法。

（六）并发症防治

1. 并发症分类及发生率

鼻内镜外科技术操作区域邻近眼眶、颅底等重要结构，解剖毗邻关系复杂，如操作不当，容易出现并发症。按照严重程度分类，可分为轻微并发症和严重并发症；按照部位分类，可分为颅内并发症、眼部并发症、鼻部并发症和血管并发症等。

2.并发症发生的相关因素

鼻内镜手术并发症发生的相关因素主要有 4 个方面。

（1）术者经验：前、中、后 3 个阶段并发症的发生率差异明显，分别为 19.0%、12.5%、5.9%。这种现象称为"学习曲线"。尽管有学者对此存有异议，但是术者经验，尤其是在各种不利情况下对解剖标志的正确判断能力，在并发症的影响因素中起着重要作用。

（2）解剖结构：先天或后天的许多因素使鼻腔鼻窦的解剖结构发生明显改变，前期手术使鼻窦骨质增厚、中鼻甲残缺等，可造成解剖标志消失、毗邻关系改变，使术者易出现判断失误，导致并发症发生。

（3）术中出血：术前鼻窦黏膜炎症未经规范治疗，基础疾病，如高血压、出血性疾病未得到有效控制，长期服用阿司匹林，手术操作粗糙等造成术中创面剧烈出血，术野不清，解剖标志难以辨认，盲目进行操作，增加了并发症的发生率。

（4）麻醉方式：局部麻醉较全身麻醉发生并发症的概率要低，这是由于局部麻醉手术往往出血较少，术野的清晰度较高。此外，局部麻醉手术时，术中可以通过患者的疼痛反应判断手术的部位和深度，避免操作不当；而全身麻醉手术时，必须等患者麻醉苏醒后才有机会发现并发症的可能体征。但这并不意味着全身麻醉手术风险一定更大，全身麻醉有专业麻醉医师相助，术者可以更加从容处理病变，不为患者的自身感受所干扰。

3.并发症的预防及处理

全面掌握鼻腔鼻窦的解剖知识、系统进行鼻内镜鼻窦手术的训练是预防并发症发生的关键环节。一旦发生手术并发症，应采取正确的处理方法与补救措施。

（1）颅内并发症：为前颅底骨质和（或）硬脑膜破损所致，常发生在筛凹、筛板和额突等处。颅内并发症包括颅内血肿、颅内感染、气脑、脑脊液鼻漏、脑膜膨出和脑实质损伤等。颅内出血和血肿的处理应根据血肿的大小、形成的速度、位置、临床症状，从简单地使用止血药物、脱水剂、激素、局部止血、术腔引流到选择介入治疗、开颅血肿清理等；若发生颅内感染、气脑等，应采取积极的抗感染治疗；发生脑脊液鼻漏、脑膜膨出等损伤时，应采取脑脊液鼻漏修补及颅底缺失修补术。

（2）眼部并发症：为损伤纸样板、眶尖和视神经管、泪道等处骨壁，导致筛前和筛后动脉出血，内直肌、视神经和鼻泪管损伤。临床表现为眶周青紫（俗称"熊猫眼"）、眼睑肿胀、眼球运动障碍、复视、视力障碍和溢泪等。

1）视神经损害的原因如下。①手术直接在蝶窦和后组筛窦外侧壁进行，直接钳夹和骨质压迫损伤了视神经；手术中误将视神经隆突当成后筛，用吸引管头挤压时造成局部骨折外移，压迫视神经，造成视力急剧下降；也有将前组筛窦外侧的纸样板当成了中鼻甲基板，手术进入到眶内，将眶脂肪当成鼻息肉进行切割，损伤眶内段视神经。②手术造成眶内严重出血，血肿压迫视神经，造成视力间接损害。③手术造成的眶尖综合征、神经反射，以及术中使用的丁卡因和肾上腺素，造成眼部缺血性损害，由于手术刺激导致视网膜中央动脉栓塞等。

2）眼球运动障碍的原因如下。①直接损伤，多为眼球运动障碍的最主要原因。内直肌与纸样板临近，两者之间仅隔以薄层眶筋膜、少量脂肪和眼球筋膜。在鼻内镜手术中，当手术钳，尤其是鼻息肉切割器进入眶内时，非常容易引起内直肌损伤，引起眼球运动障碍，表现为眼球运动时疼痛、复视、眼球外斜、向内侧运动障碍；其他如上斜肌和下直肌受损的机会相对较少。②眼外肌周围的眶内损伤导致的局限性无菌性炎症和眶内纤维化（脂肪粘连综合征）也会导致一定程度的眼球运动障碍。③支配眼外肌的血管和神经的损害导致眼球活动障碍，但这种情况比较少见。④眶内广泛出血导致的眶尖综合征，在眶尖部血肿直接压迫了支配眼肌的眶上裂内的神经和血管。

眼球运动障碍的处理比较困难，早期全身应用糖皮质激素可减轻损伤附近可能发生的粘连和瘢痕。肌肉的挫伤、神经和血管的损伤导致的眼肌运动障碍可观察、保守治疗 3 个月，如果病情无好转，可以考虑眼外肌矫正术，但手术时机目前尚无定论，不建议早期进行眼肌探查，因为部分眼肌功能障碍可能在积极的药物治疗后恢复，同时，早期损伤后局部出血，组织标志不清，肌肉处于肿胀状态，不适合手术，一般认为在 3 个月以后再考虑手术治疗。手术方式包括内直肌后移、筋膜连接眼球和内直肌残端以修复缺损的内直肌，但恢复情况并不乐观，尽管可以减轻复视的程度，但眼球运动通常只能部分恢复。

对于眶尖综合征导致的眼球运动障碍，应尽早进行眶尖减压术来达到改善眼球运动的目的，如果早期干预，通常预后比较好，但完全恢复需 3 ~ 6 个月。

3）临床上泪道损伤的发生率为 0.3% ~ 1.7%，常见原因如下。①下鼻道开窗：鼻泪管的下鼻道开口位于下鼻道顶端，距离前鼻孔 25mm，下鼻道开窗时位置过于向后、上，容易损伤鼻泪管开口。②扩大上颌窦口：上颌窦自然口前缘距离鼻泪管后缘的距离为 5 ~ 10mm，扩大时用反咬钳过分向前、下开放，可以损伤鼻泪管。③切除钩突：钩突中部附着在泪骨上，如果用咬骨钳过度咬除钩突中部附着部位骨质，尤其是泪囊内侧壁骨质菲薄部分时，可能损伤泪囊。但幸运的是，70% ~ 80% 的泪囊和鼻泪管损害的患者术后并不出现溢泪等临床症状，如果术中发现这一情况，可适当扩大泪囊内侧壁，术后定期进行泪道冲洗即可。如果出现溢泪和慢性泪囊炎，经鼻内镜泪囊鼻腔造孔术是解决这一并发症最重要的一条途径。眶纸板和轻度眶筋膜损伤不必特殊处理，术后注意用足量的抗生素，禁止擤鼻涕，1 周内不要行鼻腔冲洗，术后早期可以采用冷敷。严重眶纸样板损伤会导致眶内出血。当动脉受到损伤时，出血迅速，导致眶内血肿，称为眶内急性出血，症状出现严重、迅速，表现为眼球疼痛、眶周青紫、视力急剧下降、眼球突出、眶内压迅速增高、眼球运动障碍等。而牵拉、切割眶脂肪、眼肌和静脉系统损伤导致的眶内出血可能会轻微得多，称为慢性出血，一般都有自限倾向。临床对于眶内出血普遍的处理方式包括抽出鼻腔填塞材料、静脉应用止血药物、甘露醇和利尿药等减轻眶内压、糖皮质激素减轻眶内组织水肿。如果这些处理仍然不能减轻症状，文献认为无论是动脉性还是静脉性眶内出血，当眼压超过 40mmHg，并出现视力下降时，立刻行外科紧急处理，包括外眦切开术、眶减压尤其是眶尖减压术，甚至视神经减压手术。预防或成功救治视力丧失要求迅速识别患者的临床症状，包括眼部疼痛、眼球突出、眼球坚硬度（眼压）增高、眶周水肿、视敏度下降和眼球活动障碍，一旦出现上述症状，需要按急症处理。但如果术后视力下降不明显，临床判断创伤比较轻微，而且无急性进展的趋势（如局限性眶内出血、眼压轻度升高、眼球轻前凸），可在严密监控下进行药物治疗24～48h，再视疗效进行相应处理。④大出血：引起鼻窦手术大出血的原因为术中损伤较大的血管，如筛前动脉、筛后动脉、蝶腭动脉，甚至颈内动脉或海绵窦。一旦出现上述血管损伤，先采用含肾上腺素或者生理盐水的棉片、纱条或明胶海绵压迫局部止血，并用双极电凝止血。若损伤颈内动脉，上述方法往往难以奏效，应立即行颈内动脉介入栓塞或颈总动脉结扎术，但有可能引起患者死亡或者偏瘫。⑤术腔粘连和闭锁：术中切除中鼻甲基板下缘、中鼻甲根部骨折以及中鼻甲骨质被切除等，是造成中鼻甲漂移的主要原因，可导致中鼻甲与鼻腔外侧壁粘连。上颌窦、额窦或蝶窦窦口闭锁的主要原因是开放各鼻窦时，窦口黏膜环形损伤所致，应保证黏膜的完整性，勿过度处理囊泡和水肿黏膜，以免妨碍黏膜创伤修复的生理过程，导致瘢痕愈合。

（七）术后处理

鼻内镜鼻窦手术后的处理是鼻内镜外科围术期综合处理的重要组成部分。术后处理的目的是维持鼻腔、鼻窦的通气与引流。术后处理的内容主要包括局部与全身用药策略、内镜下的清理以及鼻腔冲洗等。但到目前为止，术后处理尚无任何标准与指南。

1. 局部药物治疗

在术后处理中占有重要地位，主要包括糖皮质激素和减充血剂的应用。

（1）鼻用糖皮质激素：手术本身并不能消除鼻腔和鼻窦黏膜的炎症，手术的目的只是切除不可逆性病变黏膜，矫正解剖结构异常，重建鼻腔、鼻窦的通气与引流，为术后鼻腔规范用药、鼻腔鼻窦黏膜的良性转归创造条件。术后规范用药是慢性鼻炎、鼻窦炎治愈的重要条件，而糖皮质激素鼻喷雾剂是术后局部最主要的药物，目前临床使用的局部激素包括布地奈德、糠酸莫米松和丙酸氟替卡松。这些药物具有良好的抗炎作用，可消除黏膜炎症与水肿，控制变态反应的发作频度和程度，延缓与预防鼻息肉的复发，并且具有较好的药物安全性，因而在术后处理中占有重要地位。术后常规剂量（每日每侧鼻腔1～2次、每次2喷）的使用一般需要维持3个月以上，以后可根据术腔的炎症状态与症状的控制程度逐步减量，每隔1～2d 1喷，直至炎症完全消退、症状完全消失、术腔完全上皮化为止。为达到更好的治疗效果，术后必须认真指导每例患者如何正确使用鼻喷雾剂，告知朝向中鼻道的方向喷雾和适度的呼吸支持是最重要的两个步骤。

（2）鼻用减充血剂：麻黄碱、萘甲唑啉和羟甲唑啉等减充血剂对于迅速缓解鼻塞症状、促使鼻腔和鼻窦分泌物的引流、促进糖皮质激素鼻腔导入具有一定作用。但这类药物具有较为严重的不良反应，长期使用可造成鼻黏膜纤毛倒伏与脱落、传输功能下降，导致药物性鼻炎。因此，原则上要限制长期使用减充血剂，更要杜绝滥用减充血剂。在鼻腔减充血剂中，盐酸羟甲唑啉因为作用时间长、不良反应相对较小而被专家推荐，但一般连续使用不超过 4d，一日不超过 2 次，停药 3d 后可以再次使用。

2. 全身药物治疗

全身药物治疗主要包括口服糖皮质激素、抗组胺药、抗生素和黏液促排剂等。

（1）糖皮质激素：全身使用糖皮质激素与鼻腔局部使用的作用机制相似，但用药原则大不相同。由于全身长期使用糖皮质激素的不良反应较大，一般推荐短期口服疗法。应用原则为：①选择生物半衰期较短的药物，如泼尼松，以免在体内产生蓄积；②按照个体体重决定使用剂量，成人使用泼尼松的中等剂量为 0.5 ~ 1.0mg/（kg·d）；③晨起空腹顿服，以模拟体内激素的生理昼夜节律；④使用疗程不宜超过 14d；⑤无需逐步减量撤药。

（2）抗组胺药：对于合并变应性因素的患者，抗组胺药可控制变态反应的速发症状，减轻黏膜水肿，抑制炎症复发。地氯雷他定等新一代抗组胺药安全性较好，对中枢神经系统无明显不良反应，在临床中使用较为广泛。

（3）抗生素：术后可选择第 2 代或第 3 代头孢类广谱抗生素治疗，使用时间一般不超过 14d，对于合并严重感染者，可适度延长。抗生素种类的选择，最好能基于分泌物的细菌培养与药敏实验结果。近些年，不少文献报道术后长期使用低剂量的大环内酯类抗生素具有一定的临床效果。有证据表明，该治疗方法并非依靠大环内酯的抗菌作用，而是通过下调核转录因子通路（类似于糖皮质激素的作用机制），从而达到抑制炎症的目的。

（4）黏液促排剂：标准桃金娘油等黏液促排剂具有促进浆液腺分泌、加快黏膜纤毛摆动和一定的抗炎作用，在术后前期使用可加快术腔的清洁速度，在术后的中后期也可调节患者分泌物的黏稠程度。

3. 鼻内镜下清理术腔

鼻内镜下清理是术后处理的主要内容之一，其目的就是去除术腔的结痂与分泌物，维护鼻腔、鼻窦的通畅引流，清理瘢痕粘连组织，并对指导药物的治疗做出合理判断。需要指出的是，对术腔水肿黏膜或囊泡的过度处理，势必会造成新的创伤，导致黏膜的再次肿胀，从而妨碍正常的生理修复。

术后早期，对于窦腔分泌物的清理，由于使用 0° 镜容易遗漏额窦以及上颌窦深处的分泌物，建议多使用 30°、45° 或 70° 镜进行观察。吸引时，应选择弯度和口径合适的吸引管操作。对于窦腔结痂的清理应适度。在结痂形成早期，因其与深层组织紧密相连，若强行分离，势必破坏痂下愈合的生理过程，造成新的出血创面，反而形成更多结痂。因此，对于不妨碍窦腔通气引流的结痂，不妨待其与组织松脱、分离后再进行清理。对于额窦手术，术中使用骨钻常会在额隐窝遗留实质性的黏膜去除区域，这些区域的结痂对窦腔影响较大，如遗留未除，容易造成窦口闭锁。由于术后早期黏膜抗损伤能力极弱，器械操作要求稳定；对于一些难以窥及的部位，不要一味强求直视下操作，减少黏膜的再损伤和加速鼻窦和鼻腔的清洁是本阶段处理的关键。

术后中后期，多数患者窦腔会出现不同程度的黏膜水肿与囊泡，这种情况与炎症刺激及手术损伤直接相关，可能是局部淋巴回流障碍和黏膜纤毛功能低下的结果。对于轻度的黏膜水肿与小型囊泡，若不妨碍窦腔引流，不必急于处理，此时应加强局部和全身药物治疗，一般在 4 周后可明显消退。对于大型囊泡，可刺破放出囊液，避免对窦腔通气引流和药物导入的影响。针对肉芽组织和瘢痕粘连组织，可采取锐性分离与切除，表面覆以吸收性明胶海绵或止血纱布等。若窦口逐渐出现狭窄甚至闭锁，则应及时予以扩大和开放，有时需要多次反复处理。否则只好进行再次手术。

4. 鼻腔冲洗

鼻腔冲洗对于湿润鼻黏膜、抑制结痂形成、冲刷分泌物、减少有害颗粒沉着具有一定作用，可以使用等渗盐水或高渗盐水。需要注意的是，使用的盐水和冲洗的装置要避免污染，冲洗时不要急于求成而不断加大力度，导致耳部疾患。

六、喉内镜技术

（一）直接喉镜检查

直接喉镜有薄片型、普通型、侧开式及前联合喉镜等类型。按其大小分成人、儿童、婴儿 3 种。直接喉镜检查适用于颈短、舌厚、会厌卷曲及咽反射敏感而间接喉镜检查不成功者，同时可进行咽喉部活检、喉部小手术（如声带小结、息肉、囊肿、良性肿瘤及瘢痕的切除）、喉部冷冻、电灼、激光治疗、声带注射、喉狭窄扩张及取咽喉部异物等。气管插管或支气管检查时可用直接喉镜引导。近年来随着纤维（电子）喉镜的普及应用，直接喉镜检查有减少趋势。

检查前 4 ~ 6h 禁食，术前 30min 使用巴比妥类镇静剂及阿托品。一般采用表面麻醉，婴幼儿可在无麻醉下进行。表面麻醉或小儿无麻醉下操作困难者，可行全身麻醉。检查时受检者仰卧位，垫肩，头后仰。检查者以纱布保护受检者上切牙，左手持镜，沿舌背正中或一侧放入口咽部，至舌根时，轻向上提，将喉镜插入喉咽部，看见会厌后将镜远端稍向后倾，挑起会厌，暴露声门。依次检查舌根、会厌溪、会厌、杓会厌襞、杓状软骨、室带、声带、声门下区、两侧梨状窝、喉咽侧、后壁和环后间隙等处。

有颈椎疾病、严重心肺及全身其他病症、高龄及体质衰弱者不宜进行此项检查。喉阻塞患者检查时需密切注意呼吸。检查操作时动作要轻柔，以免损伤黏膜。不可以上切牙为支点，否则易发生损伤或脱落。检查时间不宜过长，以免引起喉水肿。术中如发生喉痉挛，应立即停止手术，嘱受检者坐起，做深呼吸，多能恢复。声带前联合暴露不佳者，可嘱助手将患者头位稍抬高或将甲状软骨向后轻压。术后禁食 2h，酌情使用抗生素及激素。

（二）硬管喉内镜检查

硬管喉内镜又称望远喉镜或放大喉镜，为利用透镜光学原理制成的硬管装置，由近端目镜、镜管及远端物镜构成。根据镜前端观察角度分前视型（0°）、前斜视型（30°）、侧视型（70°、90°）及后视型（120°）等。镜管外径 8～10mm，长 150～200mm，采用光导纤维传输照明，具有图像放大作用。硬管喉内镜可与摄像系统、喉动态喉镜、电子计算机等连接应用。硬管喉内镜下所见为喉真实图像，视野明亮，图像放大，有较好色彩及分辨率，所获图像清晰、不失真，可清楚观察喉部解剖结构，准确判断喉部病变。

检查前用 1% 丁卡因液行咽部黏膜表面麻醉。检查时受检者面向检查者端坐，上身稍前倾，头稍后仰，张口伸舌。检查者一手用纱布包裹舌前部向外轻轻牵拉，另一手持镜将镜体置入口咽部，镜体可轻轻下压舌体，避免用镜头硬碰咽后壁，嘱受检者发"i"音，使会厌上抬，喉腔暴露。检查者转动镜体，调整其角度及位置，观察舌根、会厌溪、会厌、杓会厌裳、杓状软骨、室带、声带、梨状窝、喉咽侧、后壁和环后间隙等结构。

（三）纤维（电子）喉镜检查

纤维喉镜由导光性强、可弯曲的玻璃纤维制成，镜体柔软，长30cm，外径为3.2～6.0cm，镜远端可上、下弯曲，带有吸引及活检管腔。采用冷光源照明，可配用电视摄像监视系统。电子喉镜外形和纤维喉镜相似，其利用前端的 CCD 成像，图像更清晰，可锁定瞬间图像，储存于电脑，随时调阅打印。该检查适用于因颈短、舌厚、会厌卷曲、张口困难、咽反射敏感、颈椎疾病、全身慢性疾病、年老体弱、精神紧张等不能耐受间接、直接喉镜检查的患者，可进行鼻咽、喉咽、喉部检查、活检及小手术。检查前采用 1% 丁卡因液进行咽部表面麻醉。检查时患者仰卧或坐位，术者一手持镜体，拇指控制角度钮，另一手持镜远端自一侧鼻孔或经口插入，缓慢推进，经鼻腔、鼻咽、口咽达喉咽，然后将镜体越过会厌达喉前庭，即可见声门图像。依次检查鼻咽、会厌、梨状窝、喉咽侧壁、后壁、室带、声带、声门下区、杓状软骨及环后间隙等处。嘱患者发"i"声，可观察声带与杓状软骨活动。

七、嗓音功能评价法

（一）喉动态镜检查

喉动态镜是利用频闪光源照射来观察声带振动特征的检查仪器。近年喉动态镜有很大发展，将其与支撑喉镜、手术显微镜连接，在进行喉显微外科手术时能同步观察声带振动状况，更有利于提高手术效果；将喉动态镜与摄像系统及电子计算机连接，可在检查的同时将声带振动情况摄像、显示并存储、打印。

1. 检查原理

正常发声时声带振动非常迅速，每秒为 100～250 次，而人的视觉只能辨别每秒不超过 16 次的振动，故用肉眼无法观察高速的声带振动，因此，必须借助于某种方法使声带这种快速振动相对减慢。喉动态镜即是利用快速闪烁的光源照射使声带形成一种似乎静止或缓慢活动的光学幻影，当光源闪烁频率与声带振动频率同步时，声带则好像不运动（静相）；当光源闪烁频率与声带振动频率有差别时，则可看到声带似乎缓慢振动（动相），所见到的振动频率是声带实际振动频率与闪光频率之差。

喉动态镜由频闪光源系统、接触麦克风、脚踏开关、喉内镜、摄像系统及显示器等构成。工作时声带振动频率通过接触麦克风、声频放大器传至差频产生器，由差频产生器根据声带振动频率调节频闪光源的频率（脚踏开关也可调节频闪光源的频率），频闪光源通过硬管或软管喉镜照射在声带上，使肉眼观察到的声带振动速度相对变慢或静止。

2. 检查方法

检查前用 1% 丁卡因液进行咽部黏膜表面麻醉。检查时受试者取坐位，将接触麦克风固定于颈前喉体部，头稍后仰，张口伸舌，检查者一手用纱布包裹舌前部向外轻轻牵拉，另一手将喉镜伸入口咽，嘱受试者发"i"音，脚踏开关控制闪光频率，观察不同音调（高音、低音）、音强（强音、弱音）、声区（真声、假声）的声带振动情况（静相或动相）。

3. 观察内容

（1）基频：声带振动固有频率可自喉动态镜仪器上显示出。基频与年龄、性别有关，声带病理情况下基频可下降或升高。

（2）声带振动对称性：观察两侧声带振动是否同步。正常情况下，双侧声带应呈对称性振动，当一侧声带病变时可与对侧声带振动不同步，表现为患侧振动慢或不振动。

（3）声带振动周期性：观察声带振动是否规则。正常声带振动周期规则，声带病变时可出现非周期性振动，显示声带振动不规则或部分振动、部分停止振动。

声带振动幅度：观察声带振动幅度大小，双侧是否相同。正常声带振幅有一标准范围，左右相等。当声带张力下降时，可出现振幅增大，甚至呈帆状起伏，而声带张力上升时振幅可变小。

（4）声带黏膜波：观察黏膜波大小、有无及形态。黏膜波反映了声带表层组织结构功能状态。声带黏膜病变时黏膜波可减弱，声带黏膜与深层组织粘连、声带手术损伤深层、声带闭合不全或张力下降等均可致黏膜波减弱甚至消失。

（5）声门闭合形态：观察发声时声门是完全闭合、部分闭合还是完全不闭合。正常发声时，声门可完全闭合或部分闭合；发弱声或假声时，声门闭合程度降低；声带麻痹、沟状声带、声带小结、息肉、囊肿及肿瘤等可导致声门闭合不全。

4. 临床应用

（1）初步鉴别声带病变性质：一般认为，良性声带病变多限于黏膜层，故声带振动多正常。黏膜波可表现为正常、减弱或增大。声带恶性病变可由黏膜向深层浸润，黏膜波消失，声带振动减弱或消失。声带麻痹时其张力下降，弹性减弱，声带振动不规则，振幅增大，呈帆状起伏或振动消失，黏膜波减弱或消失。

（2）判断声带麻痹类型和程度：完全性麻痹时，患侧声带振动及黏膜波均消失。部分麻痹时，患侧声带仍有振动，但振动不对称、不规则，振幅增大，黏膜波减弱。

（3）区别器质性与功能性发声障碍：器质性声带病变可出现患侧声带振动及黏膜波异常，而功能性病变声带振动及黏膜波均正常。

（4）评估声带病变预后：如黏膜波从有到无，则反映黏膜表层病变逐渐加重或向深层侵犯。如声带振动出现异常，则表明深层开始病变；如振动逐渐减弱或消失，则提示深层病变加重；如黏膜波或振动从无到有，则表示声带病变开始恢复。

（二）电声门图检查

电声门图（EGG）是一种通过监测声带振动时声阻抗变化，而将声门开放关闭运动描记为声门波图形的非侵入性检测技术，通过观察、分析声门图形特征，可间接判断声带的振动特点及变化规律。

1. 检查原理

电声门图检查是将两个金属电极置于颈部甲状软骨两侧表面皮肤上，电极连接声频发生器、放大器及测量仪，测试时在电极之间施加一高频恒压信号（电压或电流），然后测量受声带振动调制的电极间阻抗（或导纳）的变化。这种阻抗的变化反映了声门横向接触面积，双声带接触面积越大，阻抗越小；反之，阻抗越大。声门开放时阻抗增加，描记曲线上升，声门关闭时阻抗减小，描记曲线下降，由此而记录反映声门不断开放关闭振动过程的声门图波形。因声门图输出信号在声带接触时产生，故电声门图主要反映了声门闭合情况。

电声门图观察指标包括：①振幅大小；②波形特征；③速度商（SQ），SQ=开放期/闭合期；④开放期（OQ），OQ=开放相/振动周期。

2. 正常电声门图特征

正常电声门图波形呈现随时间变化的有规律的弧形光滑曲线，每一振动周期声门波可分为：①关闭相，显示声门自开始闭合至完全闭合的时间；②完全闭合相，表示声门完全闭合的时间，又称平台期；③开放相，为声门自开始开放到完全开放的时间。

正常声门图显示关闭与开放周期有一定规律性，开放相一般比闭合相长；关闭相上升边坡度大，开放相下降边坡度小，有一定弧度，表明声门闭合速度大于开放速度；关闭相坡峰平台期较长，表明声带接触面积大，耗气量小，发声效率高。

声门图波形能反映声带解剖结构及生理功能随年龄而变化的特征：①成年人声门波曲线光滑，闭合相上升边较开放相下降边陡峭；②老年人声门图曲线不光滑，振幅降低，上升及下降边均变缓，表明声门闭合及开放速度均下降；③儿童声门闭合速度小于开放速度，闭合相较开放相长。

声门图可反映声区的变化：①在低的吱嘎声时声带松弛，关闭相较快，开放相减慢，波形失去规则，声门波可呈双相，周期不规则，幅度大小不均，完全关闭相延长；②胸声时完全关闭相较长，波形较圆滑；③假声时完全关闭相缩短，没有一个平坦期或平坦期很短，开放相与闭合相接近，波形变尖，表明声门闭合程度降低；④气息音（耳语）时，声带不能完全接触，振动减弱，波峰低矮。

3. 异常电声门图特征

声带器质性病变时声带张力、声门开闭速度、声带接触面积和时间、声门开放大小等变化均可在声门图上反映出来。声带充血、肥厚时组织体积增大，则可表现为闭合相延长，开放相缩短。当声带病变（如声带结节、息肉、水肿、肿瘤等）导致声门闭合障碍时，声门图可出现关闭相延长。声带结节时声门图 SQ 值可降低。声带带蒂息肉表现为声门图开放相切迹；广基息肉主要变化为开放相陡峭；声带下缘息肉出现关闭相切迹。痉挛性发音障碍可出现声门图波形改变及周期不规则。

（三）嗓音的声学测试

嗓音的声学测试技术采用物理声学检测手段收集、处理嗓音信号，获取有关声学特征，并进行声学分析，为嗓音质量提供定量依据，以客观评价嗓音功能。

1. 测试仪器

（1）语图仪：由录音装置、外差式频率分析装置及显示装置 3 部分构成，显示的语图为时间、频率、强度的三维图形，横轴代表时间，纵轴代表频率，声强以灰度表示。

（2）声谱仪：仪器组成基本同语图仪，显示的声谱图为在某一时间断面上的频率、强度二维图形。声谱仪可自动进行快速的数模（A/D）转换和快速变换，使图形数据化并显示。

（3）电子计算机声学测试系统：硬件部分包括电子计算机、声卡、音箱、话筒、前置放大器及打印系统，计算机内设有声学分析软件程序，工作时嗓音信号输入话筒，经前置放大器信号放大，A/D 转换显示声波图形，信号采样进行软件分析，获取声学数据、语图，进行嗓音质量评估。

2. 测试方法

最常采用的方法是检测口腔输出的嗓音信号，测试在隔音条件下（环境噪声45dB以下）进行，受试者口距麦克风 5 ~ 10cm，发元音（a 或 i），持续 3 ~ 5s，声音信号经话筒输入声学测试仪器，再经 A/D 转换，实时显示声波图形。选取中间平稳段声样进行声学分析，获取有关声学数据，并对嗓音质量作客观评价。

口腔声音信号易受喉部以上共鸣及吐字结构的影响，故可应用颈前接触麦克风拾取发声时声带振动信号，获得直接声门声学信号，减少声门上结构对声音信号的影响。测试时，受试者将接触麦克风戴于颈部，同上发持续元音，声带振动信号经颈前软组织传至接触麦克风，然后输入测试仪器内处理分析。

3. 观察指标

（1）声学参数：①基频（F0），为声带振动的最低固有频率，表示声带每秒振动的次数，以 Hz 为单位；②基频标准偏差（SDF0），为一个基频偏差量的测定值；③基频微扰，用来描述相邻周期之间声波的微小变化，又称音调扰动；④振幅微扰（shimmer），用来描述相邻周期之间声波幅度的微小变化；⑤谐噪比（H/N），反映嗓音信号中谐音与噪音成分的比例；⑥声门噪声能量（NNE），因声门非完全闭合、气流泄漏所产生的噪声能量。

（2）语图：①基频（F0），为声带振动的最低固有频率，即第一谐波频率，声图中可借谐波波纹宽度进行估算；②谐波，为正常声音信号中有一定规律、波形及频率的声波曲线，包括基频及与基频成整倍数频率的正弦波；③元音共振峰，特殊元音频谱中由共振而形成的一些声能较集中、幅值较大的谐波成分，一般有 3 个共振峰；④噪声成分，由很多紊乱、断续、不协调的基音和它们的谐音形成的声音信号，在声图上显示为点状图形特征。

4. 临床应用

嗓音声学参数检测技术可客观、定量反映嗓音质量，评价喉部功能状态。

（1）区别正常与病态嗓音：正常嗓音各声学参数值在正常范围内，语图谐波呈正弦、均匀、规律的波纹状，图形整齐、清晰，共振峰处声能较强，峰带明显而清楚。嘶哑嗓音可表现为各项声学参数值不同程度升高或下降，语图显示谐波不规则、断裂甚至缺失，共振峰不同程度破坏或消失，噪声成分增加等。音调异常嗓音则可出现基频异常（或高或低）。

（2）判断嗓音损害程度：嗓音声学特征可客观反映嗓音嘶哑的程度。轻度嘶哑各声学参数值略高于正常 0.5 ~ 1.0 倍，语图中、高频区谐波及 2、3 共振峰不规则或断裂，波纹间混有噪声成分。中度嘶哑声学参数值高于正常 1 ~ 2 倍，语图表现中、高频区谐波及共振峰损害程度加重，低频区谐波及 1 共振峰亦出现不规则、断裂及噪声成分。重度嘶哑声学参数值增高 2 ~ 4 倍，语图中、高频区谐波及共振峰基本消失，代之以噪声成分，低频区仅残存少量不规则、断裂的谐波。

（3）初步推测喉病性质：良性声带病变各声学参数值略高于正常 0.5 ~ 1.5 倍，语图表现轻、中度损害。声带麻痹或恶性喉疾病则各声学参数值可高于正常 2.0 ~ 4.5 倍，语图多为重度损害。

（4）发现早期嗓音疾病：嗓音声学检测可发现早期嗓音疾病的声学参数 shimmer，基频标准偏差（SDF0）及 NNE 略高于正常，语图表现中、高频区谐波稍不规则，偶有断裂，并有少量增生的噪声成分。

（5）鉴别功能性及器质性喉病：器质性喉病嗓音声学特征为声学参数值升高或下降，语图表现为谐波不规则、断裂甚至消失，共振峰声能减弱或消失，噪声成分增多等。功能性发声障碍嗓音也可出现病理性嗓音的声学特征，但多数功能性发声障碍者在一次元音信号中可搜寻到正常声学特征，此时声学参数及声谱图特征均显示正常。

（6）评价疗效及预后：嗓音声学检测可客观评价治疗效果，如治疗后声学参数及语图改善，表明治疗有效，病情好转。如治疗后各参数值及语图完全恢复正常，表明痊愈。治疗后声学特征无明显改善，表明治疗效果不佳。治疗后声学参数及语图损害更明显，则表明病情加重。

（四）喉空气动力学测试

发声时呼吸活动提供声音产生及维持的气流动力，因此，测试机体发声时气流动力学改变，并进行有关参数分析，可为喉功能评价提供定量的客观依据。

1.原理及方法

（1）气流率及口腔内压力测试：气流率指发声时单位时间内通过声门的气流量，通常用 mL/s 表示。简单的气流率测试方法是应用呼吸速度描记器或恒温热线气流计进行，测试时受试者持续发元音（a 或 i），气流信号经圆筒形接管输入上述测试仪器记录并显示。气流率也可经下列公式计算获得：平均气流率＝肺活量 / 最大声时。

气流率测试时受试者将面罩紧贴面部，罩住口鼻，发持续性元音，气流信号经通气面罩、呼吸气流速度描记仪传至气压传感器，再经放大、滤波处理输入计算机，经数模（A/D）转换，显示为随时间而变化的气流声门图（FGG），其观察参数包括峰值气流率、变动气流率、稳定气流率、最小气流率等。变动气流率与稳定气流率的比值可更好地反映声带功能状态，称为声门效率。口腔内压力测试是将一硅胶管置于面罩内，受试者发间断音节（pi 或 pa），气压信号经气压传感器放大后输入计算机，经数模转换描记为口腔气体压力图，并计算出压力数值。

（2）声门下压力测试：声门下压力是声音产生及维持的一个重要因素，用单位 kPa（cmH$_2$O）表示。

声门下压力测试技术较为复杂，目前主要有 3 种测试途径。①经颈前皮肤测试：此方法为侵入性技术，对组织有一定损伤。②经声门测试：该方法缺点是操作较困难，将硅胶管置于声门下时易发生移位，引起咳嗽反射，而且测试时影响发声活动。③经食管测试：是通过测量食管内压间接推测声门下压的方法，该方法较前两种方法操作简单，痛苦小，患者易于接受。测量声门下压力较困难，故而现多采用测量口腔压力的方法间接推测声门下压力。

（3）声门阻力测试：声门阻力不能直接测量，可通过声门下压及平均气流率计算得到数值：声门阻力＝声门下压 / 平均气流率，常用单位为 kPa（cmH$_2$O）/LPS。因声门下压力测试较困难，可用口腔内压力代替声门下压进行计算：声门阻力＝口腔压力 / 气流率。

2.临床应用

（1）气流率及气流声门图：正常男性平均气流率为 90 ～ 175mL/s，女性为 80 ～ 160mL/s。气流率与声音强度有关，声强增大时，平均气流率亦增加。峰值气流域、变动气流量随声音强度增大而升高，而闭合相最小气流量则下降，表明发声强度增加时耗气量亦增加。气流率与声区也有关，假声时气流率较胸声明显，可能是因为假声时声门关闭程度降低、耗气量增加所致。

气流率与声门闭合程度明显相关，发声时如声门闭合程度降低，则气流率明显增高，气流声门图闭合相由扁平变圆。声带麻痹造成声门关闭不全时，稳定气流率升高，变动气流率与稳定气流率比值下降。气流率与声带质量、张力也有关，声带炎症或良性增生病变时，声带体积增加，振动下降，此时变动气流率降低，变动气流率与稳定气流率比值也降低；声带张力增加时（如痉挛性发音障碍），气流率则明显下降。气流率可反映喉部疾病严重程度，急性喉炎变动气流率与稳定气流率较慢性喉炎降低；T_2、T_3 期喉癌变动气流率与稳定气流率比值较 T_1 峰期下降。气流率在临床疗效评价中也具一定价值，声带良性疾病显微手术后平均气流率明显降低，声门效率提高。

（2）声门下压及口腔内压：正常发声时，当深吸气后紧闭声门用力呼气，声门下压力可达 9.8kPa（100cmH$_2$O）。但一般发声时，声门下压仅需 0.49 ~ 0.98kPa（5 ~ 10cmH$_2$O）；发强音时声门下压力也不超过 2.94kPa（30cmH$_2$O）。声门下压力与声门强度有关，声门下压力大，声带振动幅度大，则声强大；反之声强则小。声门下压力与声音频率也有一定关系，声门下压随发音频率的上升而增加。发声时空气压力变化与声区也有关，假声时口腔内压力较胸声高，可能与维持声带张力及振动有关。

八、硬管支气管镜检查法

（一）适应证

（1）气管、支气管异物。

（2）原因不明的支气管阻塞、咳嗽、咯血、反复发生的肺炎。

（3）可疑的气管、支气管结核。

（4）需明确病变范围和活组织检查的气管、支气管及肺部肿物。

（5）气管、支气管内用药和治疗。

（6）气管、支气管狭窄扩张。

（7）下呼吸道分泌物滞留，须清除或须行分泌物涂片和培养者。

（8）气管切开术后长期不能堵管，需明确病因者。

（9）疑有气管食管瘘者。

（二）操作方法及程序

1. 器械准备

根据患者年龄选择不同大小的支气管镜。

2. 麻醉

（1）局部麻醉：适用于成人和大龄儿童。多选用 1% 丁卡因进行咽喉部喷雾麻醉，连续 3 次，每次间隔 3min。最后可在间接喉镜下以弯针头挑起会厌，将麻醉药直接灌入喉和气管内。丁卡因总量成人不宜超过 60mg。

（2）全身麻醉：适用于儿童和病情复杂的成人。全身麻醉后患者全身松弛，痛苦小，有利于保持呼吸道通畅和手术顺利进行，符合安全麻醉的原则。

3. 体位

受检者仰卧，头部伸出台面前缘，并抬高后仰，使头部高出台面 15cm 左右，助手协助固定，保持口、咽、喉、气管成一直线，当气管镜进入气管后，将头降低到手术台平面，进入右支气管时头向左平移，进入左支气管时头向右平移。

4. 手术方法

（1）直接插入法：适用于成人。沿舌背中部导入支气管镜，经腭垂和舌根暴露并挑起会厌，沿其喉面深入，显露声门后，于吸气相声门呈三角形扩大时，将镜体右转 90°，前端斜面向左，通过声门，进入气管。

进入气管后，助手降低患者头部，继续深入达气管末端，可见气管隆崎呈纵形崎状，一般先进入健侧支气管检查，然后再查患侧，但取异物时相反。如病变不明，则先右后左，顺序检查。检查右支气管时，先将受检者头部左移，使其支气管纵轴与镜管一致。进入右支气管后，在其外上方，隆突稍下 2cm 处，可见垂直崎，崎的外上方即右肺上叶支气管开口，但暴露不佳。继续深入至隆突下 3 ~ 5cm 处，可见前壁相当于 11 点钟至 1 点钟处有一水平崎，崎的前上和后下分别为右肺中叶和下叶支气管开口。右侧支气管检查完毕，将镜管退至隆突处，并使受检者头部右移，检查左侧。左支气管较细，与气管所成角度也大，在隆突下方 5cm 处，有一斜崎，其前上方为左肺上叶支气管开口，后方为左肺下叶支气管开口。检查中应缓慢、稳定地导入镜管，同时观察气管、支气管管腔和管壁黏膜，气管各软骨环呈白色，后壁较扁平，呈红色，支气管内软骨环不如气管明显，黏膜呈淡红色，可感受到心脏及大血管的搏动。检查中应注意管腔内有无异物，黏膜有无充血、溃疡、瘢痕、水肿、肉芽或新生物。如有分泌物应吸净，并可做脱落细胞检查和细菌培养。操作中，左手持镜固定，右手操作。

（2）间接插入法：适用于儿童。先以直接喉镜暴露声门，再由喉镜内导入支气管镜，当通过声门到达第 3 ~ 4 气管环时，撤出直接喉镜，其余操作与上相同。

（三）注意事项

1. 术前

应对手术器械、光源、吸引器、氧气和抢救物品做好充分准备，以备急用。

2. 术中

应严格按照体位要求，调整受检者头部，并始终在看清楚镜前管腔后，再推镜深入为原则，以免造成管壁损伤。

3. 术后

勿以上切牙为支点橇压，避免上切牙受损和脱落。

九、硬管食管镜检查法

（一）适应证

（1）诊断并取出食管异物。

（2）诊断并治疗食管狭窄。

（3）辅助查明原因不明的吞咽困难、咯血等症状的病因。

（4）用于食管肿物的检查和活检。

（5）食管静脉曲张填塞止血或硬化剂注射。

（6）食管管腔内良性肿瘤的切除。

（二）操作方法及程序

1. 器械准备

包括选用合适的食管镜、食管钳、光源、吸引器等。

2. 麻醉

（1）局部麻醉：多用于成人和能合作的大龄儿童。以 1% 丁卡因喷布口咽和喉咽，并将喷于喉咽的丁卡因咽下，以麻醉食管。

（2）全身麻醉：主要用于儿童和年老体弱者，复杂的食管异物也宜做全身麻醉。

3. 手术方法

体位：与气管镜检查法相同，但当食管镜进入中段食管后，应将头位逐渐放低，使食管镜与食管纵轴走向一致，进入食管下段时，患者头位常低于手术台台面 2 ~ 5cm。

术者左手持食管镜远端镜管，环指固定于受检者上切牙上，保护上唇。中指分开下唇，示指和拇指捏住镜管，右手执笔状持食管镜镜柄，在左手引导下将镜管从右侧口角置入口内，并沿舌背右侧下行，以腭垂和咽后壁等为参照，看到会厌游离缘后，自其喉面下行，进入右侧梨状窝，然后将食管镜远端移向中线，向上提起，嘱受检者吞咽，即可见到呈放射状裂孔的食管入口，由此导入食管镜，此为经右侧梨状窝法，适合于老年男性受检者。也可用经中线法，自口腔正中置入食管镜，沿舌背正中，依次经正中线通过腭垂和会厌，经杓状软骨后方中线进入环后隙，向上抬起环状软骨板，进入食管入口，此法适用于年轻人或成年女性，初学者较易掌握。

一般自上切牙下行 16cm 处是食管入口（第 1 个狭窄），环咽肌在后壁隆起呈门槛状，通过时易引起副损伤，继续下行到距上切牙 23cm 处（第 2 个狭窄），即主动脉弓与食管的交叉处，有时可见搏动，距上切牙 27cm 处是左主支气管横过食管处（第 3 个狭窄），36cm 处为隔食管裂孔处（第 4 个狭窄）。

（三）注意事项

食管镜下行过程中应始终与食管管腔保持一致，避免盲目暴力通过。检查中应注意观察食管的管壁有无黏膜充血、肿胀、溃疡、狭窄、新生物等，退出镜管时再复查 1 遍。

进入食管后，由于压迫气管后壁，可引起呼吸困难，此种情况多发生于儿童或镜管过粗时，故应观察受检者的呼吸情况，必要时立即退出镜管，保持呼吸通畅。全身麻醉应用气管插管可以防止呼吸不畅。

第二章 耳鼻喉科的手术治疗及非手术治疗

第一节 耳鼻喉科的手术治疗

一、耳鼻喉科术前一般护理常规

1. 心理护理

向患者介绍手术名称及简单过程、麻醉方式、术前准备的目的及内容、术前用药的作用，并讲解术后可能出现的不适及需要的医疗处置，使患者有充分的心理准备，解除顾虑，促进患者术后的康复。

2. 术前常规检查项目

血常规、尿常规、粪便常规、心电图、胸部 X 线检查。

3. 呼吸道准备

保暖，预防感冒，必要时应用抗生素预防感染。

4. 胃肠道准备

全身麻醉手术前需禁食、禁水 6 ~ 8h，防止全身麻醉所导致的吸入性肺炎、窒息等。

5. 其他护理措施

保持口腔清洁，术前 1d 给予漱口液漱口。沐浴，剪指甲，保持全身清洁，男性患者剃胡须。必要时，遵医嘱于术前晚给予口服镇静药，以保证充足的睡眠，确保手术顺利进行。注意患者有无发热、感冒，女患者月经来潮等情况，必要时通知医生。

6. 术日晨护理

监测生命体征，若有异常，应及时通知医师给予处理。嘱患者取下活动性义齿、眼镜、角膜接触镜，将首饰及贵重物品交其家属保管，入手术室前应排空大小便。手术前应遵医嘱给予注射术前针，并将病历、术中用药等带入手术室。准备全身麻醉床、输液架、血压计、听诊器、氧气、护理记录单、冰袋、污物袋等。

二、耳鼻喉科术后一般护理常规

全身麻醉术后护理常规：全身麻醉患者清醒后，去枕平卧 2 ~ 4h，保持呼吸道通畅，头偏向一侧，以免呕吐物误吸入呼吸道发生窒息。密切观察患者病情变化，如生命体征、出血、渗血及其他并发症等情况，若有异常，应及时通知医生进行处理。术后患者应保持口腔清洁，护士应及时督促患者漱口或为患者行口腔护理。嘱患者避免剧烈活动、情绪激动。遵医嘱给予抗感染、抗水肿、止血、输液治疗。

并发症的观察：常见并发症包括感染、出血、呼吸困难等。①感染：监测患者生命体征，若体温升至38.5℃，或患者主诉伤口突然异常疼痛，且切口周围皮肤红肿，应及时通知医师给予处理。②出血：观察伤口敷料是否干净，口腔及鼻腔内分泌物的性状、量及颜色，若发现渗血不止，应及时通知医生给予处理。③呼吸困难：观察患者呼吸的频率、节律、深浅度，呼吸道内分泌物的颜色、量和性状。若发现异常，应及时清除呼吸道内分泌物，同时通知医生给予处理。

三、先天性耳聋

先天性耳聋为内耳及听中枢器质性改变引起的听力减退。

（一）病因与发病机制

1. 遗传性耳聋

继发于基因、染色体异常所致听觉器官发育缺陷，出生时已存在听力障碍，多数伴有其他部位或系统畸形的遗传异常综合征。

2. 非遗传性先天性耳聋

妊娠期母体因素或分娩因素引起的听力障碍，如母体病毒感染、传染病、耳毒性药物、产伤或胆红素脑病等多导致先天双侧重度以上耳聋。

（二）手术治疗

1. 适应证

（1）双耳全聋或听阈在95db以上的感音性耳聋。

（2）年龄＞1岁，学语前聋2.5～12岁，学语后聋成年患者。

（3）助听器及其他助听装置无法改善听力。

（4）耳蜗微音电位消失，内耳无先天性畸形。

（5）具有改善听力的强烈愿望及对人工耳蜗有正确的认识和适当的期望值。

（6）全身健康状况良好。

2. 禁忌证

（1）耳蜗后病变引起的神经性耳聋，如听神经病术后。

（2）电刺激试验阴性的耳聋。

（3）有精神病史。

（4）中耳有感染性病变。

（5）内耳结构畸形、硬化、骨化。

3.治疗方法

全身麻醉下，做耳后弧形切口，切开皮肤、皮下，显露乳突骨质。按照移植物的大小在乳突后部骨质上用电钻磨出一个相应大小的骨床。骨床周围用小的切割钻头磨出若干个小孔，以备穿线固定移植物。行乳突开放术，开放鼓窦。开放后鼓室，显露砧镫关节及鼓岬，用直径为1.2mm的金刚钻头在鼓岬上开窗，插入试验电极。然后把待移植的人工耳蜗放入准备好的骨床内，将刺激电极从鼓岬开窗处插入耳蜗。

（三）护理评估

1.听力学评估

耳聋的程度，详细的病史，耳聋的原因。

2.医学评估

①耳科常规检查：对中耳情况进行评估，鼓膜完整，咽鼓管功能正常，无急、慢性感染或分泌性中耳炎。若存在上述疾病，需先治疗这些疾病。②影像学检查：CT扫描可较满意地显示耳蜗骨化情况，并可排除先天性耳蜗发育缺陷。MRI可帮助了解耳蜗淋巴间隙纤维化阻塞的程度，有助于选择相应的电子耳蜗装置及其电极的类型。CT和MRI对了解听神经的完整性可提供有用的信息。③听力学检查：纯音测听、ABR、耳声发射及言语测听等。④佩戴助听器评估：判断对听力的帮助程度。⑤会谈：对患者病因、病情进行了解。对患者及其家属的心理进行了解。向患者及其家属介绍人工耳蜗知识，帮助他们正确认识人工耳蜗，并结合具体情况树立正确期望值。

（四）护理要点及措施

1.术前准备要点

做好家属的心理护理，使其对术后期望值不可太高，后期语言训练时间较长，且个体差异大，家属要有耐心，要坚持。备皮范围：剃光头，刮半侧头。全身麻醉术前准备：患者洗澡、剪指（趾）甲、剃须，做好个人卫生。手术前1d，遵医嘱给予镇静催眠药，保证患者休息。保暖，预防感冒，禁烟、禁酒2周以上。禁食、禁水6～8h，以防止全身麻醉后误吸，导致吸入性肺炎。术日晨遵医嘱给予术前针。将病历、术中用药带入手术室。

2.术后护理要点

全身麻醉术后常规护理。去枕平卧6h，术后24h内每1h测血压、脉搏、呼吸1次，每4h测体温1次。如有呕吐，使其头偏向一侧，吐出口中之物。观察伤口情况，注意有无血肿。卧床休息3d，避免剧烈运动，防止电极脱落。观察有无面瘫、头晕、耳鸣、面部肌肉无力或抽搐等并发症。

3. 术前护理措施

按耳鼻咽喉科疾病术前护理常规。术前指导：向其家属交代麻醉方式，指出术前禁食、禁水的重要性，避免有的家长因怕患儿饥饿，偷给患儿进食，从而造成麻醉插管时发生误吸。对年龄大一些的耳聋患儿及成年患者，应采用他们的交流方式（唇语或书写）进行术前宣传教育。物品准备：术前患者需进行各项检查，包括 X 线摄片、CT、磁共振等，以便更好地了解内耳有无畸形等情况。患者准备：术前备皮。

4. 术后护理措施

按耳鼻咽喉科一般护理常规护理。注意观察患者的意识情况，在患儿下床活动时，尤其应注意保护患儿的安全，并防止留置针脱落、抓挠伤口、坠床等。术后由于伤口疼痛、局部包扎等可带来不适，此时应避免哭闹、头部左右剧烈摆动等情况，必须专人护理，应让其家属学会如何配合护理。家属应看护好患儿，保证其安全，避免头部置入电极脱落或移位。必要时遵医嘱给予镇静药。

预防伤口感染：每日观察伤口敷料情况，检查有无渗血、渗液，包扎是否松动、脱落，应避免伤口敷料脱落，细菌侵入伤口，发生敷料脱落时应及时报告医生，给予伤口换药。保持床单位清洁，被服随时更换，限制家属探视。术后当日起遵医嘱给予抗感染治疗 3 ~ 5d。留置小儿静脉套管针，可以减少患儿因反复穿刺而造成的痛苦。

预防呼吸道感染：由于全身麻醉气管内插管，部分患儿术后有咽痛、咳嗽、痰多等现象。应鼓励患儿多喝白开水，病房定时开窗通风，保持空气清新。患儿哭闹时，不要强迫进食，以防止误吸。

观察有无面瘫的发生：术后仔细观察患儿是否有面部抽搐，眼睑闭合是否有隙，能否双眼同时闭合，进食时味觉是否减退或消失，有无嘴角歪斜。

观察术后有无脑脊液漏：术后应适当限制患儿活动，防止电极脱位及磁铁移位，应指导患儿家属限制患儿做跑、跳等剧烈活动，术后预防上呼吸道感染，避免打喷嚏，以免增高颅内压力，防止耳漏发生。

四、听神经瘤

（一）病因与发病机制

听神经瘤原发于第Ⅷ对脑神经鞘膜上的肿瘤，为神经膜瘤，又称血旺细胞瘤。表现为一侧进行性感音神经性耳聋，少数表现为突发性耳聋。伴有面神经麻痹、耳鸣和前庭功能减退。其他有面部麻木、味觉障碍、角膜反射减退等。

（二）手术治疗

1. 适应证

内听道及桥小脑角处的听神经鞘膜瘤。

2.治疗方法

（1）颅中窝入路：耳前上纵切口，颞骨鳞部做 3cm×4cm 骨窗，分离脑膜，显露颅中窝底，定位后，磨开内听道骨壁，分别行听神经瘤切除、前庭神经切断、面神经梳理、血管减压术等。

（2）迷路进路：耳后切口，乳突根治，磨除迷路，显露内听道，行听神经瘤切除。

（3）乙状窦后入路及枕下入路：S 形切口，开骨窗，剪开脑膜，分离或部分切除小脑，显露桥小脑角及周围组织，进行听神经瘤切除，神经、血管减压术。

（三）护理诊断

部分生活自理能力缺陷：与卧床有关。

便秘：与术后卧床活动量减少有关。

睡眠形态紊乱：与患者昼间睡眠过多有关。

活动无耐力：与术后卧床有关。

潜在并发症：感染。

知识缺乏：患者不了解手术过程，担心预后。

（四）护理要点及措施

1.术前准备要点

听力学、前庭功能、X 线、CT、MRI 检查。

2.术后护理要点

观察生命体征，防止脑出血及脑水肿。预防并发症。

3.术前护理措施

按耳鼻咽喉科术前护理常规。

全面评估患者，包括健康史及相关因素、身体状况、生命体征，以及意识、精神状态、行动能力等。对患者给予同情、理解、关怀、帮助，告知患者不良的心理状态会降低机体的抵抗力，不利于疾病的恢复，解除患者的紧张情绪，以更好地配合治疗和护理。指导患者多进食富有营养、易消化、口味清淡的食物，以加强营养，增进机体抵抗力。术前指导包括介绍耳科中耳疾病的相关知识，使患者对疾病有正确的认识。说明手术治疗的必要性。介绍手术医师的临床经验及技术水平。介绍手术的大致过程及配合方法。由于术后需要长期卧床，应协助患者进行床上排便训练。

术前准备：物品准备：准备术中用物，如病历、胸部 X 线检查结果及 CT、MRI 等各种检查结果等。患者准备：全面评估患者的一般情况，包括体温、脉搏、呼吸、血压、意识、行动能力、健康史、精神状态及身心状况等。遵医嘱给予术区备皮、应用抗生素等。肠道准备：术前 1d 晚 20：00 行开塞露清洁灌肠，24：00 后禁食、禁水。睡前遵医嘱给予地西泮口服，以保证患者良好的睡眠。手术当日晨禁食、禁水，遵医嘱注射术前针。

4. 术后护理措施

按耳鼻咽喉科涉颅手术及全身麻醉手术后护理常规进行护理。

病情观察：监测生命体征变化，重点观察患者意识及伤口引流、渗血情况，如发现患者不能恢复意识，或意识恢复后再出现突然或逐渐昏迷、呼吸困难、高热、血压升高、肢体强直等均应疑为颅内出血，应立即报告医生处理。

引流管的护理：术后患者留置尿管及输液管，活动、翻身时要避免管道打折、受压、扭曲、脱出等，引流期间保持引流通畅。

基础护理：患者手术清醒后，将床头抬高 15cm，以利于呼吸，降低颅压，减少出血，利于分泌物引流。患者卧床期间，保持床单位整洁和卧位舒适，定时翻身、按摩骨突处，防止发生压疮。满足患者生活上的合理需求。做好晨间、晚间护理。加强口腔护理，保持口腔清洁，遵医嘱给予雾化吸入，协助叩背排痰，适当进行床上活动，防止肺部感染的发生。

输液护理：及时观察输液处皮肤及血管情况，如有红肿、疼痛及外渗等情况，应及时拔除针头，更换输液部位。应用脱水、降颅压药物时，要观察尿量，并做好记录，动态监测患者电解质情况，遵医嘱及时补充钾、钠、钙、氯等电解质，及时纠正或防止发生电解质紊乱。

饮食护理：做好饮食指导，鼓励进食清淡、易消化、高蛋白质饮食，食物不宜过硬，以免牵拉伤口，引起不适和疼痛，影响伤口愈合。对面瘫、进食呛咳的患者，应指导进食方法，若仍不能改善情况，不能正常进食，应报告医生，给予留置胃管或加强静脉营养的补充。

心理护理：进行术后康复指导，了解患者有哪些不适症状，并给予对症处理，协助患者减轻不适感，鼓励患者增强战胜疾病的信心。同时做好其家属的心理辅导工作，给予鼓励和支持。

专科护理：术后 3d 应卧床休息，告知患者术后如果出现头晕、恶心、呕吐等不适症状时应及时报告护士，对面瘫造成眼睑闭合不全的患者，可局部涂以金霉素眼膏，再用湿纱布覆盖，指导患者减少头部独立运动，应卧床休息，勿用力排便，可以下床活动时勿进行低头、弯腰捡东西等动作而使颅压增高，避免加重头晕，必要时遵医嘱给予对症药物治疗，下床活动时要缓慢，如厕要有人搀扶，防止摔伤。

用药护理：讲解药效及用药目的，指导患者正确用药。

五、先天性小耳畸形

（一）病因与发病机制

先天性小耳畸形又称先天性小耳畸形综合征，是由于耳郭先天发育不良所造成的一种小耳畸形，常伴有外耳道闭锁、中耳畸形和颌面部畸形，其发生率因地域、种族各异。根据畸形程度将小耳畸形分为 3 度：Ⅰ度，耳郭各部分尚可辨认，只是耳郭较小；Ⅱ度，耳郭多数结构无法辨认，残耳不规则，呈花生状、舟状等，外耳道闭锁；Ⅲ度，残耳仅为小的皮赘或呈小丘状。也可为耳郭完全没有发育，局部没有任何痕迹的称为无耳症。

（二）手术治疗

1.适应证

全耳再造最佳手术时间是在 7 岁左右的学龄期。这是由于儿童对身体的意识通常在 4 ~ 5 岁时形成，为避免遭到同伴的嘲笑而引起心理发育障碍，应在孩子入学之前进行耳再造手术。从生理角度来讲，3 岁幼儿的耳郭已达成年人的 85%，10 岁以后，耳郭宽度几乎不再生长，5 ~ 10 岁儿童耳郭的长度仅比成年人小数毫米，在此期间进行耳郭再造，要尽可能保证成年后再造耳形态大小的一致。

2.禁忌证

（1）有精神病病史。

（2）中耳有感染性病变。

（3）内耳结构畸形、硬化、骨化。

（4）年龄太小或太大。

3.治疗方法

第一期为扩张器置入手术，即通过手术将 100mL 扩张器置入耳后乳突区。可在局部麻醉下，也可在全身麻醉下进行，术后 1 周开始注水，每周 2 次或 3 次，1 ~ 2 个月完成注水。注水完成后，最好能持续扩张 3 ~ 6 个月，这样第二期手术时，皮瓣较薄，回缩较小，再造术后效果较好。也可在注水完成后即行第二期手术。

第二期为耳郭再造，即在术中取肋软骨进行雕刻而成支架，再利用耳部扩张的皮肤作为耳郭皮肤以完成耳郭再造。此期手术需住院，在全身麻醉下进行，此期术后休息半年，待再造耳郭基本稳定、瘢痕软化后，再行第三期手术。

第三期是在已完成耳郭再造的基础上，进行耳垂转位、耳甲腔及耳屏再造，使再造的耳郭更加完美、逼真。在已完成耳郭再造的基础上进行外耳道成形，鼓室探查，鼓室成形术，提高听力。先天性小耳畸形的患者在接受第三期的治疗后，耳朵从外形到功能基本恢复。此手术持续时间长，需要较长的周期，需要长时间的精心治疗。

（三）护理评估

（1）病史：评估病史资料。

（2）病因：了解患者的实际年龄，如为婴幼儿，则计算月龄。了解患儿的生活习惯、性格状况（此病患者常有性格孤僻、内向）、健康状况、药物过敏史、手术史、家族遗传史等。

（3）主要临床表现：患者耳郭畸形分型，有无听力减退、眩晕、耳鸣等。

（4）查体：影像学检查、内耳功能检查、全身状况检查，包括患者的心、肺、肝、肾功能检查和术前常规化验检查。

（四）护理要点及措施

1. 术前准备要点

术前指导、术侧皮肤清洁、术前抗感染治疗。

2. 术后护理要点

全身麻醉术后护理常规、术侧敷料观察、术后并发症预防。

3. 术前护理措施

按耳鼻咽喉科术前护理常规。

全面评估患者：包括健康史及相关因素、身体状况、生命体征，以及意识、精神状态、行动能力等。

心理护理：给予患者同情、理解、关怀、帮助，告知患者不良的心理状态会降低机体的抵抗力，不利于疾病的恢复，解除患者的紧张情绪，以便更好地配合治疗和护理。

饮食护理：指导患者多进食富有营养、易消化、口味清淡的食物，以加强营养，增进机体抵抗力。

术前指导：说明手术治疗的必要性。介绍手术医师的临床经验及技术水平。介绍手术的大致过程及配合方法。

术前准备：①物品准备，准备术中用物，如病历、胸部 X 线检查结果及 CT、MRI 等各种检查结果；②患者准备，全面评估患者的一般情况，包括体温、脉搏、呼吸、血压、意识、行动能力、健康史、精神状态及身心状况等，遵医嘱给予术区备皮、应用抗生素等；③肠道准备，术前 1d 晚 20：00 行开塞露清洁灌肠，24：00 后禁食、禁水。睡前遵医嘱给予地西泮口服，以保证患者良好的睡眠。手术当日晨禁食、禁水，遵医嘱注射术前针。

4. 术后护理措施

按耳鼻咽喉科术后护理常规和全身麻醉术后护理常规进行护理。

严密观察并记录生命体征的变化，包括体温、脉搏、呼吸、血压，每4h测量并记录1次。

专科护理：术后叮嘱患者及其家属绝不能侧卧位，尤其是患者熟睡后，一定要加强巡视，避免患耳受压。将引流管接至负压引流瓶，一般持续 7d，每日更换 1 次；更换时，先关闭输液器，以防止液体反流，注意无菌操作。观察引流液的颜色、性状及量，及时记录，量多时随时更换并及时通知医生。注意观察负压引流是否处于持续负压引流状态，引流如果未达到负压状态，应及时更换。防止引流管脱落：负压引流术后，患者在床上活动受限，不可突然大幅度活动，如需下床活动，注意固定好引流管，防止引流管脱出。Ⅰ期一般 3d 后拔管，Ⅱ期一般 5d 后拔管（换药时消毒，注意无菌操作）。皮瓣血供的观察：一般术后 3d 打开术区敷料，观察颞浅筋膜的血供、颜色。Ⅰ期术后可用止血药，Ⅱ期术后为了正常血供，不可用止血药，给予术侧颈部冰敷，防止出血。观察头皮剥离区伤口有无渗血及血肿情况，如有异常，及时报告医生。胸部护理：因Ⅱ期手术胸部取肋软骨，故需进行胸部护理。

防止伤口出血：胸带加压包扎，咳嗽、排便时，用手护住胸部伤口处，以减少振动带给伤口的压力，注意胸部张力。观察伤口处敷料有无渗血。防止肺部感染：鼓励患儿咳嗽、咳痰，定时雾化吸入，尽早下地活动。观察呼吸，注意有无气胸或原有气胸加重。

心理护理：住院期间给予患儿更多的关心及照顾，通过主动交流沟通使其有社会归属感。不要对其患耳有过多的评论，鼓励同病室的患者与其主动交流，以消除其自卑感。

第二节　放射治疗

一、头颈部肿瘤放疗概况

头颈部恶性肿瘤中，上皮癌所占比例很高，其中绝大多数为分化不同的鳞状细胞癌（简称鳞癌），非上皮性恶性肿瘤占 10% 左右，主要来源于涎腺组织，还有少部分淋巴瘤和肉瘤等。

因为头颈部血供丰富，且多数为鳞状细胞癌，所以头颈部肿瘤的放疗疗效较好，放疗与手术的综合治疗应用非常广泛。

（一）口腔癌

包括上下牙龈、硬腭、口底，颊黏膜、舌前 2/3 区和臼后三角区共 7 部分，以鳞癌为主。早期病变放疗局部控制率可达 75% ~ 80%，与手术治疗效果相似，而且治愈率较高，且不影响美容和功能，应作为首选。T_3、T_4 病变需手术和放疗的综合治疗，无论采用术前或术后放疗，均能提高局部控制率。

（二）鼻腔和上颌窦癌

早期与手术治疗效果相似，中晚期宜采用综合治疗，其中术前放疗与手术联合治疗在临床上被广泛采用。

（三）鼻咽癌

鼻咽癌绝大多数为低分化鳞癌，颈部淋巴结转移率高，对放疗敏感，且鼻咽腔由于解剖位置的特殊性，手术很难彻底清除，故对鼻咽癌来讲，放射治疗是十分有效的手段，需作为首选的治疗方法。行根治性放疗后，颈部淋巴结残留或鼻咽部局部复发，可酌情考虑手术。经过规范的根治性放疗后，Ⅰ期患者的 5 年生存率可达 85% ~ 91%，各期综合 5 年生存率在 50% 左右。

（四）喉癌

强调治愈的同时要保留发音功能。喉癌 90% 以上是鳞状细胞癌，早期手术与放疗总的生存率相似，而采用放疗能有效地保留患者的发音及吞咽功能的完整性。放疗失败的病例通过挽救性手术，也能获得较高的治愈率。病变单纯放疗或手术疗效均较差，以手术治疗为主，辅以术前或术后放疗。对于有气道梗阻者，先全喉切除，再进行放疗。

（五）口咽癌

以癌和恶性淋巴瘤为主，肿瘤浸润范围较广，分化程度较差。早期口咽癌放疗与手术疗效相似，能有效保留生理功能。晚期口咽癌需手术和放疗的综合治疗。

（六）下咽癌

由于解剖位置的特殊性，手术会造成吞咽及发音功能的改变，而早期下咽癌放疗与手术疗效相似，应首选放疗。

（七）外耳道癌

罕见发生，由于解剖位置限制，手术难以广泛切除，多采用手术加术后放疗的综合治疗，尤其对颈部转移癌者，由于对放疗不太敏感，主张手术治疗。

（八）甲状腺癌

对放疗敏感性差，手术治疗为首选。手术切缘（＋）或术后残留，或广泛淋巴结转移，尤其包膜受侵者，手术加术后放疗有价值。

（九）涎腺肿瘤（腮腺、颌下腺、舌下腺）

手术治疗为首选。一般不做术前放疗，术后放疗可减少局部复发，提高治愈率。

二、不同时间、剂量、分割方式

放疗的设计要遵循放射生物学原则，即每次照射剂量要低，且总的治疗时间要短，这样既能保护正常组织又能增加肿瘤局部控制率。组织和肿瘤的分次反应可以通过 4 个"R"来考虑，即放射损伤的修复（reapair of radiation damage）、组织的再增殖（repopulation of the tissue）、细胞周期的再分布（redistribution of cellsin cycle）、肿瘤乏氧细胞的再氧合（reoxygenation of the hypoxiocells）。它们是分次照射的生物学基础。

（一）非常规分割放疗理论基础

从理论上分析，放疗后大多数肿瘤细胞被消灭，肿瘤复发是个别干细胞的增殖引起的，而临床上 90% 的复发多发生在 2 年以内，只有肿瘤细胞加速增殖才能解释这一现象，推测其倍增时间（Tpot）大为缩短，即在治疗后肿瘤平均倍增时间缩短到 4 ~ 6d。另外，肿瘤治疗剂量与治疗时间有明显的相关性，表现为达到肿瘤完全消退，治疗时间每延长 1d，就需要增加 0.5Gy 的照射剂量，说明肿瘤细胞加速增殖有可能是影响放疗疗效的重要原因之一。在此基础上，放射肿瘤科医生尝试了不同的时间—剂量—分割因素，在相对短的时间内增加肿瘤局部照射剂量，希望以此克服肿瘤加速再增殖对机体的不利影响，并取得了一定的进展，有报道显示，对部分肿瘤的放疗疗效优于常规分割放疗，且不良反应能被大家接受。

（二）非常规分割照射类型

1. 超分割放疗（HRT）

每次照射剂量降低，分割次数增加，在不增加后期反应组织损伤的基础上增加总剂量，总疗程基本不变。超分割放疗能使肿瘤受到更高生物效应剂量的照射，还可增加细胞周期再分布机会和降低细胞杀灭对氧的依赖性，从而提高了肿瘤的放射敏感性。但早期反应，如组织急性反应也相应有所加重。

2. 加速超分割放疗（HART）

每次照射剂量降低，分割次数增加，总疗程时间缩短，总剂量做相应调整。包括连续加速超分割放疗（CHART）、分段加速超分割放疗（SCHART）、后程加速超分割放疗（LCHART）、同期小野加量放疗（CBHART）等方式。加速超分割放疗由于缩短了总疗程时间，在一定程度上克服了治疗过程中肿瘤细胞的加速再增殖，在分次间隔时间足够长（≥ 6h）时，总疗程时间与后期放射损伤关系不大，急性反应由于周剂量增加而明显加重，成为这种分割方式的剂量限制性因素。

三、三维适形放射治疗和调强适形放射治疗

放疗的目标是努力提高放疗的治疗增益比，即最大限度地将剂量集中到靶区内杀灭肿瘤细胞，而使周围正常组织和器官少受或免受不必要的照射。三维适形放射治疗（3D-CRT）和调强适形放射治疗（IMRT）技术的发展使肿瘤放疗进入一个新时代，其物理技术的不断完善和放射生物学理论的不断充实和更新，使其可最大限度地提高肿瘤的局部控制概率（TCP），减少周围正常组织的并发症概率（NTCP），从而使治疗增益比提高成为可能。

（一）三维适形放射治疗与调强适形放射治疗的概念

适形治疗是一种提高治疗增益比较为有效的物理措施。为达到剂量分布的三维适形，必须满足下述的必要条件：①在照射方向上，照射野的形状必须与病变（靶区）的形状一致；②要使靶区内及表面的剂量处处相等，必须要求每一个射野内诸点的输出剂量能按要求的方式进行调整。满足上述两个条件的第一个条件称为三维适形放射治疗（3D-CRT）；

同时满足上述两个条件称为调强适形放射治疗（IMRT）。

3D-CRT技术能完成较好的适形放疗，但在某些复杂情况下，如需要照射的肿瘤组织周围有很多关键的正常组织或器官，肿瘤立体形态非常不规则或肿瘤包绕关键器官（如脊髓）需要照射野内凹或中空时，3D-CRT技术无法形成此类特殊的照射野形状。而IMRT技术能基本克服3D-CRT的某些不足，尤其是在头颈部肿瘤照射中较多见的上述问题。IMRT的优越性在于：① IMRT保证了照射野形状在三维形状上与靶区的形状一致和剂量分布在三维方向上与靶区的实际形状的高度一致，使靶区的剂量分布更均匀；② IMRT能在PTV边缘形成很陡的剂量梯度，进一步减少了靶区周围重要器官的照射剂量，从而能最大限度地减少正常组织的损伤；③ IMRT治疗计划对照射野方向等参数要求简单，除计算机控制的MLC外，无须其他照射野形状修饰装置；④可同时进行多野照射，或在同一个计划内同时小野、同时加量照射。

（二）三维治疗计划的评价

三维治疗计划与二维计划最大的差别就在于体积概念的引入。三维治疗计划系统利用CT图像重建体表轮廓，精确勾画靶区和危险器官，合理设计照射野。三维治疗计划系统剂量计算模式为三维模型，利用三维剂量分布图、剂量体积直方图（DVH）等全面评价靶体积的剂量分布、治疗的适形程度和重要脏器的体积剂量。DVH是评价三维放射治疗计划优劣的有效标准，它可以描述正常组织及肿瘤组织受特定剂量或百分剂量照射的体积百分比，但DVH属于一种统计学的图表，缺乏空间和解剖学的特点。从放射生物学的角度提出用正常组织并发症概率（NTCP）和肿瘤控制概率（TCP）来预测治疗疗效及不良反应的生物学指标。NTCP/TCP结合DVH广泛应用于三维放射治疗计划优劣的评价。NTCP计算分为两类：①并联结构组织器官，如肝、肾、肺等，并发症的发生主要由受照射体积百分比确定；②串联结构组织器官，如脊髓、视神经等，并发症的发生由受照射最高剂量确定。

（三）临床应用

放疗已经进入了"精确放疗"的时代，由于头颈部易于固定，不自主运动少，重复摆位的误差很小，因此，IMRT技术的优越性使其在临床治疗中越来越被倡导应用。尽管IMRT治疗计划对物理师和医生的要求很高，治疗设备昂贵，但人们逐渐认识到其强大的优势，在提高治疗效果的同时可最大限度地减少并发症，提高患者的生存质量。

通过对比腮腺肿瘤用常规照射、三维适形照射与立体调强放疗3种照射技术治疗计划，可以发现三维适形照射较常规照射明显减少了耳蜗、口腔、脑和其他正常组织的照射剂量。而IMRT技术又较3D-CRT技术进一步减少了耳蜗、口腔的照射剂量。在鼻咽癌放射治疗加量照射中，IMRT技术较3D-CRT技术进一步减少了脑干的受照剂量。

当然，作为一种治疗新技术，三维适形放射治疗与调强适形放射治疗和其他任何新技术一样，也面临着如放疗靶区的确定、放疗的质量控制和质量保证、器官和组织的运动、对放射生物学效应的认识、低剂量辐射诱发第二原发肿瘤等很多问题。临床经验需要时间的积累，随着计算机技术和生物学技术的飞速发展，三维适形放射治疗与调强适形放射治疗可能成为放射治疗的主流。

四、近距离放疗

（一）近距离放疗

近距离放疗又称体内照射，是头颈部肿瘤治疗中的重要组成部分，对无法手术治疗、外照射难以控制或者外照射治疗后残存或复发的病例有一定的疗效，也可与外照射结合作为局部加量的方法。近距离放疗与外照射相比，其特点主要是局部剂量高，达到边缘剂量后陡然下降，有利于保护正常组织，但照射范围内剂量分布欠均匀，近源处剂量高，所以治疗关键在于应注重病例的选择和保证良好技术的实施，使正常组织不受到过量照射，以避免严重并发症的发生。

近距离放疗照射技术主要有腔内或管内照射、组织间照射和术中照射、敷贴等多种施治方式。根据剂量率划分可分为：①低剂量率，＜4Gy/h；②中剂量率，4～12Gy/h；③高剂量率，＞12Gy/h。由于高剂量率照射治疗时间短，目前应用较多。

（二）放射性粒子植入治疗

1. 治疗原理

放射性粒子植入治疗是近距离照射的一种，是将微型放射源植入肿瘤内或被肿瘤浸润的组织中，通过完全密封的微型放射源发出的持续低能量的 γ 射线，使肿瘤组织接受最大剂量的持续照射，达到最大限度地杀伤肿瘤细胞的目的。由于植入的放射性粒子是低活度 γ 放射源，穿透力较弱，易于防护，可使周围正常组织不受损伤或仅有微小损伤。粒子植入治疗有 3 种方法：①模板种植；②B 超和 CT 引导下种植；③手术中种植。

2. 粒子植入治疗的优点

利用放射性核素进行粒子植入治疗具备近距离治疗的以下生物学优势。①可以有效地提高射线局部与正常组织剂量分配比。②肿瘤局部治疗的持续时间长，如 ^{125}I 放射源的半衰期为 59.6d，在经过 6 个半衰期后，放射能量仅存原来的 1.6%。③肿瘤的再增殖由于受到射线持续的照射而明显减少。④持续低剂量照射能够抑制肿瘤细胞的有丝分裂。⑤持续低剂量照射可使肿瘤组织内分裂周期不同的肿瘤细胞得到均匀的照射治疗。⑥持续低剂量照射条件下可使乏氧细胞再氧化，增加肿瘤细胞对射线的敏感性。因此，它的适应证主要有亚致死放射损伤修复能力强的肿瘤；放疗后肿瘤充氧过程差或含乏氧细胞比例高的肿瘤；分化程度高及生长缓慢的肿瘤。⑦放射源的辐射半径仅为 1.7cm，对周围组织和病区环境无放射污染。

^{125}I 和 ^{103}Pd 粒子的永久性植入临床应用日见增多，促使人们对其生物学效应提出了进

一步的讨论。因为即使是生长缓慢的肿瘤，在接受全程照射的长期过程中也会发生肿瘤细胞的再增殖现象，导致照射剂量的消耗，同时在治疗过程中肿瘤体积发生变化（水肿或缩小）会影响种植粒子的空间几何变化，从而导致剂量率的改变。^{125}I 半衰期为 59.6d，^{103}Pd 半衰期为 16.97d，对于"难治性肿瘤"而言，^{103}Pd 粒子被认为生物学剂量的不确定因素要小一些，肿瘤控制概率（TCPs）要高一些；而对于放射敏感性肿瘤，^{125}I 粒子治疗优越性较大。

3. 三维治疗计划系统（TPS）

TPS 在外照射放疗中的应用，同时促进了近距离放疗的发展。TPS 利用超声、CT、MRI 图像结果，精确重建肿瘤的三维形态，帮助医生准确设计粒子植入的位置、数量，并结合人体解剖，设计植入路径，保证粒子置入后在空间分布上与肿瘤形状、大小一致，实现肿瘤的适形放射治疗，并精确计算起始剂量率和等剂量曲线，提高了治疗的精确性。粒子置入装置包括特殊的置入枪、导管和放射性核素储存装置等，通过 B 超、CT 等引导进行植入，可使计划得到较好实现，患者所受到的损伤较小。此外，由于放射源的辐射半径不超过 1.7cm，对周围组织和病区环境几乎没有放射污染。而钛合金分装体外壳与人体组织的相容性较好，并保证放射源的无泄漏，避免敏感组织（如甲状腺）受到放射泄漏的危险。

完美的治疗计划并不等于完美的实施，粒子植入治疗要求高精度的操作技术，否则不仅会造成治疗区域的冷点而降低疗效，还会造成正常组织的损伤。

4. 放射性粒子场

^{125}I 是目前用于癌症组织间放疗较理想的放射源，可用于头颈部、胸部、腹部及软组织恶性肿瘤及前列腺癌等。^{125}I 半衰期较长，便于保存和应用，能量较低，易于防护，植入后不易产生过热点而损伤主要脏器，不良反应小，能明显减少并发症，应用方法简便、经济。

5. 粒子植入治疗的适应证

对于外照射治疗效果不佳或失败的病例，术中为预防肿瘤局部侵犯或区域性扩散，增强根治性效果，可进行预防性植入；转移性肿瘤病灶或术后孤立性肿瘤转移灶失去手术价值者等，粒子植入可使肿瘤消失或缩小，缓解肿瘤疼痛，减轻肿瘤压迫，从而提高患者生存质量，延长患者生存时间。

头颈部肿瘤：鼻咽癌、腮腺癌、口腔癌、腭扁桃体癌、上颌窦癌、头皮鳞癌等。

胸腹部肿瘤：肺癌、肝癌、胰腺癌、胆管癌、直肠癌。

神经系统肿瘤：胶质细胞瘤等。

生殖泌尿系统肿瘤：前列腺癌、膀胱癌、宫颈癌、阴道癌、卵巢癌等。

五、放疗与化疗

增敏的联合应用研究虽然多年来致力于寻找放疗同时能增加放射线杀伤效应的高效、低毒的化学药物，但目前为止尚没有非常理想的药物应用于临床。放疗增敏剂主要有：①乏氧细胞增敏剂，如 MISO，SR-2508 及甘氨双唑钠等；②生物还原药物，如丝裂霉素

C 等；③其他药物，如中药单体提取成分紫杉醇等类型。近年来，旨在提高晚期肿瘤的局部控制率和长期生存率的放、化疗的综合治疗研究日益受到人们的关注，但这种方式的应用一定要注意病例的高度选择性和耐受性，避免对正常组织造成严重损伤，化疗加放疗可以适当减少放疗剂量，有利于降低放射并发症的发生。

（一）放疗与化疗药物的相互作用机制

放化疗的增敏作用机制包括：①抑制放射性损伤的修复，如顺铂、多柔比星等；②使细胞周期同步化，如紫杉醇等；③改变乏氧细胞代谢，如顺铂等；④直接作用于乏氧细胞，如丝裂霉素等。常用药物如下。

1. 氟尿嘧啶（5-FU）

放射增敏效果与 5-FU 和放疗合用的时间有关。放射增敏效应最强的是在放疗后 5min 到 8h 之间给药。由于 5-FU 的生物半衰期仅 10min，因而不宜一次大剂量给药。目前主张 96 ~ 120h 持续静脉滴注给药。5-FU 的放射增敏机制可能与细胞生存曲线的斜率发生改变有关。

2. 顺铂（PDD）

对缺氧细胞有再氧合作用，加重放射损伤。动物实验和临床资料都提示，放疗前给 PDD，可使照射后的细胞生存曲线斜率变小，同时其能阻止亚致死性和致死性放射损伤的修复，使放射治疗的效应增加。

3. 多柔比星（ADM）

经临床应用发现，在放疗期间或放疗刚结束时使用 ADM，有增加放射效应的现象，但要注意心脏和肺组织的毒性作用也相应增加。

4. 丝裂霉素（MMC）

具有烷化剂样的作用，对乏氧细胞的毒性比富氧细胞更大。MMC 在放疗前使用时有增敏作用，但在放疗后使用时仅有相加的作用。动物实验和临床研究发现，MMC 加放射治疗提高了肿瘤的局部控制率，但没有增加正常组织的放射反应。

5. 紫杉醇（Taxol）

具有抑制微管蛋白的作用，可阻止细胞分裂，使细胞同步化，停滞在 G_2/M 期，以利于放射线对肿瘤细胞的杀灭。在放疗前 48h 使用紫杉醇，其放射增敏效力最强。

（二）放疗与化疗联合应用的方法

1. 同期使用

指化疗当天同步应用放疗。临床研究结果表明，放、化疗同期使用，杀灭肿瘤的效应最强，但对正常组织的损害也最大，常常导致疗程中断，放疗剂量或化疗剂量减低。

2. 序贯使用

即先用一种治疗方法，待治疗结束后再用第二种治疗方法。这种联合方法的不良反应较小，但推迟了第二种方法的治疗时间，可能导致肿瘤细胞的加速再增殖。

3. 交替使用

将放疗疗程分为数段，每段期间和（或）放疗前穿插应用化疗。这种方法减少了治疗的不良反应，但放疗的时间延长，有可能影响疗效。

（三）临床研究

放、化疗综合治疗是多学科综合治疗的模式之一，目的是提高肿瘤局部控制率、降低远处转移率。在疗效比较中，多数资料显示，放、化疗综合治疗优于单一治疗，同期放、化疗优于序贯治疗，但治疗的不良反应也增加。对于头颈部恶性肿瘤，放、化疗综合治疗与手术加术后放疗相比，虽然会有口干和吞咽困难等较为严重的并发症，但由于保留了器官结构和功能的完整性，患者的生存质量得到了提高。

第三节　化学治疗

一、抗癌药物的研究进展

癌症是人类治愈率较低的疾病之一。在我国所有致死病因中，肿瘤的病死率居高位，且发病率呈上升趋势。我国的癌症发病率依次为胃癌、肺癌、肠癌、肝癌、乳腺癌等。近年来，在肿瘤治疗方面已经取得了很大的进步，很多过去的不治之症目前已经可以治愈，如绒毛膜上皮癌、软组织肉瘤及白血病等。化学药物治疗作为癌症重要的治疗手段之一，已经确立了其在恶性肿瘤治疗中的地位，越来越被广大的医务工作者、肿瘤患者及社会所认识和接受，临床应用日益普及，成为肿瘤多学科治疗中不可缺少的重要组成部分，并逐渐从姑息性治疗手段向根治性过渡。

近年来进展迅速的药物治疗是癌症治疗的重要手段之一。国内抗癌药物的开发也较活跃，例如治疗癌症的放射性药物的开发，生产多柔比星、丝裂霉素的流水线已具规模，建成了枸橼酸他莫昔芬生产线，基因工程抗癌药的开发，喜树碱、羟喜树碱等系列抗癌药的开发。我国现已研究、开发并应用于临床的抗癌新药有脱氧氟苷（治疗急性早幼粒细胞白血病）、去氧氟尿苷、FT-207 脂肪乳、三甲曲沙等。

二、抗癌新药

（一）植物碱类药物

1. 伊立替康

伊立替康是从植物中获得的、继紫杉类抗癌药紫杉醇和多西紫杉之后开发的第二大类抗癌药。伊立替康是一种毒性较小、水溶性、部分合成的喜树碱衍生物类，属于拓扑异构酶-I抑制剂，为一前体药物，在体内进行脱酯化，从而形成在体外比母体化合物作用强1 000倍的代谢物SN-38。对实体瘤有较强的作用，与多柔比星、长春新碱、顺铂等具有相似的作用，作用于拓扑异构酶-I，和作用于其他拓扑异构酶的抗癌新药无交叉耐药性，合用可产生协同作用。临床研究表明，伊立替康治疗耐药的卵巢癌、子宫癌和肺癌的总有效率为20%，对胰腺癌、胃癌、结直肠癌与非小细胞肺癌的有效率分别为19%、43%、50%和48%。因伊立替康可造成严重骨髓抑制和强烈的胃肠道不良反应，临床应用受到一定限制。

2. 多西紫杉

目前治疗头颈部癌的临床研究表明，其临床有效率为35%（完全缓解率为7%，部分缓解率为28%），较其他单药治疗效果好，联合治疗疗效更佳。对软组织瘤、胰腺癌有效，对结直肠癌无效。本药活性谱与紫杉醇相似，体外试验证明本药活性比紫杉醇强。

3. 长春瑞滨

长春瑞滨是一种部分合成的长春花属生物碱，其9环变为8环，上市剂型为静脉注射剂，规格为10mg/10mL 本药为广谱抗肿瘤药，它对有丝分裂微小管的作用和长春碱、长春新碱相似，但对神经轴索微小管的作用较长春新碱和长春碱弱，因而其抗肿瘤作用强，而与轴索微小管改变有关的神经毒性较低。在治疗非小细胞肺癌方面，本药的疗效与异环磷酰胺、顺铂、丝裂霉素、多柔比星、足叶乙苷等药物相似或较优。另外，本药对顽固性晚期卵巢癌、晚期乳腺癌的疗效较好。临床总评价认为，本药的抗肿瘤活性与蒽环类抗癌药相似，较其他细胞毒药物为优。本药静脉滴注，每周1次，20～30mg/m^2。

（二）抗生素类药物

1. 盐酸吡柔比星

剂型为注射剂，规格为每支10mg或20mg。本药能迅速进入癌细胞，通过抑制核酸的合成，在细胞分裂的G_2期阻断细胞周期，从而杀灭癌细胞，耐多柔比星的肿瘤细胞也易吸收本药，并可保持高浓度。临床研究表明，其对头颈癌、乳腺癌、卵巢癌、子宫癌、急性白血病和尿路上皮癌的有效率分别为18.8%、21.4%、26.8%、24.2%、15.1%和24.3%。

2. 盐酸佐柔比星

上市剂型为注射剂，每瓶52.8mg。抗肿瘤作用与多柔比星相似，心脏不良反应较柔红霉素为低，其他不良反应相似。适应证：淋巴细胞白血病和急性单核细胞白血病。

3. 伊达比星

上市剂型为注射用粉针剂，规格为每支 5mg 或 10mg。本药的亲脂性好，细胞吸收率高，细胞毒性为柔红霉素的 10 倍，对培养的人癌细胞的作用比柔红霉素和多柔比星强。本药的抗肿瘤剂量与心脏毒性之比大于柔红霉素和多柔比星。临床研究表明，本药和阿糖胞苷合用治疗急性骨髓性白血病，患者的生存率高于柔红霉素联合阿糖胞苷治疗。

4. 比生群

上市剂型为注射剂，规格为每支 250mg 或 500mg。本药为蒽环类细胞生长抑制剂，对乳腺癌、非小细胞肺癌、骨髓瘤、淋巴瘤、膀胱瘤有效，可完全缓解非淋巴细胞白血病。

（三）抗代谢类药物

吉西他滨为二氟核苷类抗代谢抗癌新药，为去氧胞苷的水溶性类似物，最初开发用于抗病毒。作用机制是掩盖性 DNA 链中断，阻止 DNA 合成。已批准用于治疗胰腺癌和非小细胞肺癌、乳腺癌、卵巢癌，并正在研究用于治疗膀胱癌、前列腺癌、头颈癌、白血病和淋巴癌。吉西他滨的不良反应是中等的，常见的不良反应有暂时性中性白细胞减少症、白细胞减少、血小板减少、皮肤反应、外周水肿、贫血、厌食和疲倦。

（四）亚硝脲类药物

雷莫司汀为亚硝脲类抗肿瘤药物，分子结构中的氯乙基亚硝基脲基能引起烷基化及氨基甲酰化，故能与癌细胞的 DNA、蛋白质和 RNA 结合，高度抑制 DNA 的合成，且能断裂 DNA 单链。同时还可抑制核糖体 RNA 的合成，从而抑制癌细胞的增殖并杀死癌细胞。上市剂型为注射用粉针剂，规格为每支 50mg 或 100mg，每次剂量为 50 ~ 90mg/m^2，6 ~ 8周可注射 1 次，剂量视血常规、年龄、症状而增减。适应证：成胶质细胞瘤、骨髓瘤、恶性淋巴瘤、慢性髓性白血病等。

（五）激素类药物

1. 阿那曲唑

阿那曲唑上市剂型为片剂，规格为每片 1mg，使用剂量为每次 1mg，每日 1 次。为高选择性芳香化酶抑制剂，可抑制雌激素的形成。具有口服吸收迅速、完全，2h 达血浆峰浓度，1 周内达到血浆稳态浓度的 90% ~ 95%。1mg/d 的剂量可降低芳香化酶活性的95% ~ 97%，抑制雌二醇的水平达 80% 以上，作用比福美斯坦、氨鲁米特更强。本药具有高度特异性，因而无阻断孕激素、雌激素或雄性激素作用。不同于氨鲁米特，不妨碍肾上腺类固醇的产生，因而对皮质醇、醛固酮或 ACTH 的血浆浓度无明显影响。

2. 托瑞米芬

托瑞米芬为雌激素受体抑制剂，与他莫昔芬作用相似，但在细胞核内的滞留时间明显长于他莫昔芬。上市剂型为片剂，规格为每片 20mg 或 60mg。动物实验表明，本药在高剂量时不产生类似他莫昔芬的淋巴结增生或致瘤作用。不良反应轻微。剂量 60mg/d。

3. 比卡米特

比卡米特为甾体类抗雄性激素，可阻断肾上腺产生的雄性激素的作用；抑制雄性激素在细胞核受体部位上的结合或吸收。上市剂型为片剂，规格为每片 50mg。临床研究表明，本药的耐受性良好，和 LHRH 类似物配合治疗，其治疗失败的可能性低于氟他胺与 LHRH 类似物的联合治疗，腹泻发生率低于氟他胺。适应证：可联合黄体生成激素释放激素（LHRH）的类似物或手术来治疗晚期前列腺癌。

4. 来普隆（Tap–144SR）

Tap–144SR 可阻止雄激素释放，用于治疗前列腺癌。上市剂型为注射剂，每个月给药 1 次。用于治疗子宫内膜异位、青春期早熟、乳腺癌和子宫纤维瘤。

5. 醋酸戈舍瑞林

醋酸戈舍瑞林为合成的 LHRH 类似药物，能促进性腺激素的释放，作用较人体分泌的 LHRH 强 50 ~ 100 倍。长期服用本药可使前列腺癌患者避免手术，达到类似手术的效果。本药间隔 28d 腹部皮下注射 1 次。适应证：晚期前列腺癌。

三、介入治疗（动脉区域性灌注）在头颈部肿瘤治疗中的应用

（一）介入医学

介入诊疗学是一门融医学影像学和临床治疗学为一体的新兴边缘学科，涉及人体消化、呼吸、神经、心脏大血管、泌尿、妇科、骨科等多系统疾病的诊断与治疗。尤其对以往不治之症或难治之症，如癌症、心脑血管疾病等开辟了新的治疗途径。介入放射学与内科、外科并列为三大诊疗技术。

1. 概念

介入医学是指在现代医学影像设备监视引导下，采用微创技术，以达到诊断和治疗为目的的一门新兴边缘学科。以最小的创伤、最确切的诊断、最佳的疗效、最小的并发症为特点，越来越受到广大医生和患者的青睐。

2. 介入医学的特点

介入医学的特点包括：微创性，精确性，疗效好，见效快，多种技术联合应用，简便易行，可重复，并发症发生率极低。

3. 介入医学的分类

（1）按目的分类：介入诊断学、介入治疗学。

（2）按技术分类：血管性介入学（药物灌注、栓塞技术、成形支架、滤器技术）；非血管介入学（穿刺活检、引流技术、异物取出、腔道支架）。

（3）按临床范围分类：肿瘤介入学、非肿瘤介入学、心脏介入学、神经介入学。

（二）介入治疗

介入疗法是新兴的边缘学科，属于介入放射学研究的内容之一。目前已在肿痛治疗上发挥着重要的作用。

1. 概念

介入治疗是指在 X 线电视、CT 及 B 超等影像技术的引导下，用特制的穿刺针将细的导管经人体的自然管道，如动脉、静脉插入体内病变区域，经导管进行血管栓塞、血管成形、药物灌注、支架置入或引流减压等，使肿瘤内的药物浓度明显高于周围组织的药物浓度，不仅可提高抗肿瘤疗效，而且全身不良反应低于常规的全身静脉化疗。包括灌注化疗、栓塞及化疗栓塞 3 种方法。其中的化疗栓塞即把栓塞与灌注化疗结合起来，疗效优于单纯灌注化疗或栓塞治疗。目前介入疗法已广泛应用于头颈部、腹部、盆腔及四肢肿瘤的治疗。

2. 适应证

①不能切除的肿瘤；②可能切除的肿瘤，术前行化疗栓塞；③不愿手术的患者；④其他治疗无效的肿瘤。

3. 治疗范围

目前临床上应用介入治疗的肿瘤括包括肝癌、肺癌、头颈部肿瘤、胃癌、胆管肿瘤、胰腺肿瘤、盆腔肿瘤及四肢肿瘤等。按照部位归纳如下。

（1）头颈部：脑膜瘤术前栓塞术、胶质细胞瘤及转移瘤灌注化疗术、甲状腺肿瘤栓塞术、化学感受器瘤栓塞术、眼眶内海绵状血管瘤栓塞术。

（2）胸部：乳腺癌灌注化疗术、肺癌灌注化疗加栓塞术、食管癌灌注化疗术。

（3）腹部肿瘤介入治疗：肝癌、肝转移瘤、肝血管瘤、肝腺瘤、胰腺癌、脾脏肿瘤、肾癌术前栓塞及化疗栓塞、肾上腺肿瘤栓塞、肠道肿瘤。

（4）盆腔肿瘤的介入治疗：膀胱癌、子宫颈癌、卵巢癌、子宫肌瘤、滋养细胞肿瘤。

（5）肌肉及骨肿瘤的介入治疗：对于手术不能切除的肿瘤可应用介入治疗，肿瘤缩小后可再行手术切除。因胰腺癌、胆管癌、肝癌等压迫胆管而造成梗阻性黄疸时，可用介入法将导管插入并把胆汁引流出来。对肾积水也同样可用介入法进行肾造瘘减压。这一类的介入治疗称为经导管减压术。该法比外科手术创伤少，适用于年老体弱及较晚期的肿瘤患者。其对解除患者痛苦、减轻症状及延长生存期都有一定作用。

（三）常用的介入治疗方法

1. 动脉灌注化疗

灌注化疗是将最有效的化疗药物经肿瘤的滋养动脉注入肿瘤组织中，化疗药使肿瘤组织很快坏死。应用剂量仅为全身用药量的 10% ～ 20%，从而避免了大剂量化疗药的不良反应。适用于外科手术不能切除的肿瘤患者的姑息治疗；作为术前化疗可使肿瘤缩小，再行外科手术切除；对肿瘤切除术后患者可起到预防复发的作用。常用于治疗肝癌、肺癌、头颈部肿瘤、胃癌、胆管肿瘤、胰腺癌、盆腔肿瘤及四肢恶性肿瘤。

（1）方法及原理：采用赛尔定格穿刺插管技术。常规经右股动脉穿刺插管，将导管有选择地插至全身大部分器官的动脉分支。此部位操作便利，并发症少。介入治疗是以局部治疗为主，同时对全身也有一定的治疗作用。由于导管选择性地插入病变器官动脉内，病变局部药物浓度达到 100%。通过病变器官代谢消耗部分药物，其余经病变器官静脉回流进入体循环，这时相当于药物通过静脉途径注入，药物流遍全身，并每循环 1 周以一定的百分比再循环进入病变器官。

（2）药物选择原则及适应证：动脉灌注化疗药物具有高浓度、大剂量、一次性给药的特点，一般情况下每个月 1 次，3 次为 1 个疗程。

选择药物的原则：①细胞周期非特异性杀伤药，这类药物对细胞各个分裂周期均有效；②对特定肿痛敏感的药物；③联合用药方案，采用细胞周期非特异性药物与对特定肿瘤敏感药物同时应用，有利于提高疗效。

常用药物：表柔比星（EADM）、丝裂霉素（MMC）、氟尿嘧啶、亚叶酸钙（CF）、吡柔比星（THP）、顺铂（DDP）、卡铂（CBP）、达卡巴嗪（DTIC）等。

适应证：原发性肝癌、肝转移瘤、支气管肺癌、胰腺癌、肾癌、盆腔恶性肿瘤（包括卵巢癌、宫颈癌、阴道癌等）。也可用于头颈部肿瘤、食管中下段癌、胃癌、结肠癌、直肠癌等不宜手术者及四肢恶性肿瘤。对病灶大、不宜手术者通过灌注化疗使肿瘤缩小后再行手术切除。

（3）步骤：动脉灌注常用的穿刺动脉是股动脉或腋动脉。整个插管操作是在 X 线电视监视下进行，将导管选择性插入动脉后应先行动脉造影，了解血管分布、肿瘤的动脉供血情况与侧支循环等。导管到位后，则可注入抗肿瘤药。常用抗肿瘤药物有丝裂霉素、甲氨蝶呤、氟尿嘧啶、顺铂、多柔比星、博来霉素等。动脉灌注抗肿瘤药的基本原则为尽可能使导管头接近肿瘤供血区域，这样可以提高疗效，减少不良反应和并发症。

（4）不良反应及处理原则：经动脉灌注化疗后出现的不良反应轻于全身静脉化疗。常可出现恶心、呕吐、食欲减退等消化道反应，一般可持续 5 ～ 7d。腹腔动脉或肝动脉灌注时化疗药物反流入胃十二指肠动脉，可引起胃炎或胃溃疡等并发症，由于使用了有效的止吐药，例如昂丹司琼、格雷司琼等，消化道反应变得很轻微，部分患者不出现消化道反应；肝动脉内灌注化疗也可引起肝功能暂时性损害，但一般均能较快恢复；也可能引起轻度的肾功能损害。上述这些在动脉化疗中都需加以预防。另外，反复、多次、大剂量动脉灌注还可以发生骨髓抑制，应引起注意。术后处理原则主要包括对症治疗、常规输液及使用止吐、抗炎药，肝癌患者加用保肝药等。

2. 动脉栓塞疗法

目前栓塞疗法用于肝癌、肾癌、盆腔肿瘤及头颈部肿瘤等治疗。动脉栓塞疗法是经导管注入栓塞物将肿瘤的滋养动脉栓塞，使肿瘤组织缺血坏死，还可选择性地阻断肿瘤组织局部的动脉供给，达到姑息治疗的目的。这种疗法现已广泛地应用于临床，尤其多用于肿瘤大、不宜手术切除或晚期肿瘤的姑息治疗，还可用于术前控制出血。其中注入的物质称为栓塞剂。目前栓塞剂的品种很多，常见的有下以几种。

（1）自体凝血块和组织：是最早应用的一种栓塞剂，在 2d 内可被吸收，使血管再通。因此，其为一种短效的栓塞剂，不适用于肿瘤的姑息治疗，多用于紧急止血。

（2）吸收性明胶海绵：是临床上应用最多的一种栓塞剂，优点是安全无毒，取材方便，一般在 7d 后被吸收，吸收后血管可以再通，是一种中效栓塞剂。

（3）无水乙醇：为一种液态的栓塞剂。其栓塞机制是造成微小血管内损伤，血液中蛋白质变性，形成凝固混合物而起到栓塞作用。是一种很好的长效栓塞剂。

（4）不锈钢圈：可以制成不同大小，以适合要栓塞的血管。也属于一种长效的栓塞剂，但只能栓塞动脉近端，易建立侧支循环。

（5）聚乙烯醇：是一种无毒性、组织相容性好、在体内长期不被吸收的长效栓塞剂。

（6）碘油乳剂：可通过肝动脉注入，并滞留在肿瘤血管内产生微血管栓塞，还可以混合抗癌药物或标记上放射性核素，进行化疗或内放射治疗。

（7）微囊或微球：微囊可包裹抗癌药物，如丝裂霉素微囊、顺铂微囊、甲氨蝶呤微囊等进行化疗性栓塞。也可包裹放射性核素，做内放射治疗。另外，还有一些栓塞剂，如组织黏合剂、硅酮、可脱离球囊等也已用于临床。

在治疗过程中，几乎所有患者在栓塞治疗后都会出现"栓塞后综合征"，即有恶心、呕吐、局部疼痛和发热等症状，这些症状出现的严重程度因人而异，一般症状维持 3～7d，对症处理后均可缓解。由插管引起的并发症有局部血肿、动脉内膜损伤、动脉夹层、动脉狭窄、阻塞及假性动脉瘤形成。非靶器官被栓塞，是栓塞疗法的一种严重并发症，如脾梗死、胰腺梗死、肾梗死、胆囊坏死、肠坏死等。做肝动脉栓塞时，常可导致胃炎、胃溃疡。栓塞疗法还有可能导致肝、肾衰竭的并发症。以上种种不良反应或并发症应在实行栓塞疗法的同时密切观察，以便及时处理。

3. 经导管减压术

主要用于缓解肿瘤对胆管或泌尿道的压迫所造成的梗阻症状。由于这种方法比外科手术创伤小，尤其适用于年老体弱的患者，因而应用较广泛。

（1）经皮穿刺和肝胆管减压引流术：用于治疗胰腺癌、胆管癌、胆囊癌、肝癌及肝门转移性肿瘤引起的梗阻性黄疸，也可作为术前胆管减压，为外科手术做准备。

（2）经皮穿刺肾造瘘减压术：常用于肾盂输尿管交界处肿瘤所致的压迫、严重肾盂积水或积脓、腹膜后肿瘤压迫、肿瘤放疗后或术后所致输尿管狭窄等。绝大多数患者在充分引流后症状可明显缓解和一般情况改善，配合其他抗癌治疗则效果更好。

经导管减压术是一种高度侵入性的治疗方法，因而可能发生一定的并发症，如菌血症、胆血症、血管胆管瘘、动静脉瘘、输尿管或肾盂穿孔、肾周感染、各种内出血及某些胸腔并发症，如气胸、血胸、胆汁胸等。另外，导管脱落也是术中常见的一种并发症。肿瘤介入疗法近年来发展较快，随着影像技术的不断提高以及介入疗法在临床使用经验的不断积累，它将日趋完善，成为不可缺少的肿瘤治疗新方法。

四、化疗在头颈部肿瘤治疗中的研究进展

（一）化学治疗的概念

化疗，即用化学药物进行肿瘤的治疗。药物治疗肿瘤已有悠久历史，即使用化学方法合成或从其他物质中提取出来的化学药物治疗肿瘤。这些药物能作用在细胞生长繁殖的不同环节上，抑制或杀灭肿瘤细胞，从而达到治疗的目的。在肿瘤治疗中发展最快的是化学药物治疗，它已成为当今临床治疗肿瘤的重要手段之一，属于肿瘤的全身治疗方法。随着化学药物种类的逐渐增多，用药方法的不断改进以及临床经验的不断积累，疗效日益提高，化疗也已从以前的姑息性治疗向根治性治疗阶段过渡。过去的化疗均以全身治疗为主，现在可用化学药物进行局部治疗，如介入疗法等，这样可以充分发挥药物的治疗作用，避免全身不良反应。化疗适应证：晚期肿瘤患者、手术或放疗的辅助化疗、新辅助化疗。

（二）头颈部肿瘤

1. 概述

由于头颈部是人体重要器官集中的部位，器官、部位不同，类型各异，生物特性也各具特点。因此，头颈部肿瘤学为集中多学科理论和技术于一体，包括多种类型肿瘤防治研究的专科领域，在肿瘤医学中独具特点，占有一定的地位。解剖学上，头颈部肿瘤包括自颅底到锁骨上、颈椎前这样一个解剖范围的肿瘤，以恶性肿瘤为主。包括头面部软组织、耳鼻咽喉、口腔、涎腺、颈部软组织、甲状腺等部位的肿瘤，通常不包括颅内、颈椎肿瘤及眼内肿瘤。

2. 发病率

头颈部恶性肿瘤在不同国家、不同地区、不同民族、不同人种以及不同时期，其发病率不尽相同。在我国，头颈部肿瘤发病率较一般疾病低，占全身癌瘤的 16.4% ~ 39.5%。在肿瘤专科医院，由于收治的患者集中为肿瘤患者，因此，发病部位的构成有所不同。

3. 病理学及分期

头颈部解剖复杂，3 个胚叶组织均存在，其组织病理类型很多，造成临床过程各有其

特点，常需要临床医师根据不同组织、不同病理分型，在不同器官上给予相应处理。一般常见鳞状上皮细胞癌，其次为各类腺癌，肉瘤少见。目前采用的方法只着重于肿瘤侵犯范围的解剖学划分，对于宿主与肿瘤之间的有机反应尚不能表达。近年来提出肿瘤的生物学分期，以探讨区分机体对肿瘤的不同反应，寻找适合于调整机体反应、有利于根治肿瘤的治疗方案。

4. 诊断

肿瘤患者的诊断需要明确肿瘤的性质及肿瘤的范围，前者依靠病理诊断，后者依靠医师综合分析患者主诉并进行各项临床检查。肿瘤患者在治疗前要确定原发灶侵犯的范围、有无区域淋巴结转移及可能存在的远处转移。首先是耳鼻咽喉部、口腔颌面部及颈部的体检，其次是实验室化验及各种影像学检查，如常规 X 线、B 超、CT、核素检查及磁共振成像、正电子发射断层扫描（PET）等。

（三）头颈部肿瘤的化学治疗

头颈部肿瘤具有血管丰富、神经密集、功能重要、相互影响较大、手术切除难度较高、易损伤邻近器管、面部可造成畸形等特点。放疗、化疗可造成骨髓抑制，危及生命，因而对头颈部肿瘤治疗应多方考虑，慎重选择。中医学对此病均有详细的记载，在辨证施治的基础上，采用中西医结合保守疗法治疗方面积累了丰富的经验，取得了显著疗效。

1. 单药化疗

（1）单药甲氨蝶呤方案：$40 \sim 60mg/m^2$，静脉注射，第一日；每 7d 1 次。

（2）单药紫杉醇方案：G-CSF 支持，紫杉醇 $250mg/m^2$ 静脉注射，第一日；每隔 21d 重复。也可应用单药顺铂、卡铂、5-FU 及博来霉素、异环磷酰胺等。

2. 联合化疗方案

（1）DF 方案（顺铂＋氟尿嘧啶）：顺铂 $30mg/m^2$（也可 $100mg/m^2$ 一次性应用），静脉滴注第 $1 \sim 3$ 日；氟尿嘧啶 $1\,000mg/m^2$，第 $1 \sim 3$ 日（应持续 24h 静脉滴注）；每隔 21d 重复。DF 方案（卡铂＋氟尿嘧啶）：卡铂 $300mg/m^2$，静脉滴注，第 1 日；氟尿嘧啶 $1\,000mg/m^2$，第 $1 \sim 3$ 日（应持续 24h 静脉滴注）；每隔 21d 重复。

（2）紫杉醇＋卡铂方案：紫杉醇 $175mg/m^2$，3h 静脉输注，第 1 日；卡铂 $1 \sim 2h$ 连续输注，第 1 日；第 21 日重复。

（3）CBM 方案：顺铂 $20mg/m^2$，2h 静脉输注，第 $1 \sim 5$ 日；博来霉素 $10mg/m^2$，连续输注，第 $3 \sim 7$ 日；甲氨蝶呤 $200mg/m^2$，2h 静脉输注，第 15、21 日；亚叶酸钙（CF）20mg，每 6h 1 次，在每次甲氨蝶呤投药后 1h 后开始服药；每 4 周重复，2 个疗程。

（4）CABO 方案：顺铂 $20mg/m^2$，2h 静脉输注，第 $1 \sim 5$ 日；甲氨蝶呤 $40mg/m^2$，静脉滴注，第 1、15 日；博来霉素 $10mg/m^2$ 静脉注射，第 1、8、15 日（总剂量为 40mg）；硫酸长春新碱 2mg，静脉注射，第 1、8、15 日（总共 6 次）。

五、常见的几种耳鼻喉肿瘤的化疗

（一）鼻咽癌

鼻咽部可发生多种类型的恶性肿瘤，但癌占绝大多数（99%以上），且大多为低分化或未分化癌。鼻咽癌发病年龄由30岁开始迅速上升，50～59岁组达最高峰。男、女之比为（2.5～4）∶1。由于癌瘤原发部位较隐蔽，恶性程度较高，自然生存时间平均仅为18.7个月。

鼻咽癌的病理学决定其易于发生淋巴道转移、血道转移，特别是Ⅲ、Ⅳ期患者发生远处转移的机会多达35%。对化疗敏感，目前鼻咽癌的治疗中常结合化疗。治疗上因为大多数鼻咽癌对放射线较敏感，且其邻近结构对放射线也有较高的耐受性，因此，放射治疗往往是首选的方法。但是对于部分较晚期的患者以及放疗后复发的病例，化疗和手术仍是治疗中不可缺少的手段。全身化疗可选用PFB（PDD、5-FU、BLM）、CO（CTX、VCR）、CF（CTX、5-FU）、CBF（CTX、BLM，5-FU）、PF（PDD、5-FU）方案。

（二）鼻腔及鼻旁窦癌

鼻腔及鼻旁窦癌除早期外，临床表现相似，甚难辨别其原发部位，故一般常将二者视为一个整体。本病在头颈部癌中并不少见。在鼻腔及旁鼻窦癌中，以鼻腔及上颌窦患病最多。鼻腔及鼻旁窦癌的治疗主要以手术和放疗为主。但对于难治性肿瘤采用综合治疗已逐渐被广泛采用。根据不同的组合，综合治疗大致可分为手术、放疗综合；动脉化疗、放疗综合；动脉化疗、放疗及刮除术综合3类。常用的化疗药物为5-FU、MTX、BLM、DDP。

（三）口腔肿瘤

口腔的解剖概念有广义和狭义之分，狭义的口腔专指固有口腔而言，即包括牙、牙龈、唇内侧黏膜、前庭沟、颊黏膜、舌体（舌前2/3）以及口底诸解剖结构在内。广义的口腔则还包括唇红黏膜，以及舌根（舌后1/3）、腭扁桃体、咽侧壁、咽后壁和软腭等口咽部诸结构在内。

口腔肿瘤的治疗包括外科手术、放疗、化疗、中医中药治疗以及其他特殊治疗。目前认为，除早期及未分化癌外，均应以手术治疗为主，或采用以外科为主的综合疗法。

唇癌：在我国唇癌并不多见。唇癌好发于男性，男女之比为4∶1。40岁以上患者几乎占全部病例的90%，此中又有一半在60岁以上。唇癌治疗以手术为主，预后较好。

舌癌：舌癌在口腔癌中最常见。资料表明，女性舌癌发病率有明显上升的趋势，而且患病年龄也趋向年轻化。舌癌85%以上发生在舌体，舌根癌中还有一部分属涎腺或淋巴组织来源。舌体癌最好发于舌中1/3侧缘部，占70%以上，其他可发生于舌腹、舌背。最少见于舌前1/3近舌尖部。早期高分化的舌癌可考虑放疗、单纯手术切除或冷冻治疗，晚期应采用综合治疗（手术、放疗、化疗、中医中药、免疫治疗）。晚期病例可术前诱导化疗。舌癌对化疗敏感，可望提高患者的生存率。

口底癌：口底癌是指发生于口底黏膜的癌，应与舌下腺起源的涎腺癌相区别。后者应称为三下腺癌。我国舌癌虽居口腔癌首位，但口底癌并不多见，仅占5.02%，居口腔癌末位。好发年龄40～60岁。

牙龈癌：牙龈癌在口底癌中仅次于舌癌，居第2位。多见于40～60岁，男多于女。临床同期多发性牙龈癌的患者可见，其发生原因尚不完全清楚。治疗上由于牙龈癌早期侵犯骨质，故其治疗方法主要是手术，其他均为综合治疗的辅助措施，或仅用作姑息治疗。牙龈癌的5年的生存率较好，其中下牙龈癌的预后较上牙龈癌好。

腭癌：一般指硬腭癌而言，软腭癌归属于口咽癌；从病理类型上主要指鳞状上皮癌而言。腭癌在我国并不多见。腭癌在口腔癌的比例中呈逐年下降趋势，已从17.77%降至9.24%。腭癌多见于男性，男女比例为3：2，多发于年龄50岁以上。腭癌的发生与烟、酒有较密切的关系，尤多见于嗜烟者。也可见于咀嚼烟叶及其他刺激性物质的患者。治疗上以手术为主，放疗效果不佳。对早期、全身情况不能耐受手术者，原发灶可考虑冷冻治疗。腭癌的5年生存率为66%。晚期及有淋巴结转移者5年生存率仅为25%。

颊癌：颊癌是一种常见的口腔癌，颊癌的发生率在不同的国家和地区，其在口腔各部位癌瘤的构成比有显著的差异。在我国不同地区，颊癌在口腔各部位癌的构成比中也有显著差异。统计学研究发现，不同人种对颊癌的发生无显著影响，但性别上有明显的差异。男女之比目前为（2～3）：1，与舌癌及口腔癌一样，女性患者有明显的上升趋势。治疗上由于颊癌呈浸润性生长，局部复发率高，除局限、范围小、浸润表浅的颊黏膜癌，可考虑采用单纯的冷冻及放疗，对中、晚期患者，目前多应用以手术为主的综合治疗。常用的综合治疗方案包括术前化疗配合手术治疗，术前加热化疗配合手术治疗或者术前放疗配合手术治疗。术后放疗仅用于切除边界可疑或有残留者。术前化疗又称诱导化疗，是目前颊癌综合治疗方案中最常用且效果肯定的重要措施。由于术前化疗的应用，使颊癌的5年生存率有了明显的提高。术前用药可单一用药，也可联合用药，给药途径可采用静脉注射全身用药，也可经颈外动脉分支灌注区域浓集性给药。药物可选择平阳霉素、顺铂、氟尿嘧啶以及甲氨蝶呤，对颊癌及其他头颈部鳞癌与腺癌均有较好的疗效，已成为目前最常用的术前化疗药物。

（四）口咽癌

口咽癌原发肿瘤较少见，以恶性为主。饮酒造成口腔咽喉肿瘤的相对危险性为3.7～9.0，如果大量长期吸烟加烈性酒，危险性可成倍增加。国内资料表明，病理类型以上皮癌占多数，在58%～84%。多位于腭扁桃体区，占55.6%；腭扁桃体区肿瘤中鳞癌占 37.1%，腺癌多位于舌根，其中 63% 病例为囊性腺样上皮癌。口咽部好发淋巴瘤，北京及上海两组资料中淋巴瘤各占 27% 及 31%。口咽部恶性肉芽肿常和鼻面部肉芽肿同时发生，也可先出现在咽部，病变广泛。近年来，临床病理研究倾向于诊断为中线恶性网织细胞增生症，或为外因性 T 细胞淋巴瘤。由于口咽部肿瘤分化差、淋巴瘤较多，或口咽部组织大面积切除后修复困难，造成功能损害，故而以往治疗常用放射线，较少采用手术治疗。近年来由于手术整复技术的进展，各类带血管供应的组织瓣的应用，对于病期较晚、放疗难以控制的病例，可行根治性手术，已获得较好的疗效。化疗可配合放疗或手术综合治疗。

（五）喉咽及颈段食管癌

喉咽部或称下咽部的恶性肿瘤较少。在我国食管癌多见，但位于颈段的也少。近年来诱导化疗开展，即先用化学药物治疗，以期缩小或消灭肿瘤，然后再行放疗或手术。更有主张以保存器官为目的，先用化疗，达到临床完全有效后，再用根治性放疗，以期控制一部分病例，避免手术，只对化疗及放疗反应不佳者再行手术治疗。常用的药物有卡介苗、OK-432（链球菌制剂）、多糖类制剂、胸腺素、干扰素、转移因子、白介素等。喉咽及颈段食管癌的预后较差。

（六）喉癌

不同国家、地区、性别及年龄，喉癌的发病率也有较大差异。法国、意大利、巴西及西班牙等国的一些地区喉癌发病率最高，为（15～17.6）/10 万。男性高于女性的发病率。临床病理上可见喉癌前病变（喉角化症、喉乳头状瘤、慢性增生性喉炎）、鳞状细胞癌（原位癌、浸润性癌、疣状癌）其他恶性肿瘤（类癌、纤维肉瘤）。目前治疗喉癌主要采用外科手术；放射治疗也是根治手段之一，须结合病变部位及扩展程度做出适当选择。原则上早期癌宜首先考虑放疗，其疗效并不亚于手术，而且可以保留较满意的语言功能；晚期癌则多倾向于放疗与手术综合治疗；颈淋巴结转移癌则以手术治疗为主。在晚期喉癌的治疗中，标准放疗加化疗的疗效优于标准放疗，非常规分割放疗的疗效优于标准放疗，非常规分割放疗加同期化疗疗效优于非常规分割放疗。常用的化疗药物为 DDP 和 5-FU。

（七）耳部肿瘤

1. 中耳乳突癌

中耳乳突癌占耳部癌的 1.5%，占全身癌的 0.06%。发病率为 1：（1 324～4 000）。常好发于外耳道后壁深部的鳞状上皮。若鼓膜已经穿孔，癌瘤容易侵入中耳。中耳乳突癌可由乳突气房黏膜经感染后转变而来，受感染后，由于鼓室内空气所含氧气与二氧化碳的比例发生变化，或因血液循环和营养障碍，鼓室黏膜上皮可演变成复层扁平上皮。男女发病率为 34：1，发病年龄多为 40～60 岁。病理上多见鳞状细胞癌、基底细胞癌，腺癌少见。治疗上首选手术和放疗。化疗应用于晚期不能手术、放疗者。常用的化疗药物以顺铂、氟尿嘧啶、平阳霉素为主，联合化疗的疗效优于单药。

2. 颈静脉球体瘤

颈静脉球体瘤是发源于化学感受器的血管性肿瘤。目前认为，球体细胞不仅是化学感受器，还具有神经内分泌功能。本病在组织学上虽属良性，但常表现为局部破坏或向邻近组织及骨壁侵蚀，肿瘤生长主要按解剖通道扩展，很少恶变。少数有远处转移，可见于肺、颈淋巴结、肝、脾、脊柱、肋骨等处。本病生长缓慢，多见于中年女性。

（八）涎腺肿瘤

涎腺肿瘤的发病率为(1 ~ 2)/10万，仅占头颈部肿瘤的3% ~ 4%。涎腺分为大、小两组，大涎腺成对，包括腮腺、颌下腺及舌下腺。小涎腺为数众多，弥散分布于口腔及上呼吸道黏膜下层。涎腺肿瘤80%发生于腮腺，其中良性肿瘤占2/3。舌下腺95%以上为恶性。其他腺体良、恶性肿瘤各占1/2。涎腺肿瘤中女性患者多于男性，高峰年龄在30 ~ 50岁。涎腺肿瘤治疗以外科治疗为主，治愈的关键在于首次手术是否彻底。良性肿瘤采取正确术式，可获得根治性效果。即使是恶性，术后辅助放疗也能获得甚佳的疗效。手术切除不完整、包膜破损都是导致治疗失败的主要原因。而涎腺癌的化学药物治疗疗效尚处于研究阶段。

（九）颌骨恶性肿瘤

颌骨恶性肿瘤的组织来源是多方面的，有牙源性和非牙源性，同时尚可来自身体其他部位癌肿的转移，如肝癌、肾癌、肺癌、甲状腺癌等的颌骨转移性癌。

1. 中央性颌骨癌

主要是颌骨内的牙胚成釉上皮的剩余细胞、面突融合时的残余胚胎上皮以及牙源性囊肿衬里和造釉细胞瘤恶变所发生而来的鳞状上皮细胞癌，比较少见。治疗上以彻底根治手术为原则。

2. 颌骨骨肉瘤

为高度恶性的骨源性肿瘤。由成骨性纤维组织发生肿瘤，以直接形成骨和骨样组织为特征。损伤及放射线可能为诱发因素。好发于青年人，男性较女性多见。有5%发生于颌骨，下颌骨较上颌骨多见。治疗上应首选根治性手术切除，术后采用化学药物等综合治疗，能提高其生存率。

3. 颌骨软骨肉瘤

在颌骨部位比较少见，原发性软骨肉瘤多见于20岁以内的青年，肿瘤发展快，预后差。周围型软骨肉瘤，由软骨瘤逐渐转化、恶变而来。年龄大者，发展较慢，预后稍好。治疗上应做根治性手术。对放、化疗不敏感。

（十）甲状腺肿瘤

不同国家、地区的甲状腺癌发病率不同。在一些沿海城市较多见，且有上升趋势。甲状腺癌的病理分类主要分为乳头状癌、滤泡癌、髓样癌及未分化癌 4 类。其各类的治疗方法分别叙述如下。

1. 乳头状癌

乳头状癌是甲状腺癌中最多见的一型，占甲状腺癌的 59.9% ~ 89.0%。其中甲状腺隐性微小癌可较长时间保持隐性状态，而不发展成临床癌。其治疗方案如下。①首选手术治疗。②可以放疗，但由于甲状腺乳头状癌对放射线敏感性较差，且甲状腺的邻近组织，如甲状软骨、气管软骨、食管以及脊髓等，均对放射线耐受性较低，导致大剂量照射常造成严重合并症，一般不宜采用。③对于甲状腺癌的远处转移及某些辅助治疗者，在手术后可应用 ^{131}I 治疗。④内分泌治疗。甲状腺素可抑制脑腺垂体促甲状腺激素的分泌，从而对甲状腺组织的增生及癌组织的生长起到抑制作用。内服甲状腺素后，可阻断促甲状腺激素（TSH）对促甲状腺激素释放激素（TRH）的反应。因此，患者术后口服甲状腺素对预防复发和治疗晚期甲状腺癌有一定的作用。一般认为，内分泌治疗对生长缓慢的甲状腺分化型癌疗效较好。⑤化疗。主要用于不可手术或远处转移的晚期癌。单药化疗：应用多柔比星、顺铂或博来霉素。联合化疗：多柔比星＋顺铂（多柔比星 60mg/m^2，静脉注射，第 1 日；顺铂 40mg/m^2，静脉注射，第 1 日；每 3 周重复）。

2. 滤泡癌

滤泡癌较乳头状癌少见，仅占甲状腺癌的 11.6% ~ 15.0%。治疗上同乳头状癌，但较前者颈淋巴结的转移少见，因而一般不做选择性颈清术。

3. 甲状腺髓样癌

甲状腺髓样癌发生自甲状腺滤泡旁细胞，也称 C 细胞的恶性肿瘤。C 细胞为神经内分泌细胞，也属 APUD 系的细胞，即氨前身物摄取和脱羟细胞。因而本病为 APUD 瘤之一。本病较少见，占甲状腺癌的 3% ~ 10%。治疗上采用外科治疗。化疗可选用：单药化疗，应用多柔比星联合化疗。

4. 未分化癌

未分化癌较少见，属高度恶性。主要包括大细胞癌、小细胞癌和其他类型癌（鳞状细胞癌、巨细胞癌、腺样囊性癌以及分化不良的乳头状癌和滤泡癌等）。此类癌占甲状腺癌的 5% ~ 14%。其中大细胞癌最为多见。由于发现时多已属晚期，治疗上难以彻底切除，故而采用综合治疗，可收到姑息的疗效。本病预后极差，一般多在治疗后数月内死亡。

（十一）甲状旁腺肿瘤

在我国仍属少见病。病理可分为两类，良性为腺瘤，多数为甲状旁腺主细胞腺瘤；恶性为腺癌，常局部侵犯转移至区域淋巴结，常转移到肺、肝和骨骼。治疗上均应采用外科手术治疗，良性行单纯摘除，恶性肿瘤需行根治性手术。注意术后 16 ~ 24h 出现低血钙表现时，应给予补钙治疗。

（十二）颈部肿瘤

临床上多见颈部肿块，包括多种疾病，以发生自甲状腺和淋巴结者居多，还多见于颈淋巴结转移癌，可见于以下部位转移。

1. 原发于头颈部癌的转移

占 75%，大多为鳞状细胞癌，尤其多见于高分化及中分化类型，主要来源于口腔、鼻旁窦、喉、咽及头部皮肤等处。低分化癌主要来自鼻咽，少数也可来自舌根及梨状窝。腺癌则以原发于甲状腺者较多，常呈典型的甲状腺乳头状癌结构，少数来自涎腺或鼻腔等处。恶性淋巴瘤较少，原发多为咽扁桃体、腭扁桃体、舌根等咽淋巴环区，也可为全身性恶性淋巴瘤的颈部表现。恶性黑色素瘤多来自头颈部皮肤，尤其是发际头皮，少数来自口腔、鼻腔黏膜或眼部。转移癌多分布于颈内静脉区淋巴结。

2. 原发于胸、腹以及盆腔等处肿瘤的转移

以腺癌居多，多来自乳腺、胃、结肠、直肠，少数来自前列腺、肝、胰、子宫、卵巢及肾脏等。鳞状细胞癌较少，大多来自食管、肺。小细胞癌则主要来自肺。

3. 原发部位不明的转移癌

占 2.6% ~ 9.0%，多数为鳞状细胞癌，少数为低分化癌、恶性黑色素瘤及其他类型癌。治疗原则上应首先控制原发灶，可考虑放、化疗。

第四节　生物治疗

生物治疗主要通过宿主天然防御机制或天然哺乳动物材料作药物而发挥抗肿瘤效应。随着生物技术的发展，生物治疗，已成为继手术、放疗、化疗之后的第四种治疗手段。

一、肿瘤的免疫治疗

肿瘤的综合治疗已经取代了单一治疗。免疫治疗是肿瘤综合治疗的重要组成部分。肿瘤细胞具有抗原性，并能引起机体免疫应答，是肿瘤免疫治疗的基础。

（一）非特异性主动免疫治疗

许多物质可以刺激网状内皮系统活性，并同时能够非特异性地增强免疫功能，如微生物及其制剂，目前使用最多的是减毒的卡介苗、短棒菌苗等，还有微小病毒、云芝多糖和香菇多糖等。卡介苗（BCG）首先激活巨噬细胞，再破坏肿瘤细胞，并通过处理癌细胞抗

原使淋巴细胞产生特异性免疫。短棒菌苗（CP）是巨噬细胞的佐剂，由于使用的是死的菌苗，没有潜在感染的风险。这类制剂可口服，也可皮下、皮内、瘤内注射使用，还可腹腔内给药。左旋咪唑等药物可调节受抑制的免疫功能。人参、黄芪、灵芝、党参等中药可提高机体的免疫功能。

（二）特异性主动免疫治疗

特异性主动免疫治疗是利用肿瘤抗原诱导的专一免疫反应所进行的治疗，如使用灭活的肿瘤细胞疫苗、肿瘤单克隆抗体等。

1. 肿瘤细胞疫苗

灭活的肿瘤细胞早已开始应用，如自体或同种异体瘤苗，细胞滤液或粗提物进行主动免疫治疗，但效果不佳。其后应用经物理、化学或生物学方法，如加热、冷冻、放射线照射、加入神经氨酸酶或病毒等方法处理肿瘤细胞，制成瘤苗后进行主动免疫治疗。也可将作为佐剂的 BCG 或 BCG，多糖类物质与瘤苗联合注射。多数情况下，这种疗法的效果不肯定，但用于治疗肾脏肿瘤和黑色素瘤有一定疗效。

2. 用肿瘤相关抗原（TAA）或肿瘤特异性抗原作为疫苗

通过修饰肿瘤细胞、分离提纯膜组分及 TAA，用独特型抗体替代 TAA，人工合成多肽 TAA 以及构建表达 TAA 的重组病毒等方法，在不同水平上制备瘤苗，以增强 TAA 的免疫原性，有可能诱导出相对特异性的抗肿瘤免疫应答。人类肿瘤特异性抗原的研究也获得进展，如 MAGEI 是一种在肿瘤细胞中重新活化的胚胎基因编码产物，该蛋白分子具有供 T 细胞识别的多种肿瘤特异性抗原表位，可有效地诱导肿瘤免疫应答。

3. 瘤细胞在基因水平上的修饰

某些化学剂，尤其是诱变剂或基因激活剂，如三氮衍生物、5- 甲基胞嘧啶等，有可能在基因水平上增强肿瘤细胞的免疫原性。如将同系 MHC-I 类基因导入低水平表达 MHC-I 类分子的肿瘤细胞，可增强 CTL 对瘤细胞抗原的识别和对肿瘤的排斥反应。有学者将编码 HLA-I 类抗原的基因包裹入脂质体中，并将此脂质体直接注入人体黑色素瘤内，可诱导患者免疫系统产生较强的抗肿瘤效应，从而使肿瘤消退。从黑色素瘤、乳腺癌、肾细胞癌等肿瘤中分离出的某些癌基因产物，都是特异性较强的肿瘤相关抗原。将编码特定产物的癌基因导入肿瘤细胞，也可以增强肿瘤抗原的免疫原性。"疫苗"基因疗法，就是借助基因工程技术制备此类多肽产物，并用于肿瘤的主动免疫治疗。

（三）免疫导向疗法

将某些肿瘤的单克隆抗体注入血管内，这种特异性的抗体就可以在体内搜索或跟踪它的目标，即相应的抗原，并与之特异性地结合，引起一系列免疫反应。将化学药物、放射性核素或毒素与针对肿瘤抗原的 McAb 耦联，制成所谓"生物导弹"，后者在体内可定向地集中于肿瘤灶，发挥杀瘤效应，称为免疫导向疗法。

二、生物反应调节剂（BRM）与肿瘤生物治疗

1. BRM 的概念

生物反应调节剂（BRM）指能够直接或间接地修饰宿主—肿瘤的相互关系，从而改变宿主对肿瘤细胞的生物学应答，使有利于宿主、不利于肿瘤而产生治疗效应的物质或措施。

2. BRM 的分种及临床应用（表 2-1）

表 2-1　BRM 的种类及临床应用

BRM 类别	临床应用
免疫调节剂	免疫调节疗法（用以促进、增强、调整机体免疫功能）
细胞因子	细胞因子疗法（如干扰素、白介素、集落刺激因子、肿瘤坏死因子等的应用）
抗原肿瘤	特异性主动免疫治疗（如肿瘤疫苗）
效应细胞	继承性免疫治疗（如转输 LAK 细胞、TIL 细胞等）
抗体	被动免疫治疗（如单克隆抗体及其耦联的导向疗法——"生物导弹"）
肿瘤化抑制因子	癌变抑制及分化诱导治疗（如维 A 酸类、分化因子、成熟因子等）
其他	骨髓移植、血浆置换、免疫抑制解除、转移抑制、新生血管抑制等

三、免疫调节剂在抗肿瘤中的临床应用

免疫调节剂是目前最主要的、实际应用最广泛的一类 BRM。其具有免疫刺激、免疫调节等效应，在临床上多用于免疫缺陷病、慢性细菌或病毒感染、自身免疫病及恶性肿瘤的治疗。常用的免疫调节剂有以下几种。

1. 微生物及其有关成分

①卡介苗（BCG）及其有关成分；②短棒菌苗（CP）；③溶血性链球菌制剂（OK-432）；④链真菌制剂。

2. 糖类

主要是通过启动、恢复、完善和提高宿主免疫机制而发挥抗癌作用。疗效肯定，主要有香菇多糖、西佐喃（SPG）、云芝多糖（PSK）。

3. 胸腺素

胸腺素是胸腺组织分泌的具有生理活性的一组多肽。临床上常用的胸腺肽是从小牛胸腺发现并提纯的有非特异性免疫效应的小分子多肽。

4.合成的免疫调节剂

（1）合成的高分子化合物：①聚肌苷酸—聚胞甘酸；②聚肌苛酸聚尿苷酸；③ Pyran-MVE。

（2）合成的低分子化合物：①左旋咪唑（LMS）；②西咪替丁（西咪替丁）；③阿齐美克；④替洛隆；⑤吲哚美辛。

第三章　耳的先天性疾病

第一节　先天性耳前瘘管囊肿

先天性耳前瘘管是一种临床上常见的先天性外耳疾病，为第一、二鳃弓的耳郭原基在发育过程中融合不全所致。家系调查证实其遗传学特征为常染色体显性遗传。根据国内抽样调查发现，该病发病率为1.2%，男女比例为1∶1.7，单侧与双侧发病之比为4∶1，较少合并其他耳部畸形。瘘管的开口很小，多位于耳轮角前；少数可在耳郭的三角窝或者耳甲腔，平时可无症状，甚至一生无感染或自觉症状，不以为疾。如出现感染，方引起注意和接受治疗。

一、病理

先天性耳前瘘管为一狭窄的盲管（窦道），深浅、长短不一，可呈分支状，长度从1mm到3mm以上，可穿过耳轮脚或耳郭部软骨，深至外耳道软骨与骨部交界处或者乳突表面。管壁被囊复层鳞状上皮，具有毛囊、汗腺、皮脂腺等组织，管腔内常有脱落上皮、细菌等混合而成的鳞屑或豆渣样物，有臭味。管腔可膨大成囊状，如发生化脓性感染，可形成局部脓肿。

二、症状与检查

一般无症状。按压时可有少许稀薄黏液或乳白色皮脂样物自瘘口溢出，微臭，局部微感瘙痒不适。如发生感染，则局部及其周围组织发生红肿、疼痛，而形成脓肿，脓肿穿破后溢脓，可如此反复发作形成瘢痕。感染时间长时，瘘管口附近皮肤可发生溃烂、肉芽，或形成数个溢脓小孔。瘘管较长、伸展较远者，如深部发生感染，可在远离瘘口处发生脓肿。

三、诊断

根据病史与局部检查，诊断一般无困难。按其瘘口位置与瘘管走向，可与第一鳃沟瘘管相鉴别。急性感染与溃疡不愈时，需要与皮肤疖肿或颈部淋巴结炎和淋巴结结核性溃疡等相鉴别。

四、治疗

无感染或无任何症状者，通常不需要治疗。

耳前瘘管切除术：如出现局部瘙痒，有分泌物溢出者，宜行手术切除。对反复发生感染的瘘管，或因感染引起皮肤溃烂者，应手术切除，但需先控制急性炎症。局部有脓肿者应切开引流，待炎症控制后再手术。

手术方法如下。①先以钝头弯针插入瘘口，注入 2% 亚甲蓝溶液少许，注射后稍加揉压，将多余的染料擦干净，以免污染手术视野，也有利于亚甲蓝向深部或分支浸润。②瘘管周围以 1% 普鲁卡因做皮下浸润麻醉。小儿可在基础麻醉加局部麻醉下进行。③在瘘管口周围做一梭形切口，切开皮肤。沿蓝染的瘘管向深处分离，注意勿将瘘管分破，分断，以免瘘管内容物溢出，污染手术视野，或切除不彻底。分离中可用组织钳提起已分离出的瘘管，再循此继续分离，直达盲端。如有分支，也需全部予以分离、切除。④如果术中发现瘘管的另一端通向鼓室或者外耳道深部，则需循窦道延长切口，将耳郭向下翻转，方能使手术视野得以良好暴露。⑤如皮肤溃烂，但溃烂面积不大，可在急性炎症控制后，将瘘管及皮肤溃烂面一并切除，然后缝合皮肤，可达治愈目的。

第二节　先天性外耳畸形

耳的发育从胚胎第 3 周末开始，一般到第 34 周完成发育；而乳突发育完全则要延至出生后 5 周岁左右。耳部在较为漫长的胚胎、胎儿发育过程中，多种因素（包括遗传、化学、物理、生物等）可引起发育的障碍或异常，造成先天性耳畸形。外耳、中耳胚胎原基与内耳原基不同，故外耳、中耳畸形多不与内耳畸形并发，但也有少数患者外耳、中耳、内耳均有畸形。

先天性外耳畸形与鳃器发育障碍有关，临床上常见的先天性外耳畸形主要表现为先天性耳前瘘管、小耳畸形和外耳道狭窄或闭锁。

一、入院评估

（一）病史询问要点

患儿出生时，即表现耳郭和（或）外耳道形态先天性异常，注意询问家族成员中是否有类似疾病史，以了解是否为遗传性病因。外耳道闭锁可表现为有规律的常染色体显性或隐性遗传。询问妊娠期间是否有病原微生物（疱疹病毒、风疹病毒、巨细胞病毒、梅毒螺旋体等）感染、应用耳毒性药物（反应停、地西泮类、氨基糖苷类等）、内分泌及酶系统异常（糖尿病、妊娠早期代谢紊乱等）、放射线或化学毒物接触、高危妊娠、胎儿宫内缺氧等病史，以了解是否为非遗传性病因。另外，应注意患儿是否存在其他组织、器官畸形或功能障碍。

（二）体格检查要点

体格检查应着重检查耳郭情况，包括：耳郭畸形类型、程度，外耳道狭窄程度或是否完全闭锁，是膜性还是骨性闭锁（依赖影像学检查），以及是否伴发中耳畸形及其类型、程度，为进一步选择治疗方案提供依据。

1. 先天性耳前瘘管

可双侧或单侧，单侧者以左侧多见。瘘管开口多位于耳轮脚前或前上方，少数位于耳甲腔、外耳道或耳周其他部位。挤压时常有少量稀薄黏液或乳白色皮脂样物从瘘口溢出。如继发感染，可引起耳前红肿、疼痛。如不及时治疗，可形成局部脓肿，并会反复发作。长期感染患者的耳前瘘管附近皮肤可发生溃烂、瘢痕或创面经久不愈。

2. 先天性耳郭畸形

耳郭畸形可单独存在，但常合并耳道及中耳畸形，或构成先天性综合征。耳郭畸形变异程度较大，可由无任何影响的轻微外形变化至严重畸形，或耳郭完全缺如。

3. 先天性外耳道畸形

第一鳃沟发育异常将造成先天性外耳道畸形，畸形的变化决定于胚胎发育障碍的程度或停止发育的时间。先天性外耳道畸形多合并耳郭及中耳畸形，而且外耳畸形的程度在一定程度上可以反映中耳畸形的程度；但先天性中耳畸形可单独存在，故不能以外耳结构正常作为排除中耳畸形的依据。先天性外耳道畸形轻者可表现为外耳道狭窄或膜性闭锁，重者则可呈完全性骨性闭锁或无外耳道。

注意耳邻近部位、器官以及全身检查，了解是否伴有其他部位（器官或系统）的先天性异常、畸形及功能障碍，即为某一先天性综合征性疾病的病变之一。先天性小耳畸形或外耳道闭锁常合并有颌面骨、下颌以及肢端面骨的成骨不全，在这些成骨不全中，上颌面骨成骨不全及下颌面骨成骨不全与本病关系密切。

（三）分析门诊资料

综合临床病史（包括病因学）资料、体检结果，决定继续检查项目或指标，以及选择适当的临床矫治方案。

轻度的耳郭畸形，患者如无特殊要求，无须治疗。畸形明显或要求矫治者，可依据畸形情况选择适当的手术矫治方法。内耳功能良好、中耳畸形较轻的外耳道狭窄或闭锁者，可选择适当的径路行外耳道成形术、鼓室成形术或听骨链重建术或配戴助听器等治疗。对较为复杂的畸形，尤其合并颅、颌面畸形者，必要时与整形外科、口腔颌面外科等进行会诊讨论，制订联合手术矫治方案。

（四）继续检查项目

1. 遗传学检查部分

先天性遗传性外耳畸形患儿有第 18 号染色体缺失，其多合并有其他缺陷，对此类患儿应该检查染色体，如证实有染色体异常，双亲也应该进行染色体检查，如任何一方有异常，则再次妊娠时需要做羊膜穿刺进行染色体检查，如有异常，应终止妊娠，以防止再生畸形儿。

2. 影像学检查

颞骨 X 线平片和断层，特别是颞骨 CT 和（或）MRI 扫描，可获得耳道及中耳和内耳全部结构发育状态的判断资料，对于选择适当的畸形矫治方法（尤其是外耳道闭锁、合并中耳畸形者）具有极其重要的参考价值。

注意了解患者的面神经走行及其面神经管完整性、听骨链结构及畸形情况、乳突腔及鼓室发育情况、迷路（耳蜗及前庭）发育情况等。

采用高分辨率 CT、三维 CT 扫描可详细了解外耳道闭锁的形式和范围、中耳腔大小、听小骨的形态、迷路窗及内耳结构、面神经的走行等。读片时，首先要评价内耳情况，因为骨迷路畸形皆表示有严重的感音神经性耳聋，因而是手术的禁忌证。另外，某些内耳异常与外淋巴积水有关，或与蛛网膜下隙有瘘管相通，手术有发生镫骨井喷的危险。

CT 扫描可清楚地显示垂直外耳道畸形，即在相当于正常外耳道的位置呈外耳道闭锁状，而自鼓室有骨性管道下行达于颞骨下缘，管道内多充以软组织，但也有少数垂直外耳道腔内含气，并可下行达于下颌角的外耳孔。

应确定脑板、侧窦板及颞颌关节的位置，了解手术空间的大小。明确有无先天性胆脂瘤或耳道深部胆脂瘤。中耳腔可含有黏液、未分化的间质组织及胆脂瘤。中耳可被薄骨分隔成两个或更多的分隔间，造成手术困难及迷失方向。听骨链结构可看到锤骨、砧骨，后者可被突出的骨质固定于中耳腔。从矢状位可以清晰地显示闭锁骨板的厚度及性质。

镫骨的形态对重建听力很重要，只要其存在，多可利用。面神经可以发育不全，个别患者可以完全未发育，骨管可以缺损，自膝状神经节开始走行，可以向前下移位，在前庭窗（卵圆窗）的上方或下方越过中耳，或为镫骨弓分成两束，垂直段变短，自锥隆起段以下沿耳道后壁向外向前行，于接近缺失的鼓环处在耳道底部进入一骨管，在下颌关节附近出颞骨，甚至可进入关节腔，水平段面神经管移位可遮盖前庭窗及镫骨，面神经畸形发生频率很高，是影响切除闭锁骨板、检查鼓室的一个重要障碍，尤其是切除闭锁骨板的后下部分时危险性最大。

3. 听觉功能

一旦确定单侧外耳道闭锁，应在出生后 3d 内对未闭锁耳行耳声发射（OAE）或自动听觉脑干诱发电位（AABR）检查，以早期确定该未闭锁耳的听觉功能。如为双外耳道闭锁，应最晚在出生后 6 个月内行骨导听觉脑干诱发电位（ABR）检测。因常规手术要等到乳突充分发育后（5周岁后）才能进行，如果是耳蜗功能好的患儿，尤其是双侧外耳道闭锁者，在出生后3～6个月配戴骨导助听器并进行听觉训练，可保持正常的语言和智力发育。

术前听觉功能检查时，患儿多已能合作进行纯音测听，故可了解听损性质、程度，从而进一步判断中耳和内耳发育情况及其功能状态，了解畸形对耳生理功能的影响，为手术方式的选择提供依据。

4. 全身相关系统检查

应对患儿进行全身系统检查，了解其他组织、器官病变情况，排除相关综合征，从而有利于进一步选择适当的治疗方法。

二、病情分析

（一）诊断

依据出生后即表现耳郭或外耳道畸形、伴有或不伴有其他部位组织或器官畸形、异常或功能障碍，可做出明确诊断，而进行进一步的耳（颞骨）影像学、耳生理功能及全身相关系统检查，对于先天性外耳畸形的矫治（即选择适当的手术方法、手术时机、手术路径等方面）则更为重要。

（二）临床类型

外耳先天性畸形复杂多样，并无明确规律，各家分型意见不一，因此，任何一种分型法皆不完善。分型的目的是为了临床选择治疗方法做参考。常见的类如下。

1. 先天性耳前瘘管

先天性耳前瘘管常为盲管，深浅、长短不一，可有分支。深部多附着于耳轮脚软骨膜，但其分支可走向深部，接近面神经。反复感染、发炎者局部多有瘢痕。

2. 先天性耳郭畸形

（1）轻度畸形：耳郭形态大致正常，仅轻度变异。

1）招风耳：对耳轮缺如或不明显，耳郭异常突出，与颅侧面成90°（正常为30°）角。

2）大耳（巨耳）：耳郭形态正常，但明显增大，多为双侧性。

3）杯状耳或垂耳：耳郭呈杯状向前卷弯，为常染色体显性遗传病。

4）副耳（赘耳）：单发或多发，为皮肤赘生物，可含软骨，多见于耳轮脚或耳屏前方，也可发生于颊部沿耳屏至口角的连线上，多数副耳聚集，可类似多耳畸形。

5）颊耳：耳郭异常低位，常合并下颌、颊腔及舌发育低下。

6）包埋耳（袋耳）：耳郭与头侧分离不全，常为家族遗传性。

7）耳垂畸形：耳垂缺如、过小、过大或分叉。

另外，还有耳郭扁平、低垂或前倾以及耳郭移位、两侧耳郭大小及形状不对称等。

（2）小耳畸形：耳郭小，形态异常，常合并外耳道及中耳畸形，根据其严重程度可分为3级。Ⅰ级：明显耳郭畸形，但尚存在可辨认的部分标志。Ⅱ级：耳郭残迹呈垂直条状或前弯幡状，可含有软骨，类似原始耳轮状。Ⅲ级：仅有一两个不成型的软组织突起，位于相当耳郭的位置上。

（3）无耳畸形：较罕见，耳郭全部缺如，几乎均合并外耳道闭锁和严重中耳畸形，或见于先天性综合征。

3.先天性外耳道畸形

（1）轻度畸形（Ⅰ型）：仅耳道狭窄或外部闭锁，可表现为全长一致性或漏斗状，或峡部狭窄，内侧近鼓膜部分可有胆脂瘤或感染。鼓膜可正常，但多增厚或为一骨板。鼓室腔较小，听骨有不同程度的畸形。常伴有耳郭位置异常或小耳症。

（2）中度畸形（Ⅱ型）：无耳道或为一漏斗形盲端，常合并中耳畸形，锤骨头与砧骨体融合，砧骨长突纤维化。耳道位置可由未骨化软组织充塞，或为骨性闭锁占据，但有活动的镫骨。如闭锁仅位于耳道峡部，其内端骨部耳道可为脱落上皮屑充满，形成外耳道胆脂瘤，使该处耳道扩大或破坏鼓膜及鼓室。常伴耳郭畸形，耳屏常缺如。

（3）重度畸形（Ⅲ型）：完全为骨性闭锁或无外耳道，合并不可修复的中耳畸形。乳突前壁与下颌小头形成软组织连接，伴有中耳畸形或其他鳃器发育障碍。最常见的包括锤骨头畸形，常与上鼓室壁融合、无镫骨或前庭窗、面神经畸形等。常合并下颌骨发育不全，若为双侧性，则称家族性颌面骨发育不全综合征。中耳腔常仅有裂隙状的下鼓室。

（三）鉴别诊断

先天性外耳畸形鉴别诊断主要应了解合并中耳、内耳畸形情况，并明确是否作为某些相关综合征的表现之一。这些对于决定选择何种治疗方案极其重要。

三、治疗

（一）治疗原则

轻度的先天性外耳畸形，对外观和耳生理功能影响不大者，可不需治疗。畸形较为明显者，治疗主要以矫正畸形和尽可能恢复或改善耳生理功能为原则。

（二）术前准备

术前除上述影像学检查、听力检查等项目以外，多数先天性外耳畸形矫正手术患者为儿童，需采用全身麻醉，故应做常规全身麻醉的一切检查和准备。

先天性耳前瘘管患者多有反复感染史，对继发感染者可给予抗生素全身使用，进行抗感染治疗。如有脓肿形成，应做切开引流。待急性炎症完全消退后，再做耳前瘘管切除术。手术前1d可用较粗的钝针头经耳前瘘管口注入少量亚甲蓝，有利于术中寻找深部瘘管及其分支。

先天性外耳畸形的矫治一般需选择适当的手术方法。手术年龄的选择、手术方式的设计、修复材料的选取等均应依据患者个体的具体情况决定。

（三）治疗方案

1. 先天性耳前瘘管

对有反复发生继发感染者，应行耳前瘘管切除术，以彻底清除瘘管组织为原则，手术中注意瘘管可能有分支或与软骨粘连，甚至穿经软骨，此时可切除一部分相连软骨，务必将瘘管一次彻底切除，否则感染复发，局部瘢痕多，使再次手术困难。

2. 先天性耳郭畸形

耳郭畸形的治疗必须根据其程度和患者的要求来决定。一般来说，耳郭畸形伴双侧外耳道闭锁的患者对提高听力的要求常比整形更迫切。

轻微耳郭畸形对外观影响不大者，无须治疗。副耳、招风耳、耳垂畸形、袋耳、杯状耳或大耳畸形，可于儿童期进行手术整形。具体手术方法和步骤参见有关手术学。重度小耳畸形需行耳郭再造术，手术常需分期进行。目前多主张应用自体肋软骨作为支架，较小儿童常不能提供足够皮肤及软骨作为移植物，且颌面部尚在继续发育过程中，故至少应在患儿 10 岁后或青春期后再考虑手术。对合并耳道闭锁及中耳畸形需行听力重建术者，耳郭成形与听功能重建是否一期完成或施术先后问题，应结合具体情况决定。现一般多于外耳道再造术同时放置皮下扩张水囊，半年后行耳郭成形术后，取出外耳道内扩张管。

3. 先天性外耳道畸形

（1）手术治疗：目的在于重建与外界相通的骨性外耳道，且其内端与有功能的或再造的鼓膜及听小骨相连。双侧畸形者，可于学龄期先行一侧成形术；单侧畸形者，手术可延迟至成人时进行；颞骨完全硬化型无气房发育者，手术困难且效果不满意，多数学者不主张手术，或仅于耳道区做一较浅耳道，以利于戴助听器。

如耳郭发育良好，估计可能有正常鼓膜存在者，重建外耳道时应避免损伤鼓膜，并避免打开上鼓室及鼓窦，尽量切除鼓膜外侧纤维组织及骨性闭锁板，并扩大骨性耳道至正常成人 2 倍大小，然后移植断层皮片。如为小耳畸形，多无耳道及鼓膜，此时乳突前壁与下颌小头相邻，则需打开鼓窦和上鼓室，重建外耳道与重建中耳传音结构同时进行。

鼓膜的重建主要是保存和利用外耳道闭锁骨板内面菲薄的砧骨膜。用电钻磨薄闭锁处的骨质，直至砧骨膜上仅遗留薄层骨片，使骨片中央部骨折成碎片，再从其下面分离砧骨膜而去除骨片，保存完整的砧骨膜是本手术成功的关键。锤骨一般已连接在砧骨膜上，因此不应扰乱听骨链，即使听骨链有歪斜，只要还有一定的传音功能，就不应将其除去。

重建外耳道术后应预防狭窄，外耳道移植 Thiersch 皮片，术后容易发生狭窄，应采用中厚（0.8mm）皮片植入足够宽大的新建外耳道内，以减少狭窄的发生率。可用硅胶管等进行扩张 3～6 个月。

（2）助听器：双侧外耳道闭锁一旦诊断，于婴儿早期即 6 个月内配戴骨导助听器，以避免致言语发育障碍。

四、术后处理

（一）一般处理

1. 应用抗生素

术后用抗生素 2 周，以防感染。外耳道再造术者，2 周后取出术腔填塞的碘仿纱条。每日外耳道清洁、消毒、铺上经消毒的塑料薄膜，腔内放入干纱条，滴无耳毒性抗生素滴耳液。

2. 扩张外耳道

外耳道术腔干燥后，放置大小合适的硅胶扩张管。出院后先每周复查 1 次，1 个月后改为每 2 周复查 1 次，2 个月后改为每个月复查 1 次，至半年。

3. 其他

合并耳郭畸形者，在行外耳道再造术同时或之后，行皮下埋置扩张水囊和耳郭再造术。

（二）并发症处理

除常见手术并发症（如局部感染、出血等）外，术中可发生中耳传音结构（主要为听骨链）损伤，应仔细手术操作，以避免之，如发生，应重建有效的中耳传声系统。

另一个常见并发症为面神经损伤，如术中明确面神经离断，应 I 期开放面神经管并行面神经断端吻合术。

外耳道再造术后，随诊发现外耳道扩张管脱落时，应及时重新置入，必要时再行手术，将扩张管缝扎固定于周围组织。

五、住院小结

（一）疗效

1. 先天性耳前瘘管

若手术完全切除瘘管，则疗效良好。若有部分遗留，易造成继发感染和复发，一旦发生，则需再行手术切除。

2. 先天性耳郭畸形

前期皮下扩张水囊应扩张至足够大，以再造耳郭空间，但在逐步扩张过程中，每次注入的液体量应适当，以防止撑破皮肤。再造的耳郭应尽量做到与对侧（原有正常的或再造的）耳郭形态相似、大小对称。若能如此操作，一般疗效良好。

3. 先天性外耳道畸形

再造外耳道应尽可能宽畅，外耳道植皮成活，以保证术后外耳道直径 ≥ 1cm。需保证外耳道内扩张管放置半年以上，以防止缩窄现象的发生。合并中耳畸形而行鼓室成形术者，应保证再造鼓膜与听骨链传音结构能够有效连接和活动，术后平均听力提高 15dB 以上。

若能达到这 3 点，一般疗效良好。

（二）出院医嘱

外耳道再造术后患者，应放置扩张管半年以上，一旦发生脱落，应及时重置或再次进行手术固定。

第三节　先天性中耳畸形

先天性中耳畸形是由遗传性或非遗传性因素引起的胚胎鳃器发育障碍所致。其发生可合并外耳畸形或其他鳃器来源的器官畸形，如颌面骨发育障碍，也可伴有全身其他部位畸形。由于听小骨与外耳道、鼓膜发育非同源性，听小骨或中耳畸形可独立存在，或与外耳畸形程度不一致，因此，不能以外耳发育状态作为判断中耳畸形的绝对依据。中耳畸形多不合并内耳畸形。

一、入院评估

（一）病史询问要点

因先天性中耳畸形的形式和程度可有很大的差异，通过询问出生后听力障碍情况，初步判断对听觉功能的影响。本病所引起的听力障碍不随时间的推移而加重，先天性听骨链畸形多为单侧、非进行性耳聋，先天性前庭窗缺如或蜗窗缺如则可为双侧性，故询问和了解患儿有无外伤史、中耳炎病史或耳硬化症的家族性耳聋史和听力水平的变化情况，对于鉴别诊断有重要意义。

单独存在的中耳畸形表现为耳郭、外耳道、鼓膜完全正常，许多先天性中耳畸形患儿合并有不同程度的耳郭畸形、外耳道狭窄或闭锁、鼓室腔及其内容物畸形和乳突气化不良（罕见有中耳腔及乳突完全未发育者），故了解外耳畸形情况，对于判断和了解中耳畸形亦具有一定的辅助和鉴别诊断意义。

（二）体格检查要点

先天性中耳畸形可有多种多样的表现形式，常规体检可通过观察鼓膜大体了解情况，更多资料有赖于特殊检查。

鼓膜发育畸形者表现有鼓膜标志异常、小鼓膜或无鼓膜，小鼓膜者鼓膜面积小于正常或锤骨柄成直角折向前方、与鼓沟前部融合固定。无鼓膜者见于外耳道闭锁患者，鼓膜位置代之以闭锁骨板。鼓室顶、底及其他各壁可有先天性缺损或裂隙，可合并先天性脑脊液漏或颈静脉球突入鼓室。

（三）分析门诊资料

合并先天性外耳畸形患者，检查时易于发现。单纯中耳畸形则不易早期发现，常以患耳听力障碍就诊检查时发现和确定，了解畸形状态需依赖影像学检查和听觉功能测试等，明确之对于选择进一步治疗方案极其重要。

（四）继续检查项目

1. 听力学检查

音叉试验和纯音测听显示传导性听力损失。气导听阈一般在 55 ~ 60dB，曲线大多呈水平型。骨导听阈正常或略高于正常。骨导听阈曲线出现 Carhart 切迹、Gelle 试验阴性提示先天性镫骨固定。如骨导听阈达 30 ~ 40dB、气骨导差很大，则应考虑先天性前庭窗或蜗窗封闭或缺如畸形，且可能有混合性听力损失。声导抗测试显示反射均缺失。

2. 影像学检查

颞骨多轨迹体层相或高分辨率 CT 扫描可显示外耳道、鼓室、耳蜗、半规管、前庭、内耳道（内听道）、乳突、咽鼓管以及脑板和乙状窦板等结构和位置，有助于了解听小骨、前庭窗、蜗窗、面神经、咽鼓管、颅中窝或颅后窝相邻骨板等有无畸形。锤砧骨畸形 CT 一般可显示，如锤砧关节融合、砧骨长脚缺如、锤砧骨变形增粗与上鼓室壁粘连、砧镫关节交角异常等。但较轻的听小骨畸形（如单纯镫骨畸形等）CT（包括螺旋 CT 三维成像）难以显示，故 CT 未发现异常并不能完全除外镫骨畸形。

CT 扫描可良好地显示面神经管走行异常，其常伴发于外耳道闭锁患者，最多见于面神经管乳突段前位。冠状面及横断面均可显示。冠状面上面的神经管乳突段可见于蜗窗层（轻度前位）、前庭窗层（中度前位）或耳蜗层（高度前位）。

横断面可见面神经管断面前移及鼓室后部狭窄。前移的面神经管乳突段可穿经闭锁板内，对手术至为重要。面神经管鼓室段低位可遮盖前庭窗，并压镫骨移位。冠状面可见外半规管下靠前庭窗软组织块影。横断面可见前庭窗外软组织或骨性条影。面神经管鼓室段低位不能行前庭窗手术，须术者注意。

CT 可发现颈动脉管异位，颈动脉管可突入鼓室，达耳蜗外侧，为耳鸣的原因之一。此畸形多单独发生。

二、病情分析

（一）诊断

根据详细搜集的病史、全面体格检查（包括耳鼻咽喉科检查）、听力学检查和影像学检查，不难做出先天性中耳畸形的诊断。其诊断要点如下。①家族中有先天性畸形，特别是先天性耳聋、配戴助听器者。②患儿母亲在妊娠期曾患病毒感染等传染病，在妊娠前或妊娠期有用药或放射线接触史。③非进行性传导性听力损失，可在出生后即发现。④言语发育障碍或滞后，应考虑先天性听力损失。⑤身体其他部位有先天性畸形。先天性外耳畸形耳道狭窄或闭锁者，中耳常合并有畸形，应进一步检查。耳郭或外耳道轻度畸形也应注意检查，不可忽视，因其往往提示患儿的传导性耳聋可能是先天性中耳畸形所致。⑥染色体分析有助于鉴别诊断。⑦单纯中耳畸形单侧性者经常不易早期发现，可在体检时或偶然发现一耳听力障碍，表现为传导性非进行性耳聋，无耳鸣，外耳及鼓膜完全正常，或偶见鼓膜听骨标志略有变异。⑧听功能检查，纯音听阈测试为传导性耳聋，听力损失可达60dBHL。声导抗测试对了解听骨活动或连接性可提供一定线索，但若鼓膜异常，常不能真实反映听骨畸形情况。鼓室压多正常，根据中耳畸形状态，鼓室曲线可表现为 A 型、As 型、AD 型，甚或 B 型。镫骨肌反射消失。⑨医学影像学检查：应行颞骨 CT 和 MRI 扫描，以了解外耳道、鼓室腔、乳突气房大小和范围、鼓室和乳突天盖脑板和乙状窦骨板的位置，以及听小骨、蜗窗、前庭窗、面神经、咽鼓管等发育情况。⑩鼓室探查术可对先天性中耳畸形做出肯定诊断并进行治疗。

（二）临床类型

先天性中耳畸形可伴有或不伴有外耳、鼓膜畸形。显微外科手术，尤其是镫骨手术和鼓室探查术推广以来，单纯先天性中耳畸形的报道日益增多，其发现率甚至超过伴有外耳畸形的中耳先天性畸形。

1. 听骨链畸形

在外耳、鼓膜正常或接近正常（可有外耳道狭窄或增宽）的先天性中耳畸形患者中，单纯听小骨畸形为最轻的先天性中耳畸形，外耳道正常。单纯的镫骨畸形多见，与外耳畸形相关者，即表现为外耳有畸形，听小骨畸形以锤、砧骨为明显。常见畸形有镫骨全缺如、镫骨足缺如、镫骨及镫骨肌和锥隆起缺如、镫骨底板固定、镫骨发育不良、砧骨和镫骨同时缺如、砧骨长突缺如或被纤维条索代替、砧镫关节骨质融合、砧镫关节分离、锤骨头固定、锤砧关节融合、听骨增生和骨赘等。

2. 面神经畸形

由于砧骨长突、镫骨弓和底板的外层与面神经共同起源于第二鳃弓，这些听骨的先天性畸形常伴有面神经畸形。正常颞骨可有 30% 以上存在先天性骨管缺损，多在鼓室段。

其他常见的面神经畸形有面神经骨管缺如、面神经自骨管膨出（脱垂）突至并遮盖前庭窗、面神经锥段向后异位而走行于前庭窗下方、由膝状神经节垂直向下走行至茎乳孔、乳突段向前异位或分为两支等。

3. 蜗窗和前庭窗畸形

前庭窗缺如和圆窗缺如罕见。蜗窗膜通常位于鼓岬的后外侧，其前上方有凸出的骨质遮蔽，部分患者在该部位无骨质，以致蜗窗膜完全暴露。蜗窗面积大小对听力并无明显影响。前庭窗畸形可伴有不同程度的其他中耳结构畸形，如镫骨发育不全或缺如、砧骨豆状突和锥隆起及镫骨肌缺如、砧骨长突代之以纤细的纤维索条、面神经低位及蜗窗缺如等。

4. 先天性中耳肌畸形

镫骨肌缺如伴镫骨肌腱和锥隆起缺如、异位肌、分叉的鼓膜张肌和双重镫骨肌等。

5. 先天性咽鼓管畸形

咽鼓管畸形少见，可有咽鼓管憩室、咽鼓管狭窄或闭锁、缺如等。

6. 中耳血管畸形

镫骨动脉持续存在、颈静脉球上移突入鼓室。

（三）鉴别诊断

依据病史、体格检查以及听力学和影像学检查资料，与一些常见致聋性疾病相鉴别，如耳硬化症、镫骨成骨不全症、分泌性中耳炎、粘连性中耳炎、外伤性砧镫关节脱位、炎症或放射线引起的砧骨长突坏死、缺失等。幼儿有非进行性的传导性耳聋时，应怀疑中耳先天性畸形，必要时进行手术探查。

三、治疗

（一）治疗原则

先天性中耳畸形的处理包括恢复或提高听力，争取达到或接近正常听力水平；预防和矫治言语功能障碍；检查、医治由耳聋和言语发育障碍引起的学习能力低下，大多数病例可通过手术提高听力，对不愿手术者可使用助听器。

（二）术前准备

术前检查除上述影像学、听力学等项目以外，多数先天性中耳畸形患者的矫治手术需采用全身麻醉，故应做常规全身麻醉的一切检查和准备。

如伴有先天性外耳畸形者，术前应详细了解和分析畸形类型和程度等，依据病人个体情况和拟施手术方案，准备好修复或重建材料，并争取 I 期进行中耳和外耳畸形矫治术。

尤其重要的是术前一定要明确内耳发育与功能状况，如内耳发育异常或未发育，则任何中耳矫治术将无实际临床意义。

（三）治疗方案

先天性中耳畸形的确切性质在术前常难以明确。由于先天性中耳畸形的种类繁多，没有单一的、固定术式，这将要求手术医师受过良好的颞骨解剖和显微外科手术训练，并有较丰富的鼓室成形术和镫骨切除术经验，以保证手术疗效和防止发生严重的手术并发症。

鼓室探查术可发现以下异常：锤骨头或柄固定，锤、砧骨融合，砧骨与镫骨不连接或砧骨长突短于正常而借一纤维带与镫骨相连，镫骨弓缺如或只有一向前弯曲的单足，镫骨底板固定，镫骨底板中央有盖以薄膜的孔，前庭窗封闭或缺如，蜗窗缺如等。

手术原则：①通过镫骨切除术切口暴露鼓室，细心探查鼓室的结构和先天性中耳畸形的性质；②在正常的鼓膜和镫骨之间建立可活动的听骨链；③注意保护面神经和迷路，防止意外损伤引起面瘫和感音神经性耳聋。

术中应十分谨慎地暴露上鼓室及其内容（听骨链等），锤、砧骨即使融合，也不应取出，勿使听骨骨折或分散其联系。如锤骨头与上鼓室外壁融合，则必须在颌关节后方分离锤骨头周围组织，使其游离。对砧镫关节中断而锤骨、镫骨均正常的患者，可在分离锤砧关节后，将异常砧骨取出。用 0.6 ~ 1.0mm 金刚石钻头在砧骨短突下端磨出可容纳镫骨头的小窝；再磨去砧骨长突，在锤砧关节面前方磨出能与锤骨颈连接成关节的骨槽；再把修整、打磨成双关节的砧骨移植于锤骨颈和镫骨头之间，做成砧骨搭桥术。

检查"两窗"和镫骨活动情况，可用探针来探查其活动度。镫骨弓缺如而底板活动者，可取出砧骨，磨去长突，把短突放在筛骨底板上，使锤砧关节面连接锤骨颈。如无可利用的砧骨，可在颞骨颧突凿取一小块致密骨质，用电钻磨成细圆柱形，外端稍粗，磨一骨槽，移植于活动的锤骨颈与镫骨底板之间，也可用人工赝复体代替自身组织。如遇镫骨底板固定，宜做镫骨切除术。

用静脉片或耳屏软骨膜覆盖前庭窗，再用修剪的镫骨头、颈和后足或自体软骨柱或骨柱（外端修成 Y 形）置于砧骨豆状突和前庭窗之间。也可在镫骨底板中央开一小窗，并摘除镫骨弓，再放置聚四氟乙烯不锈钢丝人工镫骨或其他类型的人工镫骨，使其内端到达窗口，外端固定于砧骨长突。前庭窗缺如而蜗窗正常的病例，可在前庭窗部位开窗。用耳科手术电钻和小号金刚石钻头磨一小窗，再安装人工镫骨。也可对这类患者或先天性镫骨固定、同时面神经鼓室段下突、掩盖前庭窗的病例施行外半规管开窗术。若前庭窗和蜗窗均缺如，则治疗困难。

四、术后处理

（一）一般处理

术后应用抗生素 2 周，以防感染。

外耳道或再造的外耳道内填塞的碘仿纱条 2 周后取出。

因合并外耳道狭窄或闭锁而Ⅰ期行外耳道再造术者，术后2周取出碘仿纱条后，每日外耳道清洁、消毒、铺上经消毒的塑料薄膜，腔内放入干纱条，滴无耳毒性抗生素滴耳液。

再造外耳道术腔干燥后，放置大小合适的硅胶扩张管。出院后先每周复查1次，1个月后改为每2周复查1次，2个月后改为每个月复查1次，至半年。

合并耳郭畸形者，在行鼓室成形术同时或之后，行皮下埋置扩张水囊和耳郭再造术。

（二）并发症处理

除常见手术并发症（如局部感染、出血等）外，术中重建听骨链固定不牢，术后可发生脱位或离断，再造鼓膜也可移位或未完全封闭再造外耳道内端，均将导致手术失败。遇此情况，需再次手术。

另一个常见并发症为面神经损伤，如术中明确面神经离断，应Ⅰ期开放面神经管并行面神经断端吻合术或神经移植术。

同时行外耳道再造术后，随诊发现外耳道扩张管脱落时，应及时重新置入，必要时再行手术，将扩张管缝扎固定于周围组织或额骨。

五、住院小结

（一）疗效

不伴有外耳道闭锁的单纯先天性中耳畸形，经行鼓室探查和听骨链重建或中耳成形术后，多可较好地提高或恢复听觉功能。

合并先天性外耳畸形（耳郭和外耳道畸形）者，必要时可与整形外科等协同手术，尽可能达到恢复外形和听觉功能改善。

合并先天性内耳畸形者，根据个体的具体情况，一般为手术禁忌证，如明确内耳尚有实用的听觉功能，也可试行中耳成形术等治疗，以求进一步提高或改善听力水平。

助听器对单纯的中耳畸形造成的传导性听力损失有良好的听力补偿作用。

（二）出院医嘱

定期检查听觉功能（纯音测听、声阻抗等），了解重建的中耳传音结构功能。

第四节　先天性内耳畸形

膜迷路来自外胚层的听泡，其与内耳的其他部分各自独立发育，因此在外、中耳先天性畸形的患者中，耳蜗可正常，患者的听力障碍属传导性耳聋，即使双侧外耳道完全闭锁，其尚能听到大声说话，语言发育不致完全受碍而成聋哑。反之，若外耳道先天性畸形患者伴有聋哑，则应考虑有内耳发育异常。近来临床和组织学研究结果证实，内耳畸形伴中、外耳畸形者约占 30%，因此，在考虑外耳道和中耳传音结构的重建术时，对于有内耳畸形的可能性应予充分估计。

一、入院评估

（一）病史询问要点

1. 详细询问病史

以确定耳聋发生的时间是否为先天性，根据正常婴儿听力、言语发育规律提示家长进行回忆，以提供诊断线索，如正常新生儿应对声响引起惊跳反射，4 个月以后应能注意及寻找声源，9 ~ 12 个月开始咿呀学语等。

2. 获取病因

通过诊断线索了解是否存在听力高危因素。

（1）胎儿期因素：①家族或直系亲属中有耳聋患者，特别是儿童期即发现耳聋者；②父母近亲婚配；③母亲妊娠期有病毒感染史；④母亲妊娠期有应用耳毒性药物史；⑤母亲患代谢病或内分泌病。

（2）新生儿期因素：①颅面结构异常或畸形；②血胆红素超过 34μmol/L；③出生体重低于 1 500g；④ Apgar 评分 5min 低于 5 分；⑤ NICU 监护史。

（二）体格检查要点

耳科及全身检查，确定有无伴发先天性外耳或中耳畸形或智力发育障碍。确诊先天性内耳畸形需行进一步影像学检查和听力学检查等。

（三）分析门诊资料

先天性内耳畸形所致感音神经性耳聋如为单侧或较轻的耳聋常不易早期发现，双侧极度听力损失的早期发现至关重要。家长、初级医疗保健网医生及保教人员常能最早发现患儿存在听力问题而要求进一步确诊。

先天性内耳畸形所致感音神经性耳聋程度多严重，若不经听力—言语康复训练多为聋哑症。单耳发病多在学龄以后才被察觉。耳聋程度较轻者，即使智力正常，会话成熟也迟。通常无眩晕或平衡失调。非传导性耳聋型则外耳道和鼓膜正常。

（四）继续检查项目

1. 听力学检查

可根据患儿年龄及设备条件选择适当的测试方法，如行为测听、条件反射强化测听、游戏测听、纯音测听等，声导抗测试、听性诱发电位测试以及耳声发射等测试，均可获得客观而有价值的听力资料。

（1）纯音测听：感音神经性耳聋多为高频区下降，也可呈平坦型或槽型听力曲线。

（2）客观测听：ABR 用于小儿测听，以推断听阈，鉴别传导性听力损失与感音神经性听力损失，鼓室声顺图用于测试和判断传导性听力损失。OAE（包括 TEOAE、DPOAE 等）可用于新生儿听力筛查和早期发现先天性内耳畸形所致的感音性听力损失。

2. 耳影像学检查

X 线平片对内耳畸形难于诊断，多轨迹体层摄片曾对内耳畸形的诊断起过一定的作用。CT 应用以来，内耳畸形的影像学诊断水平有了很大提高，多轨迹体层摄片已基本不再使用。CT 所能显示的内耳畸形都是骨质改变，无骨质改变者 CT 则无法发现。MRI 应用以来，由于能显示膜迷路影像，对内耳畸形又能提供新的信息，扩大了影像学诊断的范围。CT 和 MRI 扫描可确定有无内耳耳蜗及前庭或内耳道畸形及其畸形的类型和程度等。

3. 心理学分析

可查明会话不能或延迟属智力问题还是听觉障碍之故，或二者兼有。

二、病情分析

（一）诊断

根据上述病史、体格检查，尤其是听力学和耳影像学检查结果，可明确诊断先天性内耳畸形及其畸形的类型和程度等。

（二）临床类型

由先天性内耳发育畸形导致的先天性感音神经性耳聋有 4 种基本病理类型。

1. Michel 型（内耳不育性耳聋）

此型最严重，属常染色体显性遗传，可为单侧或双侧内耳完全性发育缺陷，甚至伴蜗神经缺如、镫骨和镫骨肌腱缺如。在颞骨岩部内可能有空隙，但不像内耳结构。有些病例的颞骨岩部也未发育或发育不全。这类患儿的外耳和中耳可能正常。尚可伴其他畸形、智力低下等，多见于母亲妊娠期致聋，如服用致畸药物 Thalidomide（反应停）等。颞骨高分辨率 CT 示无耳蜗形态，即无内耳结构形成，有助于本型的诊断，但难与骨化性迷路炎鉴别。常见的前庭畸形是前庭腔扩大。正常前庭最大横径多不超过 3.2mm，超过 3.2mm 加上有先天性感音神经性耳聋即为前庭扩大畸形，耳蜗可无异常。正常前庭与内耳道间有内耳道底相隔。在 CT 上内耳道底呈薄骨板状，内耳道内脑脊液不能进入前庭。如内耳道底骨质缺损，则前庭与内耳道相通，脑脊液可进入前庭，并可通过前庭窗进入鼓室，再通过咽鼓管进入鼻咽腔，形成脑脊液鼻漏，是为内耳畸形临床表现之一。

2. Mondini 型（内耳发育不全性耳聋）

骨、膜迷路发育不良，属常染色体显性遗传。耳蜗扁平，仅有一单曲小管，蜗管只有 1.5 圈或耳蜗平坦仅有底回，也可无耳蜗或仅为一未分化囊泡，前庭器和蜗神经及中耳可有发育障碍，螺旋器（Corti 器）消失或仅现一堆扁平的未分化细胞。常有内淋巴管、内淋巴囊扩大和椭圆囊内淋巴瓣膜缺陷伴有前庭膜塌陷，耳蜗水管（耳蜗小管）不通。

可能还有卵圆窗和圆窗缺如，以及中耳的其他结构未发育。常伴发脑脊液耳、鼻漏，其所致外淋巴瘘主要在前庭窗或其附近、镫骨底板及蜗窗部位。额骨 CT 扫描可发现此型，显示耳蜗发育小及形状异常，内腔无扩大，螺旋不及 2 周；耳蜗大小正常，但其中间隔不全或缺如，呈空耳蜗状；耳蜗与前庭共腔，无内在结构，共腔可呈圆形或小提琴状。本病患儿可在儿童时期或成年早期发现感音神经性耳聋。听功能范围从重度耳聋到正常听力。这类重度感音神经性耳聋的患儿可能有一些残存听力，宜配戴助听器。

3. Scheibe 型（蜗管球囊发育不全性耳聋）

耳蜗种系发育较晚的部分畸形，仅内耳的下部结构即球囊和蜗管发育障碍，血管纹增生，Reissner 膜常瘪塌，且多与血管纹和螺旋器遗迹相贴，螺旋器支持构造崩塌异常，毛细胞稀少或消失。骨迷路、椭圆囊及半规管发育正常，为最常见的一型，多为常染色体隐性遗传。听力曲线图可在低频部分显示残存听力，配戴助听器可能有好处。

4. Alexander 型（蜗管发育不全性耳聋）

属常染色体显性遗传性耳聋。特点是蜗管发育不良，底回螺旋器及邻近螺旋神经节细胞最多受累，致高频听力损失。本型患儿仍有低频听力，配戴助听器应当受益，内耳发育障碍伴有身体其他部位的遗传性畸形而被各国学者报告和命名为多种综合征，现已有 70 多种先天性感音神经性耳聋综合征被分类报道，常见的遗传性耳聋综合征如下。

（1）Waardenburg 综合征（额部白化、鼻根增宽和耳聋综合征）：常染色体显性遗传病。特点：①内眦外移，同时泪点发育障碍，睑裂短；②鼻根扁平而宽；③眉毛过多；④额上有一束头发变白；⑤虹膜部分或全部异常；⑥完全性或极重度感音神经性耳聋，后半规管缺如。

（2）Pendred 综合征（甲状腺肿耳聋综合征）：常染色体隐性遗传，常为双侧对称耳聋，高频听力损失重。甲状腺肿通常在出生数年后出现。颞骨多轨迹体层相或高分辨率 CT 显示内耳呈 Mondini 型畸形。

（3）Usher 综合征（视网膜色素变性、耳聋综合征）：常染色体隐性遗传。特点：①重度或中度先天性感音神经性耳聋；②进行性视网膜色素变性、夜盲、管窥视力和白内障；③前庭功能障碍；④智力发育障碍、精神紊乱；⑤脊髓小脑性共济失调和眼震；⑥视网膜电图可查出眼底镜检查尚未发现的电生理改变。

（4）Jervell–Lange–Nielsen 综合征（耳聋、心电图异常综合征）：常染色体隐性遗传。特点：双侧重度先天性感音神经性耳聋、心电图 Q-T 间期延长以及 Stokes-Adams 晕厥。患儿听力损失以高频最严重，伴心电图异常和晕厥发作。

5. Trisomy 综合征（三体综合征）

细胞遗传学疾病，染色体的分布或结构变异而改变基因的平衡，影响胎儿发育。

（1）三体 13-15（D）综合征：临床表现为小头畸形，唇裂或腭裂，耳轮畸形，低位耳郭，外耳道或中耳缺如，镫骨畸形，面神经异位，内耳改变多数和 Mondini 型相似，少数的耳蜗为 Scheibe 型畸形，以及严重的心脏或其他内脏畸形。患儿多在出生后不久即死亡，很少活过 1 岁。

（2）三体 18（E）综合征：多发性畸形，如成骨缓慢、智力迟钝、耳郭低位和畸形、下颌小及指（趾）、胸骨柄、心、肾等畸形。中耳畸形涉及听骨、锥隆起、耳内肌和韧带，面神经及鼓索神经的径路亦异常。内耳半规管和壶腹嵴缺损，椭圆囊内层上皮皱壁变短，蜗轴发育不良，耳蜗的隔膜缺损，螺旋神经节细胞减少或缺如，患儿常于婴儿期夭亡。

6. Treacher Collins 综合征（家族性颌面发育不全综合征）

作为 Treacher Collins 综合征唯一的内耳变异，单独的外半规管扩张是最常见的内耳畸形，是涉及头颈部畸形的 8 种第一鳃弓综合征的一种。表现下睑切迹，上、下颌骨发育不全，下睑内侧部睫毛发育不良，外眦下垂，使睑裂呈斜形，眼小，耳部畸形，外耳道闭锁或听小骨缺如和耳聋，统称为颌面部不全。本症为常染色体显性遗传，不少环境因素均可致类似畸形。若耳蜗正常，但同时合并前庭扩大，则与外淋巴积水有关，这种病例的内耳道外侧端亦可扩大，有发生镫骨井喷的危险。

至于通道是经耳蜗小管或内耳道不能确定，二者之一或同时受累皆可能，仔细观察蜗轴的螺旋以除外耳蜗的异常。蜗轴的轻微缺失一定有感音神经性耳聋。

7. Morris 综合征（耳聋、皮肤角化综合征）

特点：先天性耳聋，全身皮肤过度角化，并可发展为棘状角质突起。发稀少，甚至缺如，皮肤干而粗糙。内耳变性，盖膜卷缩成圆或长圆形，外罩一层单细胞层。球囊壁塌陷在变性的球囊斑上。螺旋器有散在性变性。

8. 大前庭水管综合征（LVAS）

绝大多数两耳受累。多在幼儿期发现听力障碍，为后天性、渐进性，但也有波动性听力障碍者。为感音神经性听力损失或混合性听力损失，听力变化范围从正常到极重度耳聋，轻度头外伤往往使听力损失加重。可有前庭症状（眩晕、共济失调、平衡障碍），部分患者有耳鸣、耳内胀满感。可能为常染色体隐性遗传或伴显性遗传。颞骨高分辨率 CT 轴位扫描在前庭小管外口与后、上半规管总脚联线的中点测量前庭水管直径，正常为 0.4 ~ 1.0mm，超过 2.0mm、又无其他内耳畸形，即可确诊为 LVAS。本病 CT 还可显示扩大的前庭水管腔可达前庭或深达总脚旁；开口虽不大，但其他段扩大，内径大于开口。MRI 可显示扩大的前庭小管含液管腔和扩大的内淋巴囊。

9. 内耳道畸形

正常内耳道宽度为 4 ~ 6mm，此宽度以上如临床无症状，不能诊断为异常，可属正常变异。内耳道宽度 3mm 以下，需考虑为狭窄，常影响蜗神经或面神经发育。

10. 前庭蜗神经发育不良

可为耳聋的原因之一，需 MRI 诊断。正常人 MRI 可显示面神经、蜗神经及前庭神经。前庭蜗神经发育不全者，多有内耳道严重狭窄，但少数可呈迷路及内耳道正常。人工耳蜗植入术前应行 MRI 检查，除外蜗神经发育不全。MRI 用梯度回波（3DFT-CISS）。如 MRI 提示前庭蜗神经缺如，则不能行人工耳蜗植入，需改行人工耳蜗脑干植入等。还有一种畸形，即迷路全部扩张及发育不良，合并逐渐变细的内耳道，这种情况发生自发性脑脊液漏的风险极大，并且表现为无耳蜗功能。

三、治疗

（一）治疗原则

先天性内耳畸形所致的先天性感音神经性耳聋病变为不可逆性，无有效药物或手术矫治方法，关键在于对婴幼儿的听力要早期（新生儿期）进行筛查；对通不过听力筛查的婴儿应在 3 个月龄内进入诊断程序；对确诊为听力损失的婴儿应在 6 个月龄内进行干预。

（二）预防

先天性内耳畸形致先天性感音神经性耳聋如为遗传性者，应根据临床遗传学家系分析，对携带有耳聋遗传基因的父母作好计划生育宣传，进行遗传咨询。

亲代 Rh 因子检查，易感母亲脱敏和产后婴儿换血。非遗传性者则应注意母亲妊娠及围生期和新生儿期保健，避免妊娠早期风疹和使用耳毒性药物等，以减少先天性耳聋的发病率。

（三）术前准备

拟行人工耳蜗植入的患儿，除行全身麻醉和手术所要求的常规检查外，应行 CT 和 MRI 扫描检查，了解内耳发育情况。

（四）治疗方案

1. 及早发现和干预

先天性内耳畸形所致先天性耳聋患儿应做到早期发现、早期诊断和早期干预。

2. 选配助听器

耳聋无论年龄大小，一旦被确诊，有残余听力者应尽早配戴助听器，进行听力—言语康复训练，6 个月龄开始言语发育并进入飞跃阶段，3 ~ 4 岁言语发育基本完成。因此，婴儿早期开始使用助听器对言语发育非常关键。LVAS 患者处理包括配戴助听器和嘱其防止头部外伤，不主张做内淋巴囊手术。

3. 人工耳蜗植入手术

对无严重内耳结构发育异常、使用助听器效果不理想的重度感音神经性耳聋患儿，可作为人工耳蜗植入的候选者，一般在 1 岁半左右施行手术，对严重的先天性内耳畸形所致先天性耳聋仍存在植入技术、术后听力—言语康复工作以及高昂手术费用等的限制，目前尚未能广泛开展。

4. 药物治疗

大前庭水管综合征的患儿，其听力常呈波动性。在其听力恶化期内，可早期使用糖皮质激素、能量合剂和（或）脱水剂，有助于听力恢复。

5. 康复和教育

①有残余听力儿童可配戴助听器后进行听力—言语训练；②人工耳蜗术后的康复；③读唇（唇读）教育；④手语教育；⑤耐心向耳聋患儿父母解释，要求他们配合执行康复计划。

四、术后处理

（一）一般处理

行配戴助听器或人工耳蜗植入术后，需进一步进行听力康复和言语训练，尽量提高其言语感受和分辨能力。

（二）并发症处理

术前进行适当的检查和准备，手术医师具备必要的应用解剖知识和手术操作技术，可减少发生并发症。可能发生的并发症有面神经损伤、硬脑膜暴露、人工耳蜗电极安置不当等，可根据具体情况进行适当处理。

五、住院小结

（一）疗效

先天性内耳畸形的类型和程度差异极大，疗效各异。听力障碍较轻者，可通过配戴适当的助听器而获得良好的效果。行人工耳蜗植入者，术后的听力和言语康复训练极其重要，并在很大程度上影响治疗效果。

（二）出院医嘱

能够配戴助听器的患者，间隔一定时期应进行听力学检查和助听器参数调整，必要时应重新选配助听器；人工耳蜗植入术后患者，应定期进行调试，并进入相应的听力及言语康复训练机构，进行必要的康复训练。

第五节　先天性耳聋

先天性耳聋是出生时或出生后不久就已存在的听力障碍，在新生儿的发生率为 1/（1 000 ~ 2 000）。

按病因分为两类。①遗传性耳聋，是由双亲共同的隐性致聋基因传给子代引起的耳聋，其发生率在先天性耳聋中高于 75%。②非遗传性耳聋，约占先天性耳聋的 20%。母亲在妊娠早期患风疹、腮腺炎、流感等病毒感染性疾患，或梅毒、糖尿病、肾炎、败血症、克汀病等全身疾病，或大量应用耳毒性药物（如链霉素、庆大霉素等）可使胎儿耳聋，分娩时难产、产伤可致胎儿缺氧、窒息，也可致聋。

一、诊断

患者多在出生时或出生后不久即存在耳聋。患者亲代或家族中有先天性耳聋患者，或患儿母亲在妊娠期有感染史或使用耳毒性药物史，在生产时有早产或难产史或有窒息、缺氧史。听功能检查示感音神经性耳聋，听力损失依病变部位可为高频、低频或两者均损失。耳部 CT 扫描示内耳发育畸形：耳蜗顶周及中周缺如或底周发育不全；或蜗管、球囊发育不全。

二、治疗

先天性耳聋早期应以耳声发射、听觉脑干反应测听及声阻抗对婴幼儿行听力筛查。如有残余听力，可尽早选配大功率助听器，使患儿及时得到听力及语言训练。对于深度和极重度耳聋的患儿或患者，若助听器配戴效果不好，可及时行电子耳蜗移植。

第四章　耳部创伤

第一节　耳郭外伤

耳郭外伤是外耳创伤中的常见病，原因有机械性挫伤、锐器或钝器所致撕裂伤、冻伤等。前两种多见，可伴发邻近组织的创伤。

一、临床表现

早期多为血肿、出血、耳郭断裂。大出血常见于耳郭前面的浅动脉和耳郭后面的耳后动脉受损。血肿常见于皮下或软骨膜下，呈紫红色半圆形隆起，面积大小不同，处理不及时可形成机化，致耳郭增厚，破损之处或大面积血肿易发生感染、软骨坏死，后期多为耳郭缺损或畸形。

二、治疗

治疗原则是及时清创止血，预防和控制感染，尽可能保留组织，以免形成畸形。当耳郭形成血肿时，应早期行抽吸治疗，大面积血肿应尽早手术切开，清除积血，清除凝血块后，局部加压包扎 1 周。缝合时应准确对位，缝合时不应贯穿软骨，缝线采用无损伤性缝线更佳。局部已感染者，伤口处可用生理盐水稀释后的青霉素液、1% 双氧水清洗后再对位缝合。伴软骨暴露者，要植皮或以就近带蒂皮瓣缝合软骨膜和皮肤。耳郭已完全离断者，可将断耳以消毒生理盐水洗净后，用抗生素溶液浸泡 15min，并用肝素将其动脉冲洗后对位缝合行断耳再植，但断耳离体时间一般不要超过 24h。

第二节　鼓膜外伤

鼓膜外伤常指外伤性鼓膜穿孔，可因直接或间接的外力作用所致，分为器械伤（如用火柴杆、毛线针等挖耳刺伤鼓膜，或矿渣火花等戳伤或烧伤）及气压伤（如用力擤鼻和屏气、掌击耳部、爆破、炮震、燃放鞭炮、高台跳水等）。颞骨骨折累及鼓膜、外耳道异物等也可引起鼓膜外伤。

一、临床表现

鼓膜破裂时，突然出现不同程度的耳痛、耳出血、听力减退、耳鸣和耳闭塞感。患者擤鼻时可感觉耳内有气体溢出。可伴有眩晕、恶心或混合性耳聋。

耳镜检查可见鼓膜呈裂隙状穿孔，穿孔边缘有少量血迹，外耳道有时可见血迹或血痂。直接外伤一般引起鼓膜后下方穿孔，间接外伤引起者多位于鼓膜前下方。若有清水样液体流出，示有脑脊液耳漏。

听力学检查示耳聋属传导性，如伴有迷路损伤，则为混合性，程度轻重不一。

二、诊断与鉴别诊断

根据病史、上述症状及体征，诊断不难。若疑有颞骨骨折、脑脊液耳漏，应做颞骨CT检查以明确。

三、治疗

外伤性鼓膜穿孔的早期处理原则为干耳疗法，预防感染。用75%乙醇液消毒外耳道皮肤，取出外耳道内耵聍或异物，附着于鼓膜上的未感染血块可不取出。以乙醇再次消毒外耳道后，外耳道口轻塞消毒棉球。禁做外耳道冲洗或耳内滴药，嘱伤者勿用力擤鼻，必要时将鼻涕吸至咽部吐出。避免感冒。全身应用抗生素预防感染，酌情使用破伤风抗毒素。小的穿孔多于4周内自行愈合。

如外伤后3～4周鼓膜穿孔仍未愈合，可贴补棉片促进愈合。方法为以小镰刀搔刮穿孔边缘形成新鲜创面，以复方尿素棉片贴补于鼓膜表面，每周1次，至愈合为止。

经贴补穿孔仍未愈合或穿孔较大者，可行鼓膜修补术。

第三节 颞骨骨折

颞骨骨折常是颅脑外伤的一部分，占颅骨骨折的15%～18%，可单发或并发其他颅脑外伤，颞骨岩部、鳞部和乳突部中以岩部骨折最常见，各部位可单独也可同时骨折。因多为颅脑外伤的一部分，急性期多至脑外科诊治，耳鼻喉科的检查和诊治必须在全身情况允许时进行。

一、入院评估

（一）病史询问要点

颞骨骨折患者入院时多有意识障碍，因此无法向患者直接询问，可向陪同的知情人或亲属了解情况。询问要点：①受伤的准确时间；②受伤时的体位，尤应注意头位；③受伤部位；④受伤后意识状态的改变；⑤受伤后做过哪些处置，用过哪些药物；⑥受伤后伤处是否有伤口，出血量多少，除伤口外是否有耳出血或口鼻出血；⑦是否有眩晕、听力下降或耳鸣；⑧患者的既往史。

（二）体格检查要点

检查要迅速、准确，不可过多摆动头部。

1. 全身检查

①检查基本生命体征：呼吸、脉搏、体温及血压；②检查意识是否清楚，精神状态如何；③瞳孔检查：瞳孔是否等大等圆，有无散大，光反射是否存在；④头颅检查：注意有无开放性伤口，伤口的大小、深度，是否仍有活动性出血，耳、鼻、口是否有出血，是否有脑脊液样液体流出；⑤有意识障碍的患者注意是否有合并伤的存在；⑥全身情况检查：生理反射是否存在，病理反射能否引出，有无全身其他部位的损伤。

2. 专科检查

①检查外耳道皮肤是否有撕裂，有无骨壁塌陷；②外耳道有无出血，是否出血不止；③鼓膜是否有外伤性穿孔，若无穿孔，注意有无血鼓室（鼓膜呈蓝色）；④听力检查：必须在患者身体条件允许的情况下进行，包括纯音测听、声导抗、ABR，以检测听力是否有下降、听力下降的性质（传音性、感音神经性或混合性）；⑤有无面瘫，若有，是否为周围性面瘫，将面瘫初步定位。

（三）特殊检查

（1）头颅、乳突高分辨率 CT 检查：可确定骨折线的走行，听骨链是否损伤及面神经损伤的部位。

（2）头颅 MRI 检查：可确定颅脑损伤的范围、颅内出血的情况。

（3）头颅 X 线摄片：一般用于无 CT 拍摄的情况，X 线摄片阴性不能排除骨折。

（4）前庭功能检测：用于伴有眩晕的患者，骨折类型不同，其检测结果也不同。

（四）门诊资料分析

根据门诊资料，可将患者分为 4 类：第一类是病情危重，需立即手术、抢救的患者；第二类是病情不稳定，需在严密监护下先行非手术治疗的患者；第三类是需要处理骨折，进行手术的患者；第四类是不需手术，只要保守治疗的患者。

二、病情分析

（一）诊断

根据病史、体格检查、CT 及 MRI 结果，不难做出诊断，需注意其合并颅脑外伤的诊断。

（二）临床类型

根据骨折线与颞骨岩部长轴的关系分为纵行骨折、横行骨折及混合型骨折。

纵行骨折最多见，占70%~80%。部分患者可累及双侧，骨折可经过听骨链，造成听小骨的骨折；鼓室盖（又称鼓室天盖）骨折，脑膜和鼓膜撕裂而发生脑脊液耳漏。纵行骨折主要损害中耳、鼓室盖、鼓膜和外耳道皮肤、面神经水平段和垂直段，一般不伤及内耳骨迷路。临床表现：①外耳道流血或血性脑脊液；②外耳道后上壁骨折，乳突水肿，皮下淤血；③鼓膜不规则穿孔，可见血性脑脊液流出；④传音性耳聋或混合性耳聋为多，亦有听力正常者或感音性耳聋，听力损失多可恢复；⑤声导抗示镫骨肌反射消失；⑥前庭功能检测多为正常或轻度减退；⑦面神经瘫痪：发生率约15%，损伤较轻，预后好。

横行骨折约占20%，骨折线经过骨迷路，造成耳蜗、前庭受损，面神经损伤。临床表现为：①外耳道及鼓膜完整，外耳道无出血，可见血鼓室（蓝鼓膜）；②严重感音神经性耳聋，为永久性的；③严重眩晕，且伴自发性眼震，持续时间因损伤程度长短不一；④周围性面瘫，占50%，常为永久性面瘫。

混合型骨折少见。多见于头颅多发性骨折，外耳、中耳、内耳均有损伤。

三、治疗

（一）治疗原则

因常合并颅脑损伤，故首先以脑外科治疗为主。维持呼吸道通畅，维持循环功能。控制出血，抗休克治疗，脱水，维持水电解质平衡，必要时输血治疗。严密观察病情变化，注意生命体征。严格控制及预防感染。病情稳定后再行耳科治疗。

（二）术前准备

控制、稳定病情。做好全身麻醉的准备。向患者及其家属交代术中、术后可能出现的情况并签字同意。耳周备皮。

（三）治疗方案

脑外科治疗：请脑外科医师会诊。

耳科治疗：①全身应用抗生素，注意选择可透过血脑屏障的抗生素；②严格消毒下清理外耳道积血及污物，耳内不得滴药，不得冲洗耳道；③不可行外耳道填塞，以防细菌由中耳逆行进入颅内，引起颅内感染；④若外耳道出血严重，无法控制，在大剂量抗生素的保护下，可行碘仿纱条填塞。

脑脊液耳漏治疗：发生脑脊液耳漏之后，首先应该绝对卧床休息，同时注意头部的位置禁止向没有耳漏的一侧歪斜，以防止漏出的脑脊液再次返流，同时使用抗生素预防颅内感染，必要时可以做腰大池引流，以减轻漏口的压力，利于破损的硬膜生长。经过这样的治疗，大多数患者破损的硬膜可在 2 周之内愈合，脑脊液耳漏停止。也有一部分患者会出现持续的脑脊液耳漏，如果脑脊液耳漏在 1 个月之后仍未愈合，可以考虑手术修补漏口。

听力损失的治疗：横行骨折引起的感音神经性耳聋（多为全聋）多为永久性的，无特效治疗；纵行骨折引起的传音性耳聋，在病情稳定、全身条件允许的情况下可手术探查，听骨损伤需行听骨链整复，单纯鼓膜穿孔行鼓膜成形术，以求恢复听力。

眩晕的治疗：眩晕时间长短不一，最后多可恢复，只需一般保守治疗控制症状即可。

面瘫的治疗：①应用糖皮质激素减轻面神经水肿，神经营养药促进神经功能恢复；②经 2 ~ 6 周保守治疗无效后，行面神经探查、减压或修复手术，但亦有学者主张面瘫后 6d 即进行探查手术，而患者多合并颅脑损伤，伤后 6d 身体状况多不宜行探查手术；③手术前需行面神经定位诊断，以确定手术径路。

四、术后处理

体位：头部抬高 15° ~ 30°。

输液：抗生素局部预防感染，糖皮质激素减轻水肿。

伤口换药：同一般耳科手术。

五、住院小结

（一）疗效

意识清楚、听力恢复、眩晕消失、面瘫恢复、耳漏停止为完全治愈。但部分患者听力可不恢复，并有永久性面瘫等后遗症，多见于额骨横行骨折的患者。

（二）出院医嘱

随访 3 ~ 6 个月。面瘫患者术后 3 个月需进行面部肌肉功能锻炼，以促进面神经尽早恢复功能。

第四节　脑脊液耳漏

脑脊液通过颅骨外伤骨折、缺损流入颞骨气化部分，再经外耳道流出，称为脑脊液耳漏；经咽鼓管流入鼻咽部，由鼻孔流出者称为脑脊液耳鼻漏。在颅底骨折的病例中，30%

以上有脑脊液耳漏。脑脊液耳漏多见于颞骨骨折、肿瘤、感染和先天性畸形。

一、入院评估

（一）病史询问要点

了解颅脑外伤史：如是急诊，由于患者多有意识障碍，在询问病史时，还应向护送的亲属及了解伤情的护送者详细询问受伤前后的情况。注意询问：①受伤时间；②受伤当时的体位，尤其是头部的位置；③致伤原因及方式；④受伤后意识状态的改变；⑤受伤后头颅有无伤口，伤口的大小、深浅、出血多少、是否被污染；⑥受伤后外耳道是否有血性液体流出，量的多少，是否为持续性；⑦受伤后是否有鼻出血、口腔出血，是否出血不止，是否进行过止血处理；⑧受伤到就诊这段时间里对患者做过哪些处置，用过哪些药物。

是否做过耳部手术：包括中耳乳突手术、经迷路进入的内耳及颅内手术、颞骨切除术等。

是否患有胆脂瘤型中耳炎。

是否患有颅内外肿瘤，如脑膜瘤、颈静脉球体瘤、中耳癌、上皮癌及肉瘤等。

近期是否因头颈部恶性肿瘤进行过或正在进行放射治疗。

局部症状：①是否有透明液体自外耳道流出，如为脑外伤初期，可为血性，或经鼻腔、鼻咽部有透明液体流出；②流出液体是持续性的还是间歇性的，流量的多少，是否与头位、用力有关；③是否有头痛、头晕，头痛的性质，与体位是否有关；④是否有恶心、呕吐、发热、意识改变；⑤是否有耳聋、耳鸣、面瘫及其他脑神经病变的表现。

（二）体格检查要点

1. 颅脑外伤

患者要注意检查：①基本生命体征，如呼吸、脉搏、体温和血压；②意识、精神状态；③瞳孔大小、是否相等、对光反射是否存在；④头颅伤口的情况，受伤的部位；⑤生理反射是否存在，病理反射有无引出；⑥耳、鼻、口是否出血或有血性液体流出。

2. 耳部检查

首先在严格消毒下将外耳道清理干净，勿冲洗。检查：①外耳道有无破溃、塌陷、肉芽、息肉或瘘管；②鼓膜有无穿孔，有穿孔者注意是否有透明液体或血性液体不断流出，如无穿孔，注意鼓膜颜色是否是蓝色（鼓室积血）或淡红色（鼓室积液）。

3. 鼻咽部检查

用于脑脊液耳鼻漏鼓膜完整者，咽鼓管咽口是否有水肿、有无假膜生长，是否见清水样液体流出。

4.液体检查

（1）吸水纸试验：用于血性液体鉴定，检查有无红晕，如有，则为脑脊液。

（2）糖定性试验：需新鲜标本，液体中含糖为脑脊液。

（3）试纸法：将液体滴在过氧化酶试纸上，试纸变蓝色为脑脊液。

（4）转铁蛋白的特异性免疫试验阳性。

（三）特殊检查

1.头颅 CT 及 MRI 检查

对于确定颅脑损伤的部位、范围及严重程度有诊断意义，内耳高分辨率 CT 对先天性脑脊液耳漏及中耳炎有诊断意义。

2.瘘管定位检查

5% 荧光素或 0.8% 靛胭脂核素钠锝腰穿注入椎管后 CT 扫描，可用来对硬脑膜瘘管定位。

3.X 线检查

现用于无条件行 CT 或 MRI 检查的情况下。颅内积气处即为瘘管处，但外伤骨折当时不宜摄片。

（四）门诊资料分析

根据门诊资料确定脑脊液耳漏的部位及大小，以帮助确定治疗方案、是否需手术治疗以及手术方案。

二、病情分析

（一）诊断

根据病史、体检及实验室检查即可明确诊断。

（二）鉴别诊断

1.脑脊液鼻漏

易与脑脊液耳鼻漏混淆：①病史不同；②鼓膜穿刺无液体抽出；③声导抗检查正常；①腰椎穿刺行瘘管定位检查时，注入颜料后检查鼓室内无紫色。

2.分泌性中耳炎

鼓膜穿刺抽出的液体量少，为淡黄色，稍黏稠；脑脊液量多，一般在 2mL 以上，为清水样无色透明。将抽出的液体进行化验检查即可确诊。

三、治疗

（一）治疗原则

脑脊液耳漏确诊后一般先行非手术治疗，保守治疗无效后再行手术。如患有脑膜炎，必须待脑膜炎控制后方可手术修补瘘口。

（二）术前准备

了解病因和病情，确定瘘管位置，制订手术方案。静脉给予大剂量可通过血脑屏障的广谱抗生素，有脑部受压症状者需先行处理。向患者及家属交代术中、术后可能出现的并发症并签字同意。剃头，头皮脱脂。

（三）治疗方案

1. 非手术治疗

①头高位（床头抬高15°～30°）或半卧位，不可侧卧；②不可擤鼻，避免打喷嚏及咳嗽，防止便秘；③保持外耳道清洁、通畅，禁止耳内滴药及外耳道冲洗，禁止填塞外耳道；④耳甲腔放置棉花或敷料，并经常更换，密切观察脑脊液流速及流量；⑤抗生素控制感染，注意使用可通过血脑屏障的抗生素；⑥有颅内压增高者，限制输液并给予脱水剂治疗；⑦低颅压者，补充水解蛋白及葡萄糖注射液；⑧病程较长或较重的患者，应使用调节脑代谢药物（ATP、辅酶A等），适当补充电解质，以防止电解质紊乱。经上述治疗，多数病例可治愈。

2. 手术治疗

外伤性脑脊液耳漏或迷路手术致脑脊液耳漏的患者经过1～3周保守治疗无效，可行手术治疗；其他原因所致脑脊液耳漏的患者应尽早手术。手术需在全身麻醉下进行，手术方式需根据致病原因不同而不同。①颞骨骨折：待病情稳定后方可进行手术，需开颅探查，此项手术由神经外科医师进行；②乳突手术引起者：重新打开乳突腔，找到硬脑膜瘘口处进行修补，采用颞肌筋膜覆盖、带蒂颞肌瓣或脂肪填塞，涂上生物胶，外面再填塞碘仿纱条，如果瘘口较大，手术失败，则仍需开颅手术修补；③镫骨手术：将镫骨复位或人工镫骨覆盖前庭窗，镫骨底板开窗者筋膜覆盖窗口；④化脓性中耳炎：乳突根治术，彻底清除胆脂瘤及肉芽组织，找到瘘口，颞肌筋膜覆盖，涂以生物胶，再以碘仿纱条填塞术腔；⑤先天性自发性脑脊液耳漏：听力尚好者，将瘘口边缘黏膜刮出创面，颞肌筋膜覆盖，听力已丧失者，将中耳腔内容全部刮除，再将肌肉组织填塞于鼓室内，然后覆盖颞肌筋膜，最后外耳道皮瓣覆盖，此手术为中耳封闭术。

四、术后处理

（一）一般处理

严密观察病情，注意生命体征，随时注意病情变化。未清醒时平卧位，头偏向一侧，患侧向上；患者清醒后，床头抬高30°，绝对卧床2周，避免任何使颅内压增高的行为，防止便秘。术后当日禁食，次日起流质，逐步过渡到软食。

（二）合理用药

静脉给予广谱抗生素、止血剂，烦躁不安者可给予镇静剂。

（三）伤口

敷料如潮湿，应随时更换，外耳道填塞的纱条14d后逐步取出，忌动作粗暴。

五、住院小结

（一）疗效判定标准

治愈：耳漏停止。好转：耳漏明显减少，3个月后上皮长好后多可愈合。无效：耳漏无减少甚至更多，需开颅手术再次修补。

（二）出院医嘱

出院后至少随访半年。注意外耳道保持清洁，出院后每周复诊，清理外耳道及术腔，促使早日上皮化。半年内勿做重体力劳动，耳漏若复发，需随时就诊。

第五章　外耳疾病

第一节　外耳道异物

外耳道异物多见于儿童，临床表现因异物大小、种类而异。

一、病因

小儿玩耍时喜将异物塞入耳内。成人多为挖耳或外伤时遗留小物体或昆虫侵入。异物种类为动物性（如昆虫）、植物性（如谷粒、豆类、小果核等）及非生物性（石子、玻璃珠等）。

二、诊断

1. 病史

有异物进入史，婴幼儿常无典型病史。

2. 症状

小而无刺激性的非生物性异物可不引起症状。较大异物可引起耳痛、听力下降、耳鸣、反射性咳嗽等症状。动物性异物可在耳内爬行，引起耳鸣、剧烈耳痛。植物性异物可引起皮肤刺激性炎症，耳道肿胀，疼痛明显。异物位置越深，症状越明显。严重者引起鼓膜、中耳损伤，出现听力下降、眩晕等。

3. 耳镜检查

可见异物存留在耳道内。有时因异物长期刺激外耳道，肉芽增生可掩盖异物，需仔细清除肉芽后才能发现异物。

三、治疗

异物尚未嵌顿在外耳道时可以直接取出。有活动性昆虫类异物时，可先向耳道内滴入油类、乙醇或滴耳剂，待其死亡后取出。儿童异物位置较深时，可在全身麻醉下取出异物。抗感染治疗。

第二节　外耳新生物

外耳可患各种新生物，其中包括囊肿、良性和恶性肿瘤及其他少见新生物。

一、耳郭假性囊肿

本病并非真正的囊肿，囊腔位于软骨内，囊壁无上皮组织衬里，腔内有浆液性渗出。病因不清，可能与外伤有关。

应与复发性多软骨炎鉴别，尤其双耳同时发病时。穿刺抽液、加压包扎是主要治疗方法，多可治愈，必要时需手术切开引流并加压包扎。

二、瘢痕瘤

瘢痕瘤俗称瘢痕疙瘩。外伤或手术后伤口愈合过程中，胶原纤维生成过多而缺乏成纤维细胞所致，与瘢痕体质或遗传因素有关，当影响美容和功能时可行手术切除，但复发率高。手术拆线当日即行浅层 X 线放射治疗，可减少复发率。

三、耵聍腺瘤

耵聍腺瘤是一种良性肿瘤，主要位于外耳道的软骨部，生长缓慢，少数有恶变。病理检查呈单管状腺体样改变，管腔扩张，呈腺泡或筛状。瘤体无包膜，表面覆以外耳道皮肤。

（一）临床表现

肿瘤较小时无明显症状，肿瘤较大时可出现耳阻塞感、听力下降及疼痛。肿瘤多发生于外耳道前壁和底壁，为局限性肿块。

（二）诊断要点

（1）病史：耳堵塞感，听力下降及疼痛。

（2）耳道局限性肿块，质地中等，表面光滑。

（3）颞骨 CT 可见外耳道软骨部有软组织影，无明显骨破坏。

（4）病理检查。

（5）容易复发，有恶变倾向。

（三）治疗

（1）手术彻底切除。

（2）定期随诊，如有恶变，手术后配合放疗。

四、外耳道胆脂瘤

外耳道胆脂瘤较常见，并非真正的肿瘤，为脱落的上皮团块堆积而成。

（一）临床表现

瘤体积不大又无继发感染者，可无症状。较大的瘤体阻塞耳道，可引起耳堵塞感及听力下降。继发感染时出现耳痛、流脓及肉芽形成。较小胆脂瘤表现为耳道内圆形光滑硬结，基底广，质软，表面皮肤正常。较大的胆脂瘤可破坏骨壁甚至鼓膜，侵入鼓窦、乳突和中耳。

（二）诊断要点

（1）病史：病程缓慢。胆脂瘤小或无感染者，仅有耳堵塞感，听力稍差，可有耳鸣。有继发感染者，疼痛剧烈。
（2）耳镜检查可见呈洋葱皮样生长的珍珠色上皮。
（3）颞骨CT外耳道狭窄，骨质吸收破坏及新生物影。

（三）治疗

（1）仔细、耐心清除外耳道胆脂瘤上皮。
（2）控制继发感染。
（3）手术治疗。

五、耳郭恶性肿瘤

（一）耳郭鳞癌

1. 临床表现

耳郭鳞癌发病率高于外耳道鳞癌。多位于耳郭后方。病程缓慢。病变早期表现为局部皮肤增厚及上皮脱落。肿瘤逐渐外向性生长，表现为质硬、苍白、无痛性包块。继续生长肿瘤溃烂，边缘隆起。可出现颈淋巴结转移。

2. 治疗
（1）耳轮和对耳轮鳞癌时，行局部广泛切除术。
（2）肿瘤巨大或侵及耳甲腔时，行全耳郭切除术。
（3）有淋巴结转移时，行颈廓清术。

（二）基底细胞癌

1. 临床表现

基底细胞癌呈内向性生长。早期呈扁平状，稍隆起。继而中心出现穿凿性溃疡。边缘环状隆起。可侵犯软骨和骨质。

2. 治疗

（1）早期病变行放射治疗，效果良好。

（2）病变广泛或放疗后复发者，行手术治疗。

六、外耳道恶性肿瘤

很多中耳和乳突癌来自外耳道。因此，外耳道癌实际发病率较临床报道高。常见者为鳞癌和腺样囊性癌。

（一）临床表现

（1）耳胀满感、听力下降、耳漏、血性分泌物。

（2）耳部疼痛，有时很剧烈，但与局部检查所见不符。疼痛可为腺样囊性癌最早期症状。

（3）外耳道鳞癌多为息肉状或肉芽状肿物。而腺样囊性癌则出现黄色、质硬、表面光滑的新生物。

（4）耳前、耳后、颈部淋巴结转移。

（5）腺样囊性癌易复发，易发生肺部转移。

（二）诊断要点

（1）病史：应特别注意原因不明的耳痛。

（2）局部检查：腺样囊性癌可仅表现为局部皮肤增厚。

（3）影像学检查。

（4）病理学诊断。

（三）治疗

手术治疗时可根据肿瘤大小、周围组织浸润程度选择不同的术式。

如肿瘤侵犯中耳，需按中耳癌原则治疗。

第三节　外耳炎性疾病

外耳解剖特点使外耳炎性疾病有其特殊性。外耳皮肤菲薄，皮下组织少，皮肤与骨膜和软骨膜紧贴，神经支配丰富，故轻微炎症即可引起剧烈的疼痛；骨部皮肤富含毛囊、皮脂腺和耵聍腺，易被感染；外耳道后上缺少软骨，前下部有软骨裂，外耳或腮腺的感染可相互蔓延；耵聍呈酸性，含溶菌酶，有抗感染作用。

一、弥漫性外耳道炎

弥漫性外耳道炎是外耳道皮肤和皮下组织广泛的急性炎性疾病,可分为急、慢性两类。

（一）临床表现

1. 急性外耳道炎

外耳道皮肤弥漫性肿胀,剧烈疼痛,有浆液或脓液渗出及上皮脱落,严重者可引起耳道狭窄或闭锁。可伴发热、耳周淋巴结肿大。牵拉耳郭时疼痛加剧。

2. 慢性外耳道炎

耳内不适及瘙痒感。耳道皮肤呈暗红色、肿胀、湿润、增厚,附着鳞屑状痂皮。鼓膜可增厚,标志不清,表面可有少量肉芽组织形成,影响听力。

（二）诊断要点

外耳道灼热、痒、疼,弥漫性充血。有浆液或脓液渗出,耳道变窄,脓痂形成。

（三）治疗

控制感染,全身和局部应用抗生素。保持耳道清洁,定期清理分泌物和痂皮。局部用药要注意剂型。渗出液多时,可使用各类糊剂,如硼锌糊。当外耳道皮肤增厚并有结痂时,应选用软膏类药物,外耳道细菌和真菌培养。

二、坏死性外耳道炎

坏死性外耳道炎又称恶性外耳道炎,是一种少见且严重的外耳道化脓性病症,可引起外耳道和颅底坏死性骨髓炎,病死率较高。大多数为铜绿假单胞菌感染,其次为葡萄球菌和真菌混合感染。多见于老年糖尿病、艾滋病及长期应用激素和免疫抑制剂者。

（一）临床表现

外耳道化脓性炎症,伴进行性、剧烈的耳痛。外耳道有恶臭分泌物。外耳道后下壁、软骨部和骨部交界处皮肤糜烂,继之出现肉芽组织增生。病情恶化时可引起坏死性骨髓炎,破坏颅底结构,累及颅内,引起面瘫、化脓性脑膜炎、脑脓肿等并发症,导致死亡。

（二）诊断要点

（1）病史及临床表现。

（2）外耳道细菌培养和药物敏感试验。

（3）病理学检查。

（4）影像学检查:颞骨 CT、MRI 检查。

（三）治疗

早期诊断、早期治疗对预后至关重要。药物治疗为主要治疗方法。抗生素治疗要保证足够的疗程。手术治疗为清除肉芽组织和死骨。全身支持治疗时，有糖尿病者控制血糖，免疫缺陷者应增强抵抗力并予以相应治疗。

三、耳郭化脓性软骨膜炎

耳郭化脓性软骨膜炎是耳郭软骨膜的急性炎症，其特点是剧烈耳痛、耳郭软骨大面积液化、坏死，最终导致耳郭挛缩畸形。

（一）临床表现

耳郭红、肿、热、痛。耳郭剧烈跳痛。脓肿形成可有波动感。耳郭挛缩，最终形成菜花耳。

（二）诊断要点

（1）多有耳外伤史，如擦伤、烧伤、扎耳垂戴耳环及手术等创伤。

（2）临床表现。

（3）除外其他疾病，如复发性多软骨炎等。

（4）细菌培养和药物敏感试验。

（三）治疗

早期切开引流，该病病情进展迅速，病原菌为铜绿假单胞菌时，要及时切开引流，清除病灶及坏死液化的软骨。切口要足够大，切口长短以能够暴露出正常软骨为准。视具体情况决定一期加压包扎闭合伤口，抑或开放切口定期换药。抗感染治疗。

四、外耳结核

外耳结核又称寻常狼疮，是一种少见的结核感染，多由面部寻常狼疮或中耳结核分泌物感染引起。也可来源于血行性感染。好发于 10 岁以下儿童。

（一）临床表现

早期皮肤出现多个红褐色小结。用玻璃片压迫小结时，呈灰白色，其中可见散在的黑点，故称为苹果酱小结。溃疡、瘢痕形成，导致耳郭畸形。耳周和颈淋巴结肿大并压痛。

（二）诊断要点

（1）病史及临床表现。

（2）结核菌素皮肤试验。

（3）病理学检查。

（4）结核菌培养。

（5）除外其他特异性感染。

（三）治疗

抗结核治疗。局部用药。

五、外耳单纯疱疹

单纯疱疹常发生于颜面部，以唇部最为常见。其次为鼻侧、颊部和耳部。耳部单纯疱疹多见于耳郭、耳周及外耳道口。多见于流感、肺炎等热病过程中。可自愈。

（一）临床表现

患处皮肤痛痒感或压迫感，数小时出现散在红斑，继而在红斑处出现水疱群，数日后水疱破裂，继之结痂，脱落后不留痕迹。耳后淋巴结可肿大。

（二）诊断要点

（1）病史。

（2）外耳红斑、水疱、渗液或结黄痂。

（3）耳后淋巴结肿大。

（三）治疗

保持局部干燥，防止感染。局部可用 55% 炉甘石洗剂等治疗。

六、外耳道真菌病

外耳道真菌病为真菌进入耳道并繁殖生长引起的皮肤感染，多见于气候潮湿、温暖的地区。多发于夏季。主要致病菌为曲菌和白念珠菌等。

（一）临床表现

耳内奇痒，有少量水样分泌物。早期耳道内有灰褐色粉末状或颗粒状物，继而形成灰黑色块状物及痂皮。念珠菌感染时皮肤可见白色沉淀物。鼓膜受累时，可有肉芽形成甚至穿孔，听力下降。

（二）诊断要点

（1）病史和临床表现。

（2）抗生素治疗无效。

（3）分泌物涂片显微镜下可见真菌丝及芽孢。

（4）真菌培养。

（三）治疗

保持耳道干燥，通畅。经常清理耳道，局部用 1% 水杨酸乙醇滴耳。局部或全身应用抗真菌药。

七、耳带状疱疹

耳带状疱疹为水痘—带状疱疹病毒引起的疾病。此种病毒潜伏于神经节细胞中，在全身及局部抵抗力低下时发病。在非免疫宿主中出现水疱，在部分免疫宿主中表现为带状疱疹。多为单侧发病，好发于 50 岁以上成年人，多见于春、秋季。

（一）临床表现

根据病毒感染范围可分为 3 型。Ⅰ型：耳带状疱疹。低热、耳部不适、灼热感，剧烈耳痛。3 ~ 7d 后，在膝状神经节的"带状区"，即耳郭和外耳道出现成串的水疱。Ⅱ型：耳带状疱疹并周围性面瘫。面瘫多在出疹后 2 ~ 3d 出现，少数可在 7 ~ 9d 发生。Ⅲ型：耳带状疱疹并周围性面瘫，内耳损伤，听力下降，耳鸣及眩晕。

出现其他多发性脑神经炎的表现。

（二）诊断要点

（1）上呼吸道感染史。

（2）临床表现。

（3）听力学检查。

（4）前庭功能检查。

（5）部分患者可伴周围性面瘫，面神经检查及功能评估。

（6）神经系统检查。

（三）治疗

抗病毒药物，如泛昔洛韦或阿昔洛韦。保持局部干燥、清洁。面瘫治疗应用糖皮质激素、神经营养类药物。必要时行面神经减压术。

八、大疱性鼓膜炎

大疱性鼓膜炎为病毒感染引起的鼓膜及其附近耳道皮肤的急性炎症。多由流感病毒引起，少数由某些药物、物理刺激或过敏因素引起。

（一）临床表现

耳深部剧烈疼痛、耳胀满感、耳鸣及听力下降。鼓膜及邻近皮肤红肿，并有大小不等的血疱形成。鼓膜松弛部可出现单个大血疱，数日后吸收或破裂结痂而愈。

（二）诊断要点

（1）流感病史。
（2）症状和体征。
（3）听力学检查。
（4）影像学检查。

（三）治疗

给予镇痛药。保持耳道清洁、干燥，勿进水。物理治疗。

九、外耳湿疹

外耳湿疹属变态反应性皮肤疾病，是指外耳皮肤出现红斑、丘疹、水疱、糜烂、渗液、脱屑、皲裂、增生，并伴瘙痒、局部灼热感的一种病变，易复发为其主要特征。外因引起者称为湿疹样皮炎，无明显诱因时为体质性湿疹。前者又分传染和非传染性两种，后者分异位性皮炎和脂溢性皮炎。

（一）临床表现

1. 湿疹样皮炎
传染性者多由中耳炎脓液引起，急性期耳部奇痒难忍，伴烧灼感，渗液多。病变多位于外耳道、耳屏、耳郭及耳后沟。耳周淋巴结肿大。慢性期皮肤增厚、结痂、脱屑，耳后沟皲裂。
非传染性者又称接触性皮炎，是因接触眼镜、助听器、化妆品等变应原所致。
2. 体质性湿疹
异位性皮炎又称异位性湿疹、遗传过敏性皮炎，常并发哮喘和过敏性鼻炎。多见于婴幼儿和儿童。变应原多为蛋白质，外耳道极少受累。
脂溢性皮炎发生于皮脂溢出部位，与皮脂分泌过多有关，常并发毛囊炎、疖肿。

（二）诊断要点

（1）病史和过敏史。
（2）症状和体征。

（三）治疗

去除病因。禁止抓痒挖耳，忌用热水或肥皂擦洗患处。渗液多时用4%硼酸等溶液湿敷，忌用油膏类外用药。渗液少者可用硼锌糊软膏等外用药。应用抗过敏药物和抗生素。

十、耵聍栓塞

耵聍俗称"耳屎"或"耳垢"，为外耳道软骨部皮肤内耵聍腺的分泌物，具有保护外耳道皮肤、杀菌及黏附灰尘，防止异物进入的作用，如耵聍过多，阻塞外耳道，则称为耵聍栓塞。耵聍分干、湿两种。白种人以黏稠的湿性耵聍居多。与遗传因素有关。

（一）临床表现

耳道未完全阻塞或质软者，多无明显症状，有时耳痒。阻塞严重者引起耳闷感，听力下降。压迫鼓膜可引起眩晕、耳痛、耳鸣。耳道进水后听力突然下降。继发感染后诱发急性外耳道炎。外耳道有黑色或棕褐色耵聍块，软硬不一。

（二）诊断要点

耳闷感，听力下降，有时表现为进水后听力突然下降。外耳道可见黑色或棕黑色耵聍块，质地软硬不一。

（三）治疗

未完全阻塞外耳道或质软者，可用耵聍钩或膝状镊取出。坚硬且嵌塞较紧时，不可强行取出，可先用5%碳酸氢钠水溶液滴耳，使其软化，3d后将其取出或冲洗出。外耳道合并感染时，按急性外耳道炎处理。

第六章 中耳疾病

第一节 中耳和颞骨损伤

一、外伤性鼓膜穿孔

鼓膜位于外耳道深部，外伤机会相对较少，可因直接或间接的外力作用所致。常见掌击耳部后引起。

（一）临床表现

外伤时于鼓膜破裂刹那间突然发生耳痛、耳鸣、听力下降，偶有眩晕。检查可见外耳道内少许鲜血，鼓膜上有血痂，穿孔多呈不规则裂孔形，位于前下或后下方。如合并颅骨骨折、脑脊液耳漏、内耳损伤等，则有相应症状。

（二）诊断要点

有明确外伤史，伴耳鸣、听力下降。鼓膜紧张部可不规则穿孔，穿孔周边有时可见血迹。纯音测听示传导性耳聋。

（三）治疗

保持外耳道清洁，勿进水或滴药。一般不急于采用任何方法修补穿孔，鼓膜小穿孔或裂隙状穿孔多可自行愈合。观察3个月以上，穿孔仍不愈合者，可行鼓膜修补术。继发感染者，应按中耳炎治疗原则处理。

二、听骨损伤

头部各种直接外伤，如利器或拳头，间接暴力，如爆炸气浪、震荡以及颅脑外伤后均可引起砧镫关节脱位、镫骨弓骨折等听骨链中断现象。

（一）临床表现

外伤后突然出现耳鸣和听力下降、耳痛。外伤严重时可出现昏迷、休克。鼓膜可完整或穿孔，有血性分泌物或血痂。

（二）诊断要点

有明确外伤史，伤后即出现听力下降、耳鸣和耳痛。听力学检查传导性听力损失，镫骨肌反射消失，鼓室压曲线为 AD 型等。颞骨 CT 检查。

（三）治疗

鼓膜完整时可行鼓室探查术。鼓膜有穿孔者可同时行鼓膜修补术。有耳鸣及感音神经性听力损失者，给予改善内耳微循环及促进神经细胞生长的药物。

第二节　分泌性中耳炎

分泌性中耳炎是以传导性耳聋及鼓室积液为主要特征的中耳非化脓性炎性疾病。冬、春季多发，是小儿和成人常见的听力下降原因之一。中耳积液可为浆液性或渗出液。有急性和慢性两种，慢性分泌性中耳炎可缓慢起病或由急性分泌性中耳炎反复发作、迁延转化而来。

一、病因与发病机制

目前认为咽鼓管功能障碍、中耳局部感染和变态反应等为其主要病因。咽鼓管功能障碍包括小儿腺样体肥大、肥厚性鼻炎、鼻咽部肿瘤或淋巴组织增生、长期的鼻咽部填塞、腭裂和头颈部肿瘤放疗后等。

中耳局部感染：细菌产物内毒素在发病机制中，特别是病变迁延为慢性的过程中可能起到一定作用。

可溶性免疫复合物对中耳黏膜的损害（Ⅳ型变态反应）可为慢性分泌性中耳炎的致病原因之一。

二、临床表现

听力下降、自听增强，头位前倾或偏向健侧时，因积液离开蜗窗，听力可暂时改善（变位性听力改善）。积液黏稠时，听力可不因头位变动而改变。

耳痛急性者可有隐隐耳痛，常为患者的第一症状，可为持续性，也可为抽痛。慢性者耳痛不明显。本病尚有耳内闭塞或闷胀感，按压耳屏后可暂时减轻。

耳鸣多为低调间歇性，如"劈啪"声，"嗡嗡"声及流水声等。当头部运动或打呵欠、捏鼻时，耳内可出现气过水声。

耳部不适，患耳周围皮肤有发"木"感，心理上有烦闷感。

鼓膜松弛部或全鼓膜内陷，表现为光锥缩短、变形或消失，锤骨柄向后、上移位，锤骨短突明显外突、前后皱襞夹角变小。鼓室积液时鼓膜失去正常光泽，呈淡黄色、橙红色、油亮，光锥变形或移位。慢性者可呈灰蓝或乳白色，鼓膜紧张部有扩张的微血管，短突显白垩色，锤骨柄呈浮雕状。若液体为浆液性，且未充满鼓室，可透过鼓膜见到液平面，液面状如弧形发丝，称为发状线，凹面向上，头位变动时，其与地面平行的关系不变。有时可见到气泡，咽鼓管吹张后气泡可增多。鼓气耳镜检查鼓膜活动受限。

听力检查音叉试验及纯音听阈测试结果示传导性耳聋。听力损失一般以低频为主，但由于传声结构及两窗的阻抗变化，高频气导及骨导听力亦可下降，积液排出后听力即改善。鼓室图对诊断有重要价值，平坦型（B型）为分泌性中耳炎的典型曲线；高负压型（C3型）示管功能不良，部分有鼓室积液。

三、诊断

根据病史和临床表现，结合听力检查结果，诊断一般不难。诊断性鼓膜穿刺术可确诊。

四、治疗

1. 清除中耳积液

改善中耳通气、引流及病因治疗为本病的治疗原则。

（1）鼓膜穿刺抽液：成人用局部麻醉。以针尖斜面较短的7号针头，在无菌操作下从鼓膜前下方刺入鼓室，抽吸积液。必要时可于1~2周后重复穿刺，也可于抽液后注入糖皮质激素类药物。

（2）鼓膜切开术：液体较黏稠，鼓膜穿刺不能吸尽；小儿不合作，局部麻醉下无法做鼓膜穿刺时，应做鼓膜切开术。手术可于局部麻醉（小儿全身麻醉）下进行。

（3）鼓室置管术：病情迁延不愈或反复发作者，中耳积液过于黏稠不易排出者，可考虑做鼓室置管术，以改善通气引流，促使咽鼓管恢复功能。通气管留置时间一般为6~8周，最长可达1年。咽鼓管功能恢复后取出通气管，部分患者的通气管可自行排出于外耳道内。

（4）保持鼻腔及咽鼓管通畅：可用1%麻黄碱液或与鼻内糖皮质激素气雾剂交替滴（喷）鼻。

（5）咽鼓管吹张：慢性期可采用捏鼻鼓气法、波氏球法或导管法。尚可经导管向咽鼓管咽口吹入泼尼松龙，隔日1次，每次每侧1滴，共3~6次。

2. 积极治疗

鼻咽或鼻腔疾病可采用如腺样体切除术、鼻中隔矫正术、鼻息肉摘除术等。扁桃体过度肥大，且与分泌性中耳炎复发有关者，应做扁桃体摘除术。

3. 抗生素应用

急性期可根据病变严重程度选用合适的抗生素。头孢他美酯（头孢美特酯）对流感嗜血杆菌、肺炎链球菌等致病菌抗菌作用较强，可用于对其他抗菌药物不敏感者。

4. 稀化黏素类药物

有利于纤毛的排泄功能，可降低咽鼓管黏膜的表面张力和咽鼓管开放的压力。

5. 糖皮质激素类药物

地塞米松或泼尼松等口服，做辅助治疗。

6. 手术治疗

长期反复不愈、CT 值超过 40HU 者，应怀疑中耳乳突腔有肉芽组织形成，特别是发现有听小骨破坏时，应根据病变所在部位，尽早行单纯乳突凿开术、上鼓室开放术或后鼓室切开术清理病灶。

第三节　急性化脓性中耳炎

急性化脓性中耳炎为中耳黏膜的急性化脓性炎症。多继发于上呼吸道感染，可能部分病例初起为病毒感染而后细菌侵入。多见于冬、春季节，有血液病、营养不良、变态反应及心肺病、肾炎、糖尿病等疾病的患者易于诱发。好发于儿童。

一、病因与发病机制

常见致病菌为溶血型链球菌、金黄色葡萄球菌、肺炎链球菌和流感嗜血杆菌等。主要通过 3 条途径感染。

（一）咽鼓管途径感染

上呼吸道感染后，细菌经咽鼓管侵入鼓室，造成中耳炎，这是最多见的途径。小儿发病率高的原因：①易患呼吸道急性传染病，如麻疹、猩红热、百日咳和肺炎等，主要表现在上呼吸道发生炎症；②小儿咽鼓管较成人相对短、平、宽，分泌物易经咽鼓管进入鼓室；③小儿多仰卧吮乳，特别是人工喂乳时，呕吐物和多余的乳汁甚易流入鼓室；④小儿多患增殖体肥大和管周淋巴组织炎，易阻塞咽鼓管口，妨碍引流而致发炎。

（二）外耳道鼓膜途径感染

比较少见，鼓膜外伤穿孔后细菌可经外耳道感染。严重的外耳道炎，久之鼓膜糜烂、溃破，也可引起鼓室感染。

（三）血行感染

最少见，急性重度传染病和脓毒血症，细菌经动脉直接进入鼓室，也可由静脉血栓感染而进入鼓室。

二、临床表现

（一）耳痛、鼓膜穿孔前

患耳深部搏动样跳痛或刺痛，可向同侧头部放射；鼓膜穿孔后耳痛减轻。

（二）耳流脓

鼓膜穿孔后，耳内有液体流出，初为血水样脓，后为黏脓和纯脓。耳道内黏脓性分泌物对中耳炎诊断有重要意义。

（三）听力下降

早期以耳闷为主，逐渐感到耳聋，可伴耳鸣，鼓膜穿孔后听力有改善。

（四）全身症状

可有畏寒、发热。儿童全身症状重，高热、惊厥，摇头抓耳，哭闹不安，常有呕吐、腹泻等消化道症状。鼓膜穿孔后全身症状明显减轻。

鼓膜穿孔前：开始鼓膜呈辐射状向心性充血，锤骨柄变成红色棒状，继之松弛部红肿外凸，很快整个鼓膜变红、凸起。鼓室大量蓄脓，鼓膜极度外凸膨隆，锤骨形消失。外耳道口后壁麦氏三角即乳突窦区可有压痛。鼓膜穿孔后，鼓膜中心黄变坏死，最后穿破流脓，初为血水样，后为黏脓和纯脓。鼓膜紧张部穿孔，搏动性溢脓，呈现闪光跳动点。

（五）并发症

急性化脓性中耳炎治疗不当或周身抵抗力弱时，炎症可经鼓窦直接进入乳突，形成急性乳突炎，穿过骨皮质，形成骨膜下脓肿，也可经先天颅骨缝隙进入颅内，形成颅内并发症，累及面神经而发生面瘫。过去小儿急性中耳炎易并发化脓性脑膜炎，现今广泛使用广谱抗生素后，此类并发症已很少发生。

三、诊断

根据病史和体征，成人诊断较易，小儿则较困难：一是缺乏耳症状史，表现为严重的胃肠道反应；二是小儿外耳道狭窄，鼓膜不易查见。如遇小儿高热，且在上呼吸道感染之后发生，哭闹常有摇头抓耳动作，应考虑为此病。

四、鉴别诊断

（一）外耳道炎及疖肿

外耳道内弥漫性或局限性肿胀，有渗出浆液性分泌物或脓液，分泌物没有黏液，耳聋不重。按压耳屏或牵拉耳郭耳痛加剧是其特点。耳后淋巴结可肿大。

（二）急性鼓膜炎

常并发于流行性感冒和耳带状疱疹，鼓膜充血，形成大疱，有剧烈耳痛，但无穿孔及流脓现象，听力损失不重，外周血白细胞不增多。

五、治疗

（一）全身治疗

及时应用足量、有效的抗生素，首选青霉素类或头孢类抗生素，对以上两类抗生素过敏者，可选用大环内酯类抗生素。鼓膜穿孔后，取脓液做细菌培养加药敏试验，根据结果选择抗生素。症状消失后继续应用 1 周。耳痛者可给止痛药。

（二）局部治疗

鼓膜穿孔前：可滴 1% ~ 2% 苯酚（石炭酸）甘油，以抗炎止痛。如全身及局部症状重，鼓膜明显膨隆或穿孔太小、引流不畅者，可行鼓室穿刺抽脓或鼓膜切开，以利引流。

1. 鼓膜穿孔

先用 3% 过氧化氢溶液清洗外耳道脓液，拭净后再用水溶性滴耳剂，如复方氯霉素滴耳液、泰利必妥滴耳液、氧氟沙星滴耳液等。感染基本控制后，应用乙醇制剂，如 3% 硼酸乙醇或氯霉素乙醇等滴耳，使其尽快干耳。用药时患耳朝上侧卧，滴药后可按压耳屏向耳道口内，或以手掌按压耳门，促使药液进入鼓室内。同时可做多次吞咽动作，以利药物进入鼓室。一定要坚持每日 2 ~ 3 次清洗滴药。感染完全控制、留有鼓膜穿孔者，可行鼓膜修补术。

2. 病因治疗

1% 麻黄碱滴鼻液滴鼻，每日 3 次，保持耳咽管通畅。积极治疗鼻及鼻咽部病变，如腺样体肥大、慢性鼻窦炎、腺样体炎等。

第四节　慢性化脓性中耳炎

慢性化脓性中耳炎指中耳黏膜，甚至骨膜或深达骨质的慢性化脓性炎症，多因急性化脓性中耳炎未及时治疗或治疗不当迁延而来，为耳科常见病、多发病。临床上以耳内长期间歇性或持续性流脓、鼓膜穿孔和听力下降为特点，处理不当可引起严重的颅内、外并发症而危及生命。

一、入院评估

（一）病史询问要点

耳漏特征：间歇性或持续性，病程长短不一。分泌物性质：黏液性、黏液脓性或脓性，是否带有血丝或"豆渣样物"，有无异味。听力状况：轻度下降或严重下降。临床表现：近期临床表现有无特别变化。既往治疗史、用药情况或手术治疗情况。

（二）体格检查要点

外耳道观察：仔细观察外耳道和中耳腔分泌物的性质，以及分泌物引流情况。鼓膜穿孔的观察：包括穿孔大小及部位。如因分泌物较多，妨碍观察，应彻底清理后再做检查；外耳道狭窄者可借助电耳镜或显微镜观察。注意：松弛部或紧张部边缘性穿孔多提示为胆脂瘤型中耳炎。中耳腔病变的观察重点：观察鼓室内是否存在肉芽组织、胆脂瘤或钙化灶，以及听骨链形态。

（三）门诊资料分析

根据耳内长期流脓病史以及存在鼓膜穿孔，可做出慢性化脓性中耳炎的临床诊断。如鼓室内发现息肉或肉芽组织、豆腐渣样物物质，则有助于病变类型的判断。

（四）继续检查项目

纯音测听：单纯鼓膜穿孔者，表现为轻度传导性听力损失；合并听骨链病变者，听力损失较重；病程较长或长期使用具有耳毒性抗生素滴耳剂者，可为混合性听力损失。

分泌物细菌培养和药物敏感试验可了解引起感染的细菌种类和帮助选择治疗用药，应常规做厌氧菌培养。

影像学检查包括乳突 X 线摄片及颞骨高分辨率 CT 检查，可了解病变范围、性质以及与周围组织结构的关系。乳突 X 线摄片可见乳突气化不良、气房模糊或骨质破坏。颞骨高分辨率 CT 检查则有助于进一步观察鼓室、鼓窦、乳突等处的细微病变，以及乙状窦、颈静脉球、面神经的解剖关系。

耳窥镜检查是对常规耳镜检查的补充，用于进一步评估中耳病变程度、范围和性质，观察常规体检难以发现的鼓室内病变以及各解剖结构之间的关系，为选择手术术式提供依据。

鼓膜贴补试验适合于单纯型中耳炎、拟行鼓膜修补术者，贴补前后分别做纯音测听检查。

咽鼓管功能检查可了解咽鼓管是否狭窄等。

病理检查：鼓室内肉芽组织病理检查有助于与中耳癌鉴别。

二、病情分析

（一）诊断

根据耳内长期间歇性或持续性流脓病史，检查存在鼓膜穿孔和不同程度的听力下降，诊断慢性化脓性中耳炎并不难。由于不同类型慢性化脓性中耳炎在预后及处理原则上存在很大差异，因此，临床上不可仅满足于慢性化脓性中耳炎的诊断，而必须在结合局部检查和颞骨影像学检查的基础上对病变类型做出明确判断。

如遇下列任一情况，应高度警惕并发症的发生：①急性感染持续 2 周以上；②慢性感染突然恶化，尤其是流恶臭分泌物；③治疗过程中分泌物带恶臭；④耳道流脓突然停止；⑤乙型流感嗜血杆菌或厌氧菌所致的中耳炎。患者如有恶心、呕吐、剧烈头痛、寒战、高热（尤其呈弛张热型）等表现，则发生颅内并发症的可能性较大。在耳源性并发症的诊断中，一方面需要通过详细的病史询问，仔细的耳部检查并配合影像学资料，做出耳部疾病的诊断；另一方面，应根据患者的临床表现，配合必要的检查，明确并发症的种类。

（二）临床类型

按照病理变化及临床表现的差异，将慢性化脓性中耳炎分为单纯型、骨疡型和胆脂瘤型 3 型。骨疡型和胆脂瘤型常合并存在，两者又称危险型中耳炎。

1. 单纯型

单纯型最常见，炎症主要局限于鼓室黏膜层，一般无肉芽或息肉。临床特点：耳内间歇性流脓，量不多，分泌物为黏液性或黏液脓性；鼓膜穿孔位于紧张部，多呈中央性穿孔；听骨链大都完好或仅有部分槌骨柄坏死；一般有轻度传导性听力损失。影像学检查乳突为气化型或板障型，无骨质破坏。

2. 骨疡型或肉芽型炎症

骨疡型或肉芽型炎症除累及黏膜层外，尚有听小骨坏死以及鼓室骨壁、鼓环或鼓窦骨质的破坏。临床特点：耳内持续流稠脓性分泌物，间混血丝，常有臭味；鼓膜多为紧张部大穿孔或边缘性穿孔，鼓室内有肉芽或息肉；听小骨可有轻重不等的坏死；患者多有较重的传导性或混合性听力损失。影像学检查乳突多为板障型，鼓室、鼓窦入口及乳突内有软组织影，可有轻微骨质破坏。

3. 胆脂瘤型

鼓膜及外耳道的鳞状上皮在中耳腔生长并堆积成团块。临床特点：持续性或间歇性流脓，可混有"豆腐渣样物"，恶臭；鼓膜多为松弛部或紧张部后上边缘性穿孔，可见灰白色豆腐渣样物；外耳道骨部后上壁可塌陷；纯音测听示轻重不一的传导性或混合性听力损失。影像学检查可见上鼓室、鼓窦或乳突有骨质破坏区，听小骨可部分或完全破坏。

（三）鉴别诊断

1. 慢性肉芽性鼓膜炎

发病率相对较低，但极易误诊为慢性化脓性中耳炎。临床上以耳内反复发作的流黏液脓性分泌物和鼓膜紧张部肉芽为主要特征，病史长短不一，鼓膜肉芽呈细颗粒状，酷似杨梅，但鼓膜无穿孔。

2. 中耳癌

好发于 40 岁以上成人。主要症状为耳深部跳痛或刺痛、耳流脓或脓血性分泌物、听力减退、眩晕、张口困难和周围性面瘫等，晚期可有其他脑神经受累表现。患者多有长期慢性化脓性中耳炎病史，外耳道或鼓室内有易出血的肉芽样或菜花样新生物。影像学检查显示局限性或广泛骨破坏，新生物活检可确诊。

3. 结核性中耳炎

多继发于肺结核或身体其他部位的结核。起病隐袭，耳内流脓稀薄，听力损害明显，可早期出现面瘫。鼓膜穿孔可为中央性或边缘性，鼓室内有时可见苍白肉芽。影像学检查示颞骨有骨破坏或死骨形成。肉芽组织活检或分泌物涂片、培养发现抗酸杆菌可明确诊断。此外，本病还应注意与隐匿性乳突炎、外耳道炎等鉴别，并对可能同时存在的鼻及鼻咽部病变做出诊断，尤其是鼻咽癌。

三、治疗

（一）治疗原则

消除病因，控制感染，清除病灶，通畅引流，恢复听力。

1. 非手术治疗

（1）中耳炎急性发作时的抗生素治疗：宜根据细菌培养和药物敏感试验结果选择口服或静脉使用抗生素；无细菌培养结果时，根据中耳炎常见致病菌选择治疗药物。

（2）耳内用药：鼓室黏膜充血、水肿，有黏脓或脓性分泌物时，应用 3% 过氧化氢溶液清理分泌物，抗生素药液滴耳；黏膜炎症已基本消退、中耳潮湿者，可用乙醇或甘油制剂滴耳，如 3% 硼酸乙醇、3% 硼酸甘油等；粉剂如硼酸粉、水杨酸粉等，仅可用于鼓膜大穿孔且分泌物很少者，有助于干耳。耳内干燥后，少部分患者穿孔可能自行愈合。

（3）局部病变的清理：鼓室内小的肉芽可用 10% ~ 20% 硝酸银烧灼，较大肉芽可用刮匙刮除或用圈套器套除；局限于中、上鼓室的小胆脂瘤可在门诊用温生理盐水冲洗或用吸引器吸除。

2. 手术治疗

适合于几乎所有慢性化脓性中耳炎患者，手术时机及术式因病变类型的不同而有所差异。治疗本病的手术按其目的可分为两类：一类是以清理中耳病灶为目的的手术，如单纯乳突凿开术、乳突根治术；另一类是以重建中耳传音结构、提高听力为主要目的的手术，如鼓室成形术，其中又分为：鼓膜成形术（鼓膜修补术）、不伴乳突凿开术的鼓室成形术、伴乳突凿开术的鼓室成形术。

（二）术前准备

术前 1d 耳周剃发，范围至少达耳郭周围 5cm。拟行鼓膜修补术或鼓室成形术者，术前 1d 耳道内应做清洁与消毒。鼓膜移植材料的设计与准备。听骨链重建材料的准备。手术显微镜与电钻的准备。

（三）治疗方案

除合并急性感染者需全身应用抗生素外，本病以局部治疗为主，后者包括药物治疗和手术治疗。但临床上宜根据不同类型的病变，采用不同治疗方法。

1. 单纯型

单纯型以局部用药为主。鼓室黏膜有明显炎症时，应用抗生素药液滴耳；黏膜炎症基本消退后，可用乙醇或甘油制剂滴耳；耳内干燥后，穿孔不愈合者可行鼓膜成形术。

2. 骨疡型

引流通畅者，可先局部用药控制感染，但应注意定期复查。中耳腔肉芽可在门诊进行清理。对中耳乳突引流不畅、保守治疗无效或疑有并发症者，应行乳突手术。

3. 胆脂瘤型

胆脂瘤型原则上一旦确诊，应尽早施行乳突手术。乳突手术的目的：①彻底清除病灶；②保存或增进听力，术中尽量保留健康的组织，在此基础上进行听力重建（鼓室成形术）；③获得干耳。

四、术后处理

（一）一般处理

全身麻醉者按全身麻醉术后常规处理。听骨链重建者，术后患耳朝上侧卧 7～10d。注意观察体温，有无耳鸣、眩晕和面瘫。注意观察局部渗出情况及耳郭有无红肿。术后 5～7d 拆线，10～14d 抽出耳道及乳突腔内填塞物。疑有颅内并发症者，术后第 2 日更换术腔纱条，观察术腔情况。鼓室成形术后可鼓励患者多做吞咽动作，但应避免用力捏鼻，2 周后方可小心地进行咽鼓管吹张。

（二）并发症处理

采用不同术式，并发症可有所不同，几种术式同时应用时，并发症发生的概率增加。乳突根治术常见并发症有周围性面瘫、脑脊液耳漏、迷路瘘管或迷路炎、化脓性耳郭软骨膜炎、术腔出血、不干耳等。鼓室成形术常见并发症有中耳感染、鼓室粘连、鼓膜位置异常、周围性面瘫、继发性胆脂瘤、耳鸣、感音神经性耳聋等。几种主要并发症处理方法如下。

1. 周围性面瘫

周围性面瘫可见于手术前麻醉药物的浸润、术中对鼓索神经的牵拉以及面神经直接损伤。处理：麻醉药物浸润引起的面瘫一般可在 1～2h 内逐渐自行恢复。

术中出现并非由麻醉剂引起的面瘫时，应立刻进行面神经探查，找出损伤部位，根据神经受损情况选择神经减压术、神经吻合术或神经移植术。术后立即出现的面瘫，在排除麻醉剂影响后，应尽早行面神经探查术。对手术后数日逐渐出现的不完全性面瘫，应提前抽出术腔填塞物，同时全身使用糖皮质激素和神经营养剂等药物，面瘫多能逐渐恢复正常；长时间不恢复或发展为完全性面瘫者，应行神经电图和面肌电图等检查，必要时施行面神经探查术。

2. 脑脊液耳漏

脑脊液耳漏多因手术操作不慎、损伤颅中窝底脑膜所致。术中一旦发现，可用颞肌筋膜（或乳突骨膜）加乳突皮质骨片等修补，术后应用抗生素预防颅内感染，必要时合并应用脱水剂。

3. 化脓性耳郭软骨膜炎

化脓性耳郭软骨膜炎多因耳郭软骨膜受铜绿假单胞菌感染所致，发生率很低。耳内长期流脓多因术中未将乳突轮廓化、病灶清理不彻底等所致。经加强术后换药、局部使用抗生素滴耳剂等治疗，可望使部分患者获得干耳。长期不愈者可再次施行手术治疗。

4. 胆脂瘤复发或继发性胆脂瘤

胆脂瘤复发见于术中病灶清理不彻底或术腔通气、引流障碍；继发性胆脂瘤多见于鼓室成形术中残余鼓膜上皮未彻底清除，遗留于鼓膜与移植物之间或鼓室内。上述情况除少数可在门诊定期清理和观察外，一般需再次手术治疗。

5. 鼓膜位置异常

鼓膜位置异常是术后早期出现的鼓膜内陷，一般可自行恢复，如考虑与咽鼓管功能不良有关，经咽鼓管吹张和病因治疗后也可望逐渐改善。鼓膜内陷，如为中耳粘连所致或出现鼓膜外侧愈合，除非再次手术，否则无特效治疗。

五、住院小结

（一）疗效

不同类型慢性化脓性中耳炎由于其病变程度存在较大差异，预后也不相同。单纯型中耳炎患者，经积极药物治疗一般可获得暂时性干耳，但易反复发作，永久性鼓膜穿孔和听力下降常难避免。骨疡型和胆脂瘤型中耳炎保守治疗效果较差，并易引起各种严重并发症。各类型中耳炎手术治疗效果良好。

（二）出院医嘱

定期门诊复查，观察鼓膜形态或进行术腔清理。行鼓室成形术者，术后半个月可小心进行咽鼓管吹张。定期复查听力。预防上呼吸道感染。

第五节　中耳乳突胆脂瘤

中耳乳突胆脂瘤是临床上常见的耳部疾病之一，具有慢性进行性、破坏性和难治性等特点。病变具有侵袭性，常常破坏听小骨，引起不同程度的听力障碍，而且还可引起各种颅内、外并发症，如眩晕、面神经瘫痪、脑脓肿等，严重者可能导致死亡。中耳乳突胆脂瘤的组织病理学特征是中耳乳突内存在高度增殖的角化鳞状上皮和邻近骨质的吸收、破坏。显微光镜下的胆脂瘤呈一种复层鳞状上皮，由基底层、棘层、颗粒层和角质层组成，后者占95%，从基底层到角质层是角质细胞增殖、分化、移动和脱落的过程，并处于过度增殖状态，这与正常皮肤表皮增殖完全不同。

一、胆脂瘤上皮细胞过度增殖的免疫学机制

细胞增殖在中耳胆脂瘤形成的过程中起着重要作用。通过对细胞增殖标志物及细胞生长因子等在中耳胆脂瘤上皮的研究，从免疫学的角度进一步证实其具有过度增殖的特性。然而需要指出，中耳胆脂瘤上皮细胞的过度增殖与恶性肿瘤不同，中耳胆脂瘤的增殖并不是无限制的，其细胞仍具有正常凋亡的能力，这与肿瘤细胞的增殖有着本质的区别。在某些基因、蛋白或细胞因子等调控下，胆脂瘤上皮细胞的凋亡能力会显著增强，并导致了上皮细胞的异常增殖被增强的细胞凋亡所抑制。

（一）细胞增殖标志物的研究

反映细胞增殖状态的度量指标，如细胞角蛋白、细胞增生核抗原67和增殖细胞核抗原等，在胆脂瘤上皮中的表达均显著增加。

1. 细胞角蛋白（CK）

CK是一类由细胞角蛋白基因编码的水溶性聚合多肽，分布于大多数上皮和间皮细胞源性的细胞中，是上皮分化、增殖的重要标志物。CK的表达与上皮细胞的紊乱、上皮增殖性疾病及肿瘤相关。在胆脂瘤上皮活跃增殖中，CK5、CK6是基底细胞增殖的标志，CK13是上皮分化的标志，CK16是上皮增殖的标志。早有研究发现，胆脂瘤上皮有CK16

和 CK13 的表达，而外耳道上皮仅有 CK13 表达。CK16 的表达主要位于邻近外耳道的胆脂瘤复层上皮、外耳道复层上皮和鼓膜，而 CK13 的表达则位于胆脂瘤的基底层。利用凝胶电泳技术也证实 CK13、CK16 存在于中耳胆脂瘤上皮。免疫组化方法亦证明 CK16 表达于胆脂瘤上皮的基底上层细胞，且在胆脂瘤上皮厚的区域明显强于上皮薄的区域，而 CK13 只出现在没有 CK16 表达区域的基底细胞层。利用 3 种中耳胆脂瘤动物模型（外耳道结扎组、袋状内陷组、炎症组）研究 CK 在胆脂瘤形成中的作用，发现 CK1、CK5、CK6、CK10 在外耳道结扎组表达增强，而作为细胞增殖标志的 CK13、CK16 则在袋状内陷组表达增强，同时还显示 CK5、CK6、CK13、CK16 的表达增强与胆脂瘤的进程相关。CK 的表达与胆脂瘤上皮的增殖、迁移有密切的关系。

2. 增殖细胞核抗原（PCNA）

PCNA 是出现于细胞周期 $G_1 \sim S$ 期的细胞核中的蛋白质，参与细胞核 DNA 合成与细胞增殖，可用于评价细胞的增殖能力。研究发现，胆脂瘤组织中 PCNA 阳性细胞数显著高于正常皮肤。应用抗 PCNA 抗体的免疫组化方法观察外耳道骨部皮肤和胆脂瘤表皮 PCNA 染色差异性，以及胆脂瘤表皮下炎症细胞浸润对 PCNA 染色的影响，结果显示，在胆脂瘤上皮中，不但在基底细胞层和基底上细胞层，而且更靠近表面的细胞层，均发现高水平的 PCNA 染色，炎症越重，阳性细胞的位置也越靠上，且纤维细胞增殖越活跃，PCNA 阳性率越高。表明上皮下炎症细胞浸润严重的区域细胞增殖能力越高，这种微环境差异可能明显影响胆脂瘤上皮的增殖能力。

（二）细胞生长因子的研究

通过对胆脂瘤的组织病理学研究发现，胆脂瘤的增殖是血管生成依赖性的，与微血管供养作用的内皮细胞分泌的多种促生长因子有关。其中肝细胞生长因子、血管内皮生长因子和角质细胞生长因子在诱导血管形成中有很重要的作用。

1. 肝细胞生长因子（HGF）

HGF 阳性产物定位于细胞的胞质，胞核无着色。健康人外耳道皮肤上皮层中，HGF 阳性表达主要位于基底层的棘细胞、颗粒细胞层中，密度低，淡棕色。而在胆脂瘤上皮中 HGF 表达位于上皮全层，胆脂瘤上皮下的淋巴细胞、间质中的纤维细胞和血管内皮细胞亦有阳性表达，表达密度高，呈棕色强阳性。近年国内有研究采用免疫组化 SP 法检测 34 例中耳胆脂瘤标本的 HGF 表达，结果显示，HGF 主要表达于胆脂瘤上皮层和上皮下基质细胞，在正常外耳道皮肤中仅表达于上皮基底层。胆脂瘤基质周围微血管计数均数高于正常外耳道皮肤，提示 HGF 诱导的新生血管形成可能是中耳胆脂瘤侵蚀性行为的主要原因之一。

2. 血管内皮生长因子（VEGF）

VEGF 阳性产物也定位于细胞的胞质，胞核无着色。健康人外耳道皮肤上皮下和血管基底膜可见 VEGF 弱阳性表达，而在胆脂瘤上皮基底部和超过基底部胆脂瘤角质细胞中，VEGF 表达呈强阳性。在内皮细胞和邻近的炎性上皮下结缔组织基质细胞中 VEGF 染色强度增加。大量免疫浸润细胞、假单核细胞、巨噬细胞和肥大细胞的胞质内可见抗 VEGF 抗体的弱阳性表达。

3. 角质细胞生长因子（KGF）

KGF 为中胚层细胞衍生的旁分泌生长因子，其可特异性地刺激上皮细胞增生。KGF 在胆脂瘤上皮中呈强阳性表达，且从基底层向角质层染色有逐渐增强的趋势，间质中可见散在的阳性细胞。在正常外耳道皮肤标本上，KGF 主要表现为间质中稀疏不均的弱阳性表达，在上皮细胞则不表达。胆脂瘤上皮和正常外耳道皮肤的 KGF 阳性表达率之间的差异有统计学意义，且在胆脂瘤上皮中 KGF 与 K167 表达呈正相关。

二、骨质破坏的免疫学机制

目前认为，中耳乳突胆脂瘤引起骨质破坏除了主要与局部压迫、破骨细胞浸润密切相关外，炎症细胞因子和多种酶引起的免疫学反应在骨质破坏机制中也发挥重要的作用。

胆脂瘤上皮的堆积一方面对周围骨质产生压迫，同时胆脂瘤基质及基质下方的炎性肉芽组织还可产生多种酶，如溶酶体酶、胶原酶等，以及前列腺素和细胞因子等，可引起周围骨质脱钙和骨壁破坏，同时，胆脂瘤也在不断地向周围扩大。胆脂瘤基质是胆脂瘤外周部分，由肉芽组织、炎症侵犯的上皮下结缔组织组成，含有淋巴细胞、组织细胞、浆细胞和少数的中性粒细胞，有时在胆脂瘤基质和邻近的骨质之间可以见到破骨细胞。有学者通过电镜观察胆脂瘤周围的破坏骨片，发现在破坏的听小骨骨小梁的表面有活性破骨细胞存在，并见大量波纹状蓝染的骨质黏合线，提示破骨细胞参与了骨质破坏。

骨质破坏的免疫学机制并非相互独立，而是彼此联系、相互影响的，如细胞因子不但能激活破骨细胞活性，还能激活炎症细胞和上皮细胞释放一系列生物酶，引起骨组织脱钙，骨基质、骨蛋白的溶解，最终导致骨吸收。

胆脂瘤组织中含有多种酶，如碳酸酐酶、胶原酶、溶酶体酶类、非溶酶体酶类、基质金属蛋白酶（MMPs）和纤溶酶等多种酶类。这些酶类在中耳乳突胆脂瘤组织过度增殖、凋亡和骨质破坏的机制中可能发挥着重要作用。

胆脂瘤组织中溶酶体水解酶、组织蛋白酶 B、酸性磷酸酶、亮氨酰氨基肽酶和溶菌酶等的水平均较正常皮肤明显增高。酸性磷酸酶是破骨细胞的一种特异性酶。组织蛋白酶 B 在酸性介质中降解胶原，通过胞饮作用被摄入细胞内，在胆脂瘤病理条件下，胶原迅速降解。亮氨酰氨基肽酶在胆脂瘤周围的结缔组织中有很强的水解活性。而溶菌酶作为吞噬酶的一种，是与某些细菌细胞壁黏多糖成分聚合作用相关的溶酶体酶，主要存在于单核细胞和粒细胞的特殊颗粒中。

第七章　内耳疾病

第一节　感音神经性听力损失

螺旋器毛细胞、听神经、听觉中枢传导径路或各级神经元损伤，声音的感受与神经冲动传递障碍，以及皮质功能缺损造成的听力下降，分别称感音性、神经性或中枢性听力损失。当临床常规测听技术不能确切区分导致耳聋的具体解剖部位时，统称感音神经性听力损失。

一、遗传性及非遗传性听力损失

耳聋可分先天性耳聋和后天性耳聋。先天性耳聋可以是遗传性耳聋，也可以是非遗传性耳聋。遗传性耳聋又分为综合征性耳聋和非综合征性耳聋。后天性耳聋也分为遗传性和非遗传性耳聋，以感音神经性耳聋最多见。儿童感音神经性耳聋中遗传性耳聋最多见，约占儿童感音神经性耳聋的 50%。病毒感染和围产期因素引起的耳聋居次，为 20%～25%。脑膜炎后耳聋约占儿童感音神经性耳聋的 10%，是后天性耳聋最常见的原因。大多数感音神经性耳聋是非综合征性耳聋，综合征性耳聋较少。

（一）先天性遗传性耳聋

先天性遗传性耳聋分为综合征性耳聋和非综合征性耳聋。非综合征性耳聋占遗传性耳聋的 70%，并且通常为感音神经性耳聋，其中常染色体隐性遗传性非综合征性耳聋占 80%，常染色体显性遗传性非综合征性耳聋占 18%，其余 2% 为 X 染色体连锁遗传或线粒体遗传。

1. 耳蜗发育异常

（1）Michel 畸形：最严重的内耳畸形。耳蜗骨迷路与膜迷路完全未发育，有些患者颞骨岩部未发育，无残余听力。常染色体显性遗传，常合并其他脏器的畸形和发育异常。

（2）Mondini 畸形：耳蜗扁平，发育不良，底转已发育，但第 2 周及顶周发育不全。可同时合并半规管、前庭、两窗和耳蜗水管畸形。单耳或双耳受累。听力为感音神经性耳聋。常染色体显性遗传，通常是单纯型遗传性耳聋，但也可见于瓦尔登堡（Wardenburg）综合征，特雷彻·柯林斯（Treacher Collins）综合征等。

（3）Bing Alexander 畸形：骨迷路正常，膜迷路畸形。患者高频听力损失严重，而低频听力损失一般较轻。常染色体显性遗传。CT 检查内耳表现正常。

（4）Scheibe 畸形：较常见的一种内耳畸形。骨迷路及膜迷路的上部结构发育正常，包括椭圆囊和半规管发育正常，蜗管和球囊发育不全。常染色体隐性遗传。CT 检查内耳表现正常。

（5）前庭水管扩大或大前庭水管综合征（LVAS）：常见的先天性内耳畸形。

听力障碍可以在出生时即有，也可于儿童期出现听力下降。呈进行性的听力下降。儿童在轻微头外伤、感冒、剧烈运动（如举重）、气压突然改变（如跳水）或长时间阳光下暴晒后可发生突发性耳聋或眩晕。听力障碍常常是后天性的。听力检查显示感音神经性耳聋。影像学检查总脚和前庭水管外口之间中点处，前庭水管直径≥ 1.5mm 时可诊断。

诊断要点：①家族史、遗传史；②听力学检查；③影像学检查，包括 CT 和 MRI 检查。

治疗：①配戴助听器；②人工耳蜗植入术；③语言康复训练。

2. 伴综合征性先天性遗传型耳聋

综合征性耳聋占遗传性耳聋的 30%，已发现数百个综合征性耳聋。综合征性耳聋有不同的遗传方式，可表现为感音神经性、传导性或混合性。

（二）非遗传性先天性耳聋

非遗传性先天性耳聋是指胚胎发育期、围产期或分娩期受到病理因素的影响，如致畸物或耳毒性药物或宫内感染所致。

1. 产前期

（1）感染：常见的感染如下。

风疹：母亲妊娠期间的任何时期发生的风疹病毒感染均可致耳聋，但前 3 个月内发生感染者，耳聋发病率较高。

巨细胞病毒：是引起非遗传性先天性感音神经性耳聋的最常见原因。巨细胞病毒的宫内感染约占新生儿的 1%。

弓形虫病：先天性弓形虫病为母亲经胎盘传播。孕早期感染，传播率较低，但胎儿多为重型，先天性畸形发生率较后期高。妊娠晚期感染，传播率较高，但胎儿多为轻型或无明显症状。先天性感染可导致流产、早产和死产。除感音神经性耳聋外，还有其他全身表现。

（2）先天性甲状腺功能减低症：由于甲状腺素水平不足，引起内耳发育异常，导致感音神经性耳聋。

（3）新生儿溶血性黄疸：胎儿出生后出现溶血性黄疸，20% ~ 40% 伴感音神经性耳聋，以高频听力下降为主。

诊断要点：①母亲妊娠期病史；②临床表现和体征；③血清学检查；④听力学检查。

治疗：①避免感染；②预防并发症；③积极治疗；④重点筛查听力；⑤佩戴助听器，植入人工耳蜗，进行语言康复训练。

2. 围产期

新生儿窒息、新生儿高胆红素血症、头颅外伤、早产、体重过轻等，容易导致感音神经性耳聋。

治疗：①积极避免；②早期治疗；③重点筛查；④佩戴助听器，植入人工耳蜗，进行语言康复训练。

二、老年性耳聋

老年性耳聋是指因听觉系统老化而引起的耳聋。随年龄增长，听力有不同程度的缓进性减退。可分为感音性、神经性、代谢性和机械性4型。

（一）临床表现

老年性耳聋属感音神经性耳聋，发病年龄常在60岁左右，性别差异不明显。进行性听力下降，一般双耳同时受累，或一侧较重。耳鸣呈间歇性或持续性，多为高调，如蝉鸣。少数患者诉搏动性耳鸣。可伴眩晕，可能与前庭系统老化或椎基底动脉供血不足有关。老年性耳聋常有重振现象，表现为低声听不到，高声嫌人吵。

（二）诊断要点

60岁以上老年人双耳渐进性听力下降。耳鸣以高调为主，少数患者可有眩晕。纯音测听、感音性听力损失或混合性听力损失，但以感音性听力损失为主，高频下降多见。耳镜检查鼓膜无特征性改变。纯音测听与言语测听结果不成比例，以语言听力损失为著。排除其他致聋疾患。

（三）治疗

目前尚无有效治疗方法。主要是改善脑部及内耳循环。本病以预防为主，节制脂肪类食物，进行适当体育活动，保持心情舒畅等，给予维生素类药物。佩戴合适的助听器。

三、病毒性听力损失

病毒直接或间接地引起内耳病损，导致双耳或单耳程度不同的感音神经性听力损失。

（一）临床表现

听力损失程度轻重不一，单耳或双耳，也可为全聋。耳鸣与耳聋同时存在。部分患者可伴眩晕等前庭症状，前庭功能减退或丧失。

（二）诊断要点

仔细询问病史是否有病毒感染引起的疾病，如腮腺炎、麻疹或水痘等传染病史。发病较突然，伴耳鸣、眩晕等前庭症状。耳镜检查未发现异常。纯音测听，单耳或双耳感音神经性听力损失，以高频听力下降为主。

（三）治疗

目前尚无有效的治疗方法。病因治疗。药物治疗，如营养神经药、扩张血管药、能量制剂药等。佩戴助听器。全聋 1 年无恢复者，可行人工耳蜗植入术。

四、突发性耳聋

突发性耳聋是指突然发生的原因不明的非波动性听力损失。多单耳发病。男、女发病率无差别，左、右侧发病率无明显差别。发病多于 40 岁以后，发病率有增加趋势。

（一）临床表现

听力下降呈感音神经性，可在瞬间、数小时或 3d 内发生。其程度从轻度至全聋，多为单耳，偶有双耳先后或同时发生。眩晕常为旋转性，多数患者伴恶心、呕吐、出冷汗。耳鸣多数为嗡嗡声或蝉鸣，可为首发症状。部分患者可有耳内堵塞发闷感。

（二）诊断要点

突然发生，可在数分钟、数小时或 3d 以内。非波动性感音神经性听力损失，可为轻、中或重度，甚至全聋。至少在相连的两个频率听力下降 20dBHL 以上。多为单侧，偶有双侧同时或先后发生。病因不明（未发现明确原因，包括全身或局部因素）。可伴耳鸣、耳堵塞感。可伴眩晕、恶心、呕吐，但不反复发作。除第Ⅷ对脑神经外，无其他脑神经受损症状。

（三）治疗

由于病因不明，尚缺乏有循证医学证据的最佳治疗方案。早期治疗部分患者听力恢复较满意，可酌情选用血管扩张剂、抗血栓形成剂和纤维溶栓剂、维生素类药物、改善内耳代谢药物、糖皮质激素。高压氧治疗可以作为治疗的选择。

五、中毒性耳聋

内源性和外源性毒素均可致中毒性耳聋。内源性指体内某些疾病，如中毒性肺炎、某些传染病产生的内毒素致聋。外源性指药物和化学制剂的毒性引起耳蜗中毒性损害造成耳聋，以氨基糖苷类抗生素引起者多见。

（一）临床表现

应用耳毒性药物或患某些疾病后，出现双耳听力下降。听力损失开始于高频区，继之波及语频区，常为中度或重度听力损失，多为双侧、对称性感音神经性。耳鸣多属高音调，早期间歇性逐渐发展为持续性。可伴眩晕、恶心、呕吐、平衡失调等前庭症状。另外，中毒早期可出现食欲下降、面部及手足麻木感等。

（二）诊断要点

病史是诊断的关键之一。耳鸣特点：早期间歇性，逐渐为持续性、高调耳鸣。用耳毒性药物引起的听力下降，耳鸣，平衡失调。耳镜检查未发现异常。

（三）治疗

在应用氨基糖苷类抗生素或其他耳毒性药物期间，如发现有早期中毒症状，应立即停药。药物治疗：给予维生素类药、血管扩张剂及神经营养药物等。佩戴助听器。植入人工耳蜗。

（四）预防

注意对药物中毒高危人群禁用或慎用相关药物，包括：①肾功能不全者；②已有感音神经性耳聋者；③应用2种或2种以上中毒药物者；④用药时间较长者；⑤老年患者。

六、爆震性耳聋

爆震性耳聋是由脉冲噪声（或冲击波）对听觉器官的损伤造成的听觉损害，损害部位主要在内耳，可以伴有不同程度的中耳损伤，为急性声损伤。损伤程度与冲击波的物理因素、暴露次数、伤者所处的位置、个人防护情况相关。受影响的程度有明显的个体差异。

（一）临床表现

双耳非对称性（暂时性或永久性）听力下降。爆震后立即出现。程度轻者可逐渐恢复。常伴有耳鸣、耳痛、耳闷、头晕等症状。有鼓膜破裂者可有少量耳内出血。继发感染可成为中耳炎。

（二）诊断要点

有近期或远期爆震接触史。耳镜检查可见鼓膜充血或外伤性穿孔及出血。纯音测听曲线多呈双侧对称性感音神经性听力下降。在3 000 ~ 6 000Hz处出现V形切迹。仅有鼓膜穿孔等中耳损伤时表现为传导性听力下降。

（三）治疗

对急性损伤者，应尽可能使其脱离噪声暴露环境，并及时给予糖皮质激素和神经营养药物等治疗。原则上应持续用药1 ~ 3个月。对外伤性鼓膜穿孔者，应及时用乙醇清洁耳道，并嘱咐患者注意防止耳道进水，不可向耳内滴药或自行冲洗。对鼓膜穿孔且合并感染者，按急、慢性中耳炎治疗。

七、噪声性耳聋

由慢性声损伤引起，是长期接受噪声刺激而产生的进行性听觉损害。损害部位在内耳。决定噪声对内耳损伤程度的最主要因素是噪声强度、频谱和暴露时间。噪声对于内耳的损伤程度有明显的个体差异。短时间暴露于噪声后可引起听阈暂时性阈移，一般可恢复。噪声作用下引起的不可恢复的听力损失成为永久性阈移。

（一）临床表现

双耳渐进性听觉减退，双耳高调耳鸣，可伴有头痛、疲劳、焦虑等其他神经系统症状。

（二）诊断要点

有明确噪声暴露史。已排除其他原因造成的听觉损害。耳道及鼓膜检查良好。听力学检查，纯音测听曲线多呈双侧对称性感音神经性耳聋。在3 000～6 000Hz处出现V形切迹。

（三）治疗

目前尚无有效治疗措施，但可以预防。应尽可能脱离噪声环境，并按感音神经性听力损失治疗。噪声环境实行工程控制。使用个人听力保护用品。定期进行听力检查，以便及早采取有效措施。

八、自身免疫性内耳病

自身免疫性内耳病是一种原因不明的进行性、双侧感音神经性听力损失。在数周至数月内影响双耳的听力，并常累及前庭功能。该病很少见。女性多见。首次发作年龄多在20～50岁，儿童罕见。发病机制尚不十分清楚，目前认为是由针对内耳的自身抗体和致敏淋巴细胞引起内耳损伤所致。自身免疫性内耳病是目前少数几种经恰当治疗可获较好疗效的感音神经性听力损失疾病之一。但由于病因不明，发病机制涉及多基因、多因素，无统一诊断和实验室检查标准，治疗原则还存在争议，各治疗方案间无法进行结果的比较，临床治疗效果尚不理想。

（一）临床表现

双侧感音神经性耳聋，至少在一耳表现为进行性，可为波动性。言语识别率较差。可伴耳鸣及耳内胀闷感。约50%的患者有前庭失调症状。可有系统性自身免疫性疾病，如风湿性关节炎、系统性红斑狼疮、结节性多动脉炎等。

（二）诊断要点

双侧感音神经性听力损失，偶有一侧先发病，对侧听力随后减退。听力损失在任何频率≥30dB。3个月内连续两次测听结果至少有一耳表现出听力进行性下降，在一个频率阈移≥15dB，在两个或更多的连续频率≥10dB，或言语识别率显著变化。双侧听力减退可以是对称性的，也可为非对称性。

鉴别诊断：应与其他听力损失，特别是与发生在72h内并趋于稳定的突发性耳聋相鉴别。

（三）治疗

类固醇激素和免疫抑制剂：目前主要为泼尼松、环磷酰胺、甲氨蝶呤。鼓室内类固醇激素注射能提高局部的药物浓度并避免其全身不良反应。服用营养神经和改善内耳循环及能量代谢的药物。血浆置换。佩戴助听器。

第二节　耳鸣

耳鸣为无相应的外界声源或电刺激，而主观上在耳内或颅内有声音感觉。耳鸣是一类症状而非一种疾病。耳鸣的发生率平均为3%～30%。随着年龄的增长，耳鸣发病率升高，高发年龄在50～60岁。两性患病率各研究统计不一。

耳鸣不应包括声音幻觉及错觉，有学者认为也不包括来自身体其他部位的声音，如血管搏动声、腭咽喉肌阵挛的咔哒声、咽鼓管异常开放的呼吸声，这些可称为体声，过去称为"客观性耳鸣"。颅内的鸣声，称为颅鸣，实为来自双耳立体声的听觉作用的表现形式。

耳鸣常为许多疾病的伴发症状，也是一些严重疾病（如听神经瘤）的首发症状，且常与听觉疾病同时存在，如耳聋及眩晕，且表现为首发症状，故临床上应加以重视。

一、分类

耳鸣是累及听觉系统的许多疾病的不同病理变化的结果，病因复杂，机制不清，分类困难。传统的耳鸣分类法很多，如根据耳鸣的发源部位分为耳源性耳鸣和非耳源性耳鸣；根据耳鸣的病变部位分为传导性耳鸣、感音神经性耳鸣、中枢性耳鸣；根据耳鸣的病理生理特点分为生理性耳鸣、病理生理性耳鸣、病理性耳鸣、心理性耳鸣、假性耳鸣等；根据患者的感受情况分为主观性耳鸣和客观性耳鸣；根据耳鸣的发生情况分为自发性耳鸣和诱发性耳鸣；根据耳鸣的病因分为噪声性耳鸣、药物性耳鸣、中毒性耳鸣、外伤性耳鸣等；根据耳鸣声的来源分为神经源性耳鸣、血管源性耳鸣、肌源性耳鸣、呼吸性耳鸣等；根据耳鸣的音调分为低调性耳鸣、高调性耳鸣、复合音耳鸣；根据耳鸣的持续时间分为持续性耳鸣、间歇性耳鸣、发作性耳鸣；根据听力情况分为伴有听力损失的耳鸣、不伴有听力损失的耳鸣等。这些分类法都有它的局限性，临床应用时要加以选择。

为了便于诊断与治疗，最为实用的分类法是根据病因及功能障碍部位的分类。

（一）听功能障碍部位的分类

耳鸣部位的诊断及病因诊断常常交杂在一起，通常根据功能障碍的部位而做出耳鸣的定位诊断。但是，相同部位的病变可能有着多种病因，如耳蜗的病变，可由噪声、药物、衰老等损害所致。耳鸣的发生往往是某一部位的病变达到某种程度所致。故从临床上，对耳鸣的了解与处理常常取决于听功能障碍的部位。但是由于对耳鸣的发病机制尚无深入的了解，因而引起耳鸣的确切解剖部位尚难确定。

1. 传导性耳鸣

多为低频、宽频带、持续性或搏动性耳鸣。能用相当于听阈的音量掩蔽。

2. 感音神经性耳鸣

常见于感音神经性听力损失耳，耳鸣为窄频带声，其频率常位于高频下降型听力损失区之外侧。

3. 中枢性耳鸣

见于脑干或中枢听觉通路的病变。可能为一种反射性表现，对掩蔽反应差。

（二）按病因的分类

1. 生理性耳鸣

主要为出现于颅内的体声。听力正常者在极安静的环境中可听到以下声音：①血液循环的嗡嗡声或肌肉的颤音；②空气在鼓膜上或耳蜗内液体的布朗尼运动产生的声音；③剧烈运动或情绪激动时的搏动性耳鸣；④头侧放于枕头上，颞区或耳区的动脉被压而致部分阻塞时，可出现搏动性耳鸣，上述情况乃由于"塞耳效应"，即堵耳效应及环境噪声降低所致；⑤吞咽时的咔哒声是因咽鼓管开放时，其黏膜的表面张力被打破之故。

2. 病理生理性耳鸣

可能为耳蜗或脑干功能的微小障碍所致；也可能是未被发现的疾患，而该疾患本身的病变程度尚不足以引起耳鸣，但加上发生耳鸣的"触发因素"，常表现为短暂耳鸣。

（1）自发性耳鸣：许多人曾偶然出现过数秒的哨声样耳鸣。约 15% 的人曾有过 5min 以上的耳鸣。

（2）噪声性耳鸣：耳鸣的发生与内耳神经元自发活动紊乱有关。

（3）药物性耳鸣：可分两类。①不伴听力损失的药物：此类药物包括抗癌药（甲氨蝶呤）、抗惊厥药（卡马西平）、抗菌药及抗虫药、利尿剂、抗精神病药（莫灵顿、多虑平、阿米替林、优降宁等）、降糖药（降糖灵）等。此类药物引起耳鸣的发生率尚不清楚。②伴听力损失的药物：此类药物包括抗癌药（顺铂、氮芥等）、氨基糖苷类、环肽类、复烯类等。发生的机制与耳蜗神经纤维自发放电率出现异常有关。

（4）毒血症性耳鸣：毒血症可致短暂的或持久的耳蜗损害，或作为已存在缺陷的耳蜗的耳鸣触发因素。

3. 与某些疾病相关的耳鸣

（1）体声：听系统外的耳鸣。①肌性：最常见的为腭肌阵挛，耳鸣为与肌阵挛同步的咔哒声。常自发消失。此种耳鸣可被身旁的人听见。中耳肌阵挛所致的耳鸣可出现于眨眼时，或为自发、或为自主性，也见于声刺激及耳郭皮肤刺激致镫骨肌收缩而出现。可用小量卡马西平治疗。咽鼓管开放或关闭也可出现咔哒声耳鸣，颞颌关节异常时，张、闭口也可出现咔哒声，另外，咬紧牙关时也可出现一种颤动型声音，适当的口腔科治疗可使其全部或部分缓解。②呼吸性：咽鼓管异常开放，耳内常出现与呼吸同步的吹风样声，且可有自声过强。本病常发生于过度消瘦者；也可见于潜水、吹奏乐器等职业者。③血管性：为搏动性耳鸣，难以确定是生理性还是病理性。常间歇性出现，它可以是唯一的耳鸣声或为一种附加的耳鸣声；或为一种高调感音神经性耳鸣叠加的搏动性变化。此种耳鸣有时是属于一些疾患的症状，故应注意：确定耳鸣是否与心脏搏动同步；测量血压；对双耳、颈的双侧及头部进行听诊，可听见低调、搏动性声音；压迫每侧颈静脉及乳突区，观察耳鸣是否消失或减轻。最常见的病因是同时存在高血压动脉粥样硬化或血管扭曲引起动脉性涡流现象所致。不常见的病因为动脉性动脉瘤、动静脉瘘、颈静脉球体瘤，其中以乳突导静脉的畸形与高位颈静脉球常见。当头转向耳鸣的对侧、压迫患侧颈静脉时耳鸣减轻，可诊断为动静脉瘘。血管性耳鸣可由宽带噪声所掩蔽，但纯音不能掩蔽。

（2）传导性耳鸣：引起外耳道阻塞的疾病可致耳鸣，耵聍触及鼓膜时可引起耳鸣，鼓膜穿孔、急性或慢性中耳炎、听骨链病变、鼓室积液、鼓室肿瘤也可伴有耳鸣。当出现传导性听力损失时，由于堵耳效应以及环境噪声减低，可使正常掩蔽效应减小，致耳鸣被发现或加剧。

（3）感音神经性耳鸣：大部分来自蜗内疾患。感音神经性耳鸣可分为感音性、周围神经性及中枢神经性耳鸣。但较难明确分开，且常互相混合。

1）感音性耳鸣：为耳鸣中最常发生的部位，常见的为老年性耳聋、耳毒性药物性听力损失、噪声性听力损失、梅尼埃病、迟发性膜迷路积水、外淋巴瘘、内耳感染、耳硬化症，佩吉特病及耳蜗血管性缺陷等。耳蜗性耳鸣的特征千变万化，通常耳鸣的音调易匹配，且位于听力障碍的频率范围内或其附近。临床听力学检查有助于诊断。耳鸣的严重程度及发生率与听力损失有明显关系。感音性听力损失越重，越易产生耳鸣。耳鸣的响度也随听力损失加重而增加。但耳鸣亦可发生于听力正常者，约有 1/3 的中度及重度听力损失者不伴有耳鸣，这一点至今尚无法解释。

耳蜗性耳鸣的发病机制仍不甚清楚，神经电生理和耳蜗微机制方面的学说有：神经元自发放电节律异常，耳蜗的机械功能障碍，耳蜗的微力学活动异常，耳蜗内的机械反馈作用和外毛细胞摆动失调等。

2）周围神经性耳鸣：听神经瘤患者以耳鸣为首发症状的约占 10%，单侧性耳鸣而听力正常者，一定要排除听神经瘤。听神经疾患致耳鸣者比耳蜗疾病者少见，且多为较大的嗡嗡声。其机制未明，可能与神经纤维变性引起纤维间交互传递或神经纤维传递变慢有关。听神经纤维排放时静止状态的失真，神经纤维的传递变慢，可引起到达大脑的神经纤维异常点火模式，即可出现耳鸣。

3）中枢神经性耳鸣：常发生于原有或潜在的周围性听功能障碍的耳，如迷路或听神经手术后出现耳鸣。

也可由紧张状态作为促发或加剧因素而致。肿瘤、血管性异常、局部炎症、多发性硬化等侵及听传导径路者皆可发生耳鸣。耳鸣常呈现为白噪声样。如耳鸣与脑血管疾病发作同时出现而无听力障碍时，多为中枢神经性耳鸣。另外，患者诉述耳鸣是在头内部时，有可能为中枢性，但也可能是无法描述耳鸣部位的双侧耳蜗性耳鸣。

（4）反射性（非听觉疾病性）耳鸣：①颞颌关节疾患或咬合不良；②颈椎关节病、颈损伤（甩辫子损伤或插管麻醉时），椎动脉功能障碍可能为部分原因。这些疾患常有咀嚼肌及颞肌、枕额肌以及颈肌等肌肉痉挛。可致张力性头痛而使耳鸣加剧，耳鸣又可致肌张力增加，转而加重耳鸣。

（5）全身疾病性耳鸣：某些疾患可导致耳鸣，如甲状腺功能异常、糖尿病、多发性硬化、碘缺乏、锌缺乏、贫血、偏头痛、高血压、高血脂、肾病、自身免疫性疾病等。

4. 假性耳鸣

假性耳鸣为耳鸣样声，但不遵循耳鸣的定义。

（1）自然环境声：偶然，外来声音类似于耳鸣声，或附加于耳鸣之上，如钟声，风吹电线声，变压器、家用电器的嗡嗡声。环境声仅在家中某一房间才听见，或在特定的地理位置，且可为其他人所听见。但患者的听力在正常范围内。

（2）伪病：有些人为了某种目的，夸大了耳鸣的程度及影响，部分是属于法医学范畴。

5. 耳鸣发生机制的新假说——中枢高敏学说

过去一直认为，大部分耳鸣是耳蜗病变的结果。但越来越多的证据表明，中枢神经系统也参与了耳鸣的产生和维持。听系和非听系中枢、自主神经系统、边缘系统等均与耳鸣有关。

在迷路切除和第Ⅷ对脑神经切断后，耳鸣患者仍感到耳鸣持续存在。耳鸣可以在人工耳蜗植入后通过电刺激第Ⅷ对脑神经而受到抑制。一侧耳的耳鸣可以被同侧和对侧噪声所掩蔽。电刺激耳鸣患者的中间神经时，可引起耳鸣响度的变化等。而正电子发射断层成像、功能性 MRI（PETJMRI）等研究发现，耳鸣患者的左侧听皮层代谢活动显著升高，给动物注射水杨酸后，单纤维记录显示部分听神经纤维、下丘神经元、初级听皮层内单个神经元的自发放电活动增加等。此外，心理学研究也提示，耳鸣与中枢神经系统功能（意识、注意力、情绪、学习和记忆）有关，连续耳鸣会对人造成长期心理负荷而影响身心健康，而不良情绪又可以加重耳鸣。

中枢高敏学说认为，耳鸣是一种由外周或中枢病变引起的、中枢神经系统参与的心身疾病的症状。外周或中枢病变后，听觉神经系统及其相关脑区的自发电活动是耳鸣发生的神经生理学基础。不管外周或中枢病变，中枢神经系统都参与长期耳鸣的维持，中枢敏感性的异常增高是耳鸣产生与维持的主要原因。心理因素与耳鸣密切相关，耳鸣是典型的心身疾病。

二、影响或触发耳鸣的因素

（一）噪声

噪声的接触可致原有的耳鸣加重，但也可使耳鸣减轻或缓解（故可采用掩蔽声以治疗耳鸣），或促发出另一种耳鸣声而与原有的耳鸣声混合。急、慢性声创伤（慢性声创伤如响度很高的音乐）也可引起耳鸣。

（二）心理学等其他因素

家庭、婚姻、职业、意外事件等方面的精神压力可触发耳鸣发生，而耳鸣又可使患者出现压抑、忧郁、烦躁、情绪波动、过分忧虑等心理障碍，心理障碍又加重耳鸣，从而互相影响，出现恶性循环。疲劳时可使耳鸣加重，心情愉快可使耳鸣减轻，大部分患者卧位时耳鸣加重，有少部分患者感到减轻，女性月经期可致耳鸣加重，减肥食品既可使耳鸣患者症状加重，也可使耳鸣缓解，某些食品可使体内产生变态反应而致耳鸣，奶酪类食品、巧克力、含咖啡因的饮料、酒精、烟草可加重耳鸣。

（三）儿童耳鸣

何以感音神经性听力损失的儿童耳鸣的主诉不如成人那样多？实际上，儿童与成人一样，耳鸣常发生于听力障碍者，其发病率为56% ~ 66%。先天性耳聋很少出现耳鸣的主诉。儿童耳鸣的高发生率与缺乏主诉之间的明显不一致，可能是由于患者认为耳鸣是正常情况，缺少心理上的负担。

有听力损失的儿童常为间断耳鸣，有听力损失的成年人常为持续耳鸣，听力正常的儿童则常有持续耳鸣。

先天性聋哑儿童一般无持续的耳鸣，这是因为异常的传入神经活动尚不能达到听觉阈值，在成年人这种异常传入神经活动已超过其听觉阈值，因而成为耳鸣。儿童间断性耳鸣的另一个解释是，间断性耳鸣比持续耳鸣更容易分散注意力。

三、临床意义

（一）耳鸣的后果

耳鸣对患者影响程度的大小，按其顺序为失眠、听功能障碍、头晕、注意力不集中、情绪激动、焦虑、忧郁、孤独。

(二) 耳鸣的严重程度

必须对耳鸣的严重性程度做出评定，以确定是否需进行治疗，以及对治疗的结果进行评价。耳鸣严重程度的分级分为 4 级。

轻度耳鸣：耳鸣为间歇性发作，或仅在夜间或很安静的环境下才感到有轻微耳鸣。

中度耳鸣：耳鸣为持续性，即使在嘈杂的环境中也感到耳鸣的存在。

重度耳鸣：耳鸣为持续性，严重影响患者的听力、情绪、睡眠、生活、工作和社交活动等。

极重度耳鸣：耳鸣为长期、持续性，且响声极大，患者难以忍受，极度痛苦，甚至无法正常生活。

(三) 耳鸣的心理学问题

耳鸣与心理因素密切相关。心理因素可以是耳鸣的原因，也可以是耳鸣的结果。心理因素引起的耳鸣是典型的心身疾病。耳鸣成为第一主诉，可能是由于这部分人对耳鸣的耐受阈较低或中枢神经系统的敏感性较高之故。在遇到这类耳鸣患者时，应仔细追问病史，并首先取得患者及其家属的信任，争取弄清心理和社会方面的原因。耳鸣也可以引起严重的心理反应，甚至心理障碍，其耳鸣严重到不能忍受、不能进行正常的工作和生活，并有自杀行为或倾向。治疗这类患者，应在积极治疗原发疾病的同时，采用耳鸣习服疗法，可有较好的效果，即帮助患者树立正确的"耳鸣观"，纠正对耳鸣的负面认知，增加对耳鸣及其原发病的心理认同和心理适应，消除"耳鸣情绪"，配合全身松弛训练、转移注意力和自我心理调适等方法，争取忽略和习惯耳鸣，提高生存质量，获得"耳鸣感受因为观点不同、情绪不同，耳鸣感受也不同"的新观念。

四、诊断

(一) 病史采集

病史采集极为重要，是耳鸣诊断的关键，病史应包括以下几方面。

耳鸣是否合并听力损失及眩晕：三者之间出现时间先后的关系。

耳鸣出现的时间：持续时间，变化过程，诊断及治疗过程，目前现状。

耳鸣的特征：包括部位及耳别，持续性或间断性，间断的时间以及有无规律性变化。

耳鸣音调的性质：是高调还是中调、低调，耳鸣声的具体描述，如蝉鸣、哨音、汽笛声、隆隆声、风吹电线声、风声、拍击声及咔哒声等。是搏动性还是非搏动性，搏动性是否与心跳或脉搏同步，是否与呼吸有关，音调性质有否变化。

耳鸣响度：可与环境声或生活声比较。

耳鸣的严重性：对情绪及生活、工作的影响，使患者感到烦恼的程度，焦虑及抑郁是原因还是后果，是否可逐渐适应。

耳鸣的可能原因：耳鼻咽喉科尤其是耳科的过去病史、头外伤、声创伤、耳毒性药物史、心脑血管疾病史、变态反应疾病史等。女性患者应了解与月经期的关系。

耳鸣的触发或加剧等影响因素。

耳病及与耳病有关的全身性疾病情况：特别是神经系统疾病的病史询问，以便确定耳鸣是否与神经系统疾病有关。

患者自身控制耳鸣的方法：如听音乐、散步、旅游等。

家族史：特别是与耳鸣有关的疾病史。

（二）临床一般检查

1. 系统检查

应与内科及神经科医师合作，根据需要，进行有关病变及功能状态的检查。

2. 耳鼻咽喉科检查

尤其是耳科的详细检查。并应做颈部、颞颌关节功能检查。如为搏动性耳鸣，应做头及颈侧及耳的听诊，以了解有无血管搏动声，转动颈部，了解压迫颈静脉后对耳鸣的影响。

3. 心理学评价

由于耳鸣与焦虑互为因果，故应与心理方面专家合作，对耳鸣患者做出心理学的评价。

4. 实验室检查（含免疫学检查）

应根据患者的病史进行相关检查，怀疑局部或全身疾患与耳鸣有关时才进行相关检查，结果如有异常，也应小心分析。

（三）听力学测试

听力学测试对于耳鸣的诊断极为重要，尤其是病因及病变部位的确定及治疗效果评定。但应注意少数患者听力可能完全正常。对于未发现听阈损失的被检者，扩展高频纯音听阈测试，有时可有异常发现，从而有助于诊断。

（四）前庭功能检查

前庭功能检查应包括自发性及诱发性前庭功能检查，进行眼震图记录及姿势图检查等。

（五）耳鸣测试

由于耳鸣本身是一种主观症状，故目前尚缺乏客观测试指标以判断有无耳鸣存在及耳鸣的严重程度。下列行为反应测试的可靠性及精确性还存在一定问题。

1. 耳鸣音调的频率匹配

通过音调的匹配来确定其音调的频率或是最令患者心烦的主调，临床上仅需以纯音听力计来进行匹配。

2. 耳鸣的响度匹配

为了解对耳鸣完全掩蔽所需的强度，应做响度匹配。但在实际进行时，由于重振现象及掩蔽效应的存在而有一定的困难。

五、治疗

目前耳鸣的治疗还存在较大的困难，因为引起耳鸣的疾病与因素极多，有时难以做出正确的病因、病变部位的诊断，即使能做出病因及病变部位的诊断，病因治疗有时也存在困难，或者即使引起耳鸣的疾病得到治疗，而耳鸣仍然存在，故有学者认为，应用治疗一词不如代以处理一词更为恰当。因此，尽管耳鸣的治疗方法很多，但迄今尚无特殊有效的方法。但是，在临床实际中，耳科医师不能断然告诉患者耳鸣无治疗方法，以免引起患者新的心理障碍。耳鸣治疗效果的评价是：耳鸣的减轻及焦虑的解除，并非如其他疾病一样称为治愈。此外，对耳鸣的治疗并不是一位临床医师能够解决的，必须由耳鼻咽喉科医师、听力学家、神经学家、精神科医师、心理学医师等共同研究，制订治疗方案。

（一）病因治疗

病因治疗是医学上首要而且是最理想的治疗方法。但如病因无法确定，或是病因虽能确定但却无法治疗，使得病因治疗并不如想象中那样容易收效。

病因治疗可分内科药物治疗及外科手术治疗两种。外科治疗是对引起耳鸣的部分疾病进行手术治疗，如动静脉瘘、动脉瘤等。而耳蜗神经切断术、前庭神经切断术、听神经瘤的手术治疗、鼓丛神经切断术等对于耳鸣的疗效很难确定，这些手术除非是针对疾病本身的需要，否则不应以外科手术作为治疗耳鸣的方法。

（二）药物治疗

用于治疗耳鸣的药物基本上分为两大类：一是伴发有耳鸣的基本疾病的治疗，二是对症治疗。

1. 基本疾病的治疗

如对中耳炎、梅尼埃病、甲状腺功能异常等的药物治疗。此外，B 族维生素（尤其是维生素 B_{12}）、锌制剂、银杏叶制剂，可能有助于治疗无选择性耳鸣，但疗效尚待临床证实。低血糖可为耳鸣的病因，如耳鸣在睡眠后或清晨加剧，而饮用葡萄糖水，10min 后耳鸣减轻即可证实。

2. 对症治疗

可分为两类：一类为减轻耳鸣对患者的影响；另一类为耳鸣的抑制药。

（1）减轻耳鸣影响的药物：主要包括抗焦虑药、抗抑郁药，但这些药物均有不同程度的不良反应，甚至有些药物可加重耳鸣，故用药时应该慎重，且不能过量。不良反应较小的抗抑郁药有：多虑平，口服 25mg，每日 3 次，多在 1 周内见效；马普替林，口服 25mg，每日 3 次。抗焦虑药通常应用：艾司唑仑（舒乐安定），口服 1mg，每日 3 次；阿普唑仑，口服 0.4mg，每日 2 次，最大限量 4mg/d。

（2）耳鸣的抑制药：常用药物如下。

1）利多卡因：对耳鸣的抑制，有人认为作用于中枢，也有人认为作用于末梢。已知利多卡因是一种膜稳定剂，阻滞钠通道，故可阻滞由于病变所致之中枢听径路的异常兴奋活动，从而减轻耳鸣。最近研究认为：利多卡因的四价氨衍生物 QX572 不能通过血脑屏障，故其抑制耳鸣作用在螺旋器，但仍无一致的结论。该药对绝大部分病例而言，其减轻或抑制耳鸣的作用是肯定的。虽然有时作用时间较短（仅几小时），但是对于一些严重耳鸣者已可使其感到极大的满足。利多卡因治疗的常规剂量为 1 ~ 2mg/kg，以 1% 溶液缓慢注入静脉，5min 注完（不能太快！），每日 1 次，7d 为 1 疗程，休息 1 周后可进行第 2 疗程。

2）氯硝西泮（氯硝安定）：为首选药，为抗惊厥药。剂量为 0.5mg，每晚 1 次，共 1 周，如无效，可用 0.5mg，每日 2 次，共 1 周，然后 0.5mg，每日 3 次，共 2 周，如无效，即停药，有效则减至 0.5mg，每日 1 ~ 2 次。

3）哌氟酰胺：100mg，每日 2 次，1 周，然后 150mg，每日 2 次，2 周，维持量 100mg，每日 2 次。

4）卡马西平（酰胺咪嗪）：①剂量增加法，100mg，睡前 1 次，以后每日增加 100mg，共 1 周，直至达到 200mg，每日 3 次；②全量法，200mg，每日 3 次。

5）扑痫酮：为抗癫痫药，当卡马西平无效时可用此药，首次 0.15mg，以后每周增加 0.25mg/d，直至 700mg/d。

6）麦奥那：一种肌肉松弛剂，150mg/d，口服 2 周，对耳鸣有明显疗效。

7）舒必利（硫苯酰胺，舒宁）：为抗精神病用药，对抑郁症有效，口服 600 ~ 1 200mg/d。

耳鸣抑制药治疗存在着疗效不甚肯定而不良反应较多的问题，故临床医师应全面斟酌，慎重使用。

（三）掩蔽疗法

掩蔽疗法为目前耳鸣治疗中较为有效的方法。实际上，许多耳鸣患者早已发现在嘈杂环境中耳鸣有减轻或消失的现象。掩蔽疗法的机制是基于耳鸣的外毛细胞补偿学说，即耳蜗某部位的外毛细胞受损时，其邻近的正常毛细胞将加强其电机械作用以试图补偿之，如补偿活动的能量超过了正常阈值就会产生耳鸣。故临床上产生了用掩蔽声置于患耳而使外毛细胞的"补偿"活动受到抑制来减轻耳鸣的方法。从心理学角度看，耳鸣患者对掩蔽声听起来比自身的耳鸣声愉快，掩蔽器发出的掩蔽声可由患者自己调节音量，并可选择是否使用,可取得较好的效果。掩蔽疗法基本上可起到 4 种作用。

1. 连续性完全掩蔽

掩蔽器的掩蔽噪声连续出现,从而掩盖了耳鸣。应用持续性完全掩蔽取决于几个因素,最重要的是掩蔽噪声的最小掩蔽级不能过分大于耳鸣响度,即最小掩蔽级的值减去耳鸣的响度匹配值不能 > 10dB,最大不超过 15dB。其次,所应用的噪声应比耳鸣有更易于接受的性质。再者是掩蔽效应不随时间而衰减。

2. 连续性部分掩蔽

如果对耳鸣起到完全掩蔽的声音过大而不能接受时,此种患者在安静环境中多出现耳鸣加剧。对于此类患者可采取部分掩蔽,即掩蔽器仅提供与耳鸣响度相等的低强度掩蔽声。另外,掩蔽试验如出现 10dB 以上的掩蔽衰减,则也应采用部分掩蔽。

3. 抑制性掩蔽

耳鸣的全部或部分抑制,可作为连续掩蔽的一种替代方法或附加作用,如后效抑制试验结果为全抑制,则治疗性掩蔽的后效抑制的效果更好,如无后效抑制,或后效抑制试验时响度加强,则应做较长时间的掩蔽,可出现一定程度的后效抑制。故掩蔽器的使用应给予高强度级的声音,且掩蔽时间应在 1h 以上,以便确定是否出现后效抑制。

采用特异性频率的掩蔽声其抑制掩蔽的作用有可能更大,为了选择更理想的后效抑制效应,应做各种宽频谱的一定范围的掩蔽声进行掩蔽。使用程序化掩蔽是否能产生更有效的抑制掩蔽,仍有待于进一步研究。有些研究指出:产生最大后效抑制的频率常比耳鸣频率低,少数可低 1 ~ 2 倍频。

另外,也可采用间歇掩蔽声,可更有效地出现更大的后效抑制效应,但起止时间应为 10min。这些也需进一步研究。

4. 掩蔽的脱敏化作用

许多耳鸣患者的不适响度级降低,常需佩戴耳塞或避开噪声环境,但耳塞常导致耳鸣加剧。耳鸣掩蔽器可减少此一难题,即规则地短时间佩戴掩蔽器,掩蔽时间每日累积达 6h,掩蔽强度应调节为清楚听见但无不适感(不需要全掩蔽)。此法可进行数天至 6 个月,许多患者可重新获得对强声的耐受。

作为掩蔽疗法的掩蔽器种类很多,包括:①环境声,有些患者晚上入睡困难时,可用钟声、流水声等掩蔽耳鸣或分散对耳鸣的注意力,而促使患者入睡;②一种具有调频装置的小收音机或单放机,可先将适合于患者的窄带掩蔽噪声录成磁带,放入单放机中播放,作耳鸣掩蔽用,且可播放音乐声、雨声或流水声等;③用助听器减轻耳鸣,主要应用于低调耳鸣的患者,助听器多引入频率为 4kHz 以下的环境噪声,同时,此类噪声得到了放大,从而使耳鸣受到部分或完全掩蔽,偶尔还可出现后效抑制效应;④专用的耳鸣掩蔽器,其外形极似助听器,有耳后型、耳内型和程序式 3 种;⑤合并型掩蔽器,耳鸣掩蔽器连接或藏于助听器内,助听器与掩蔽器音量控制各自独立,使用时,先调节助听器音量,然后再调节掩蔽器音量,则掩蔽效果更佳。

（四）心理学治疗

耳鸣的心理学治疗是指通过语言或非语言交流方式影响及改变被治疗者的心理状态及心理障碍，从而达到打断恶性循环、治疗耳鸣的目的。

1. 认知疗法

向患者介绍耳鸣的可能病因及其特点，使患者认识到耳鸣并非是一种严重的致命性疾病，以消除其顾虑。说明耳鸣是可以治疗的，但需要较长的时间，必须有信心。介绍有关耳鸣的治疗方法，并且说明耳鸣的治疗效果与情绪有关。

通过这些认识，使患者了解耳鸣对生活及工作的影响并不是那样大，从而认识到过分强调耳鸣对身心的影响是不必要的。

2. 生物反馈疗法

采用电子仪器，将人体内的生理功能信息加以采集，然后在监视器上显示，而反馈给人体，使患者根据这种反馈信号来训练自己，以对体内不随意的功能活动（如肌肉放松、改变心率、镇静情绪等）进行调节，以期控制某种病理过程，促进功能恢复，从而达到治病的目的。

目前认为本疗法对耳鸣所起的作用在于患者紧张状态的减轻或消失，而使耳鸣易于耐受。而客观的耳鸣响度匹配与音调匹配并无改变。

（五）电刺激疗法

电刺激疗法是指利用电流直接刺激听觉系统，以达到抑制耳鸣的目的。根据电刺激电极部位分为外刺激（颅或外耳）及内刺激（中耳及内耳）两类。治疗对象主要为耳蜗性耳鸣患者，这种方法目前极少应用于临床。

（六）耳鸣习服疗法

耳鸣习服疗法又称再训练法。目的是使患者尽快达到对耳鸣的适应和习惯，主要方法则是由专科医师定期给予习服训练的详细指导，包括耳鸣不全掩蔽、松弛训练、转移注意力和心理咨询等。患者应长期坚持训练，并且必须使用如耳鸣掩蔽器、音乐光盘、磁带等，以协助达到对耳鸣适应和习惯的目的。

六、耳鸣的联合治疗

耳鸣的治疗方法虽然很多，但很难确定何种治疗方法更为有效，基于此，除进行病因治疗外，还可进行联合治疗，包括药物、生物反馈、声掩蔽、电刺激，以达到缩短治疗时间、减少具有不良反应的药物的用量、增加协同疗效的作用，可取得更为有效的结果。

七、搏动性耳鸣

搏动性耳鸣是一种有节律的耳鸣，是由患者头颈部的血管或肌肉产生，并通过骨骼、血管和血流传导至耳蜗而感知的。搏动性耳鸣可分为血管性和非血管性两大类：血管性搏动性耳鸣较多见，其耳鸣节律与患者自身的心跳节律一致；主要由血管的解剖变异或血管的其他病变引起的管径狭窄、血流加速和血流紊乱所致；非血管性搏动性耳鸣与头颈部的肌阵挛有关，如腭肌阵挛、镫骨肌或鼓膜张肌阵挛，这种耳鸣的节律与心跳节律不一致，而与肌阵挛发作时的阵挛节律相关。搏动性耳鸣大多为主观性，有些为他觉性。大多单侧发病，双侧较少见。女性较男性多发。

（一）病因

1. 颈静脉球或颅底血管病变

（1）颈静脉球体瘤或鼓室球瘤：一侧搏动性耳鸣，节律与心律一致；指压同侧颈内静脉时耳鸣消失，压迫停止，耳鸣复现。Siegle 耳镜检查时鼓膜呈蓝色，可见搏动点。如未见搏动点，通过耳镜加压后可见搏动点，进一步加压，鼓膜蓝色消退，搏动停止。可合并第Ⅶ～Ⅺ对脑神经症状。

（2）高位颈静脉球：当颈静脉球位置高达外耳道平面，且外耳道底骨板缺裂时，可合并蓝鼓膜，但在因其他疾病所进行的颞骨 CT 检查中发现，有颈静脉球高位者，大多并无搏动性耳鸣。

（3）颅底和颞骨血管瘤。

2. 颅内外血管畸形

（1）先天性血管畸形：如胚胎期颈内动脉发育不良，其邻近颅底的垂直段和水平段交叉处移位，血管狭窄，可因该处血流紊乱或咽升动脉血流量增加而引起搏动性耳鸣。

（2）后天性血管畸形：后天性血管畸形大多由外伤、手术、感染、肿瘤、妊娠等引起的脑膜或静脉窦血栓性静脉炎所致，常见于横窦、乙状窦、海绵窦、颅前底和小脑幕等部位。

3. 硬脑膜动静脉瘘

硬脑膜的动静脉瘘可能继发于硬脑膜静脉窦的血栓形成或窦腔闭合，瘘道由窦壁上丰富的小动脉网与静脉窦或小静脉之间的许多微小交通支形成。由于病变的静脉窦直接接受动脉的血流，容易形成逆行血流，而引起搏动性耳鸣。不仅位于硬脑膜的动静脉瘘可引起搏动性耳鸣，颞骨内的动静脉瘘也是搏动性耳鸣的原因之一，如侵犯颅骨的佩吉特病，可能因颞骨内有新生血管和动静脉瘘而出现搏动性耳鸣，并伴有听力下降和眩晕。

动静脉瘘和颅内、外血管畸形除搏动性耳鸣外，还可因病变位置和范围不同而出现头痛、面部疼痛、视力下降、复视，重者伴有恶心、呕吐等，并可发生严重的颅内并发症（如颅内出血、血肿、静脉梗死，颅内高压等）。头部外伤或经鼻径路垂体肿瘤切除术后继发的颈内动脉—海绵窦—动静脉瘘，可于术后数日或数周出现眼球突出，球结膜水肿，第Ⅲ、

Ⅳ、Ⅵ对脑神经麻痹等。

4. 动脉粥样硬化

动脉粥样硬化引起的搏动性耳鸣，是因动脉狭窄引起血流紊乱所产生的响声经岩骨传导至耳蜗所致。这种患者患有高血压、高血脂、糖尿病，可有脑血管意外或短暂的脑局部缺血史。

5. 良性颅内高压综合征

良性颅内高压综合征以颅内压升高而无局灶性神经症状为特征，有时可出现眼外展麻痹。

6. 自发性颈动脉内膜剥脱

不常见。是引起中、青年人脑缺血的原因之一。颈动脉纤维肌性发育不良、高血压、动脉硬化、外伤是本病的诱因。除突发性搏动性耳鸣外，本病还伴有患侧偏头痛、颈面部疼痛、晕厥、霍纳征及脑神经症状。

7. 肌阵挛

如鼓膜张肌肌阵挛、镫骨肌阵挛、腭肌阵挛等。这种搏动性耳鸣常为阵发性，可因声刺激或眨眼、耳郭皮肤受刺激时发作，亦可为自发性。耳鸣发作与肌阵挛发作同步，节律一致。该耳鸣常为他觉性。

（二）检查

1. 耳镜检查

Siegle 耳镜检查时如发现鼓膜后方有搏动性包块，或鼓膜呈蓝色，应疑及颈静脉球病变或异位颈动脉。鼓膜有与脉搏不一致的节律的运动为鼓膜张肌阵挛的表现。

2. 耳周及颈部触诊

指压同侧颈内静脉时，嘱患者注意其耳鸣，如耳鸣减轻或消失，提示为静脉源性耳鸣。动脉源性耳鸣不会因指压而改变。将患者头部转向患侧，耳鸣变弱或消失，也提示为静脉源性。触诊耳周部位，发现震颤时，应疑及颈部动、静脉畸形。

3. 听诊

在患者耳边倾听，了解耳鸣是否为他觉性，并注意其节律是否与患者的脉搏一致，如不一致，可能为非血管性搏动性耳鸣，并寻找肌阵挛的部位。腭肌阵挛者，可见软腭有阵挛性收缩，但若患者张口过大，可致阵挛消失。

4. 听力学检查

纯音听阈测试应作为常规检查。听力损失超过20dB时，指压同侧颈静脉重新测试听力，若此时听力改善或恢复正常，提示耳鸣为静脉源性或良性颅内高压综合征，若为后者，宜再做 ABR。

5.颈动脉超声检查

有助于诊断颈动脉粥样硬化。

6.放射学检查

鼓膜正常者，做头颅磁共振成像（MRI），结合高清晰度磁共振血管造影，如出现扩张的皮质静脉，提示为硬脑膜动、静脉畸形。良性颅内高压综合征者常可发现小室或空鞍，蓝鼓膜或耳后有包块者，应做头颅CT，以排除颈静脉球体瘤。

（三）治疗

颈静脉球体瘤、颅底和额骨血管瘤引起的搏动性耳鸣，在查明病因后，采用相应的治疗。头颈部血管畸形，动静脉瘘等可根据情况做血管改道、结扎、成形等，或采用选择性动脉栓塞，植入血管内支架等。不明原因的特发性静脉源性耳鸣，在排除其他原因后，可考虑做颈内静脉结扎术。与肌阵挛相关的搏动性耳鸣，可给予卡马西平0.1g，每日3次，在药物治疗无效时，可切断相关肌肉予以治疗。

第三节　眩晕症

一、概述

眩晕是因机体对空间定位障碍而产生的一种运动性或位置性错觉。眩晕为临床常见症状之一，5%～10%的人群曾患眩晕症。人体的平衡是由前庭系统、本体感觉系统（包括皮肤浅感受器和颈、躯体的深部感受器）和视觉系统这3个系统互相作用，以及周围与中枢神经系统之间的复杂联系和整合而维持的。前庭系统在维持机体平衡中起主导作用。在静止状态下，两侧前庭感受器不断地向同侧的前庭神经核对称地发送等值的神经冲动，通过一连串复杂的姿势反射，维持人体的平衡。

前庭系统及其与中枢联系过程中的任何部位受生理性刺激或病理性因素的影响，都可能使这种信息发送的两侧对称性或均衡性遭到破坏，其结果在客观上表现为平衡障碍，主观感觉则为眩晕。因此，除耳鼻咽喉科疾病可致眩晕外，其与内科、神经内科、神经外科、骨科、眼科、妇产科及精神病科的关系都极为密切。

（一）分类

眩晕的分类至今尚不统一。传统的分类包括耳源性与非耳源性眩晕；真性（旋转性）与假性（非旋转性）眩晕；外周性与中枢性眩晕等。下面介绍按病变部位及发病原因的眩晕分类法。

1. 前庭性眩晕

（1）前庭周围性眩晕：包括耳蜗前庭疾患和前庭疾患。

耳蜗前庭疾患包括：迷路内，如梅尼埃病等；迷路外，如氨基糖苷类耳中毒。

前庭疾患包括：迷路内，如良性阵发性位置性眩晕，晕动症；迷路外，如前庭神经元炎。

（2）前庭中枢性眩晕：①血管性；②肿瘤、外伤、变性病变。

2. 非前庭性眩晕

非前庭性眩晕包括眼性眩晕、颈性眩晕，以及由循环系统疾病、血液病、内分泌及代谢性疾病引起的眩晕，此外还有精神性眩晕，某些外耳和中耳疾病也可引起眩晕症状。

（二）检查

应进行下列各项检查，以便明确眩晕的病因及病变部位。

（1）全身一般检查。

（2）耳鼻咽喉科专科检查。

（3）神经系统检查，包括：①脑神经功能检查；②感觉系检查；③运动系检查；④过度换气试验。

（4）精神心理状态评估：应包括精神状态及心理应激状态的评估。

（5）听力学检查：可协助对眩晕进行定位诊断。

（6）前庭功能检查：平衡试验、协调试验、眼动检查、瘘管试验等。

（7）眼科检查：有助于判断是否为眼性眩晕。

（8）颈部检查：对疑为颈性眩晕者，应进行颈部检查。

（9）影像学检查：有助于了解中耳、内耳道及颅内情况，做 CT、MRI、TCD、SPECT 等检查。

（10）脑电图检查。

（11）实验室检查。

（三）诊断

眩晕的诊断应做到定位、定性、定因，方可有利于指导治疗。

1. 病史采集

应注意 7 个方面的内容。

（1）眩晕发作的形式。

运动错觉性眩晕：①旋转性眩晕；②直线眩晕或称移位性眩晕。

平衡失调、失平衡或平衡障碍：表现为姿势及步态平衡障碍，患者站立或行走时向一侧倾斜或偏倒感，不稳感，行走时蹒跚或酩酊感。

头晕、头昏：患者常无法明确表示其不适感觉，如头昏、头重脚轻、头内麻木感、空虚感、头紧箍感、头沉重压迫感、眼前发黑等。多为中枢性前庭疾患，如脑血管缺血性脑病所致，或为过度换气综合征、全身性疾病累及前庭系等所致。但也不能排除前庭系病变，有可能为前庭病变处于前庭代偿阶段的表现。

（2）眩晕发作的时间特征：如发作性、迁延性，起病的速度、持续的时间。

（3）眩晕发作的次数与发作频率。

眩晕持续数秒：见于良性阵发性位置性眩晕（BPPV）。BPPV 是一种综合征，数种不同的内耳疾病皆可发生 BPPV，眩晕持续数天至数周，如前庭神经炎。

眩晕病程不定。①迷路瘘管。②内耳损伤：非穿透性内耳损伤，如迷路震荡；穿透性内耳损伤，如颞骨横行骨折波及内耳；内耳气压伤。③家族性前庭病。④双侧前庭缺损。

不同前庭外周性眩晕疾病具有不同的眩晕病程，故按眩晕发作病程分类，有利于外周性眩晕的鉴别诊断。

（4）眩晕发作时情况：眩晕在何种情况下或体位下发生极为重要。

（5）眩晕的伴发症状：如耳蜗症状、神经系统症状、自主神经症状。

（6）发病前的诱因：应了解眩晕发作前数天内有无上感史、情绪激动史及重体力活动史。

（7）既往史：包括各系统病史。

2.眩晕患者的精神心理学评价

有利于分析症状及制订治疗方案。

3.眩晕的临床检查评价

需对上述各种临床检查结果进行全面综合分析，做出诊断。周围性眩晕与中枢性眩晕的一般特征如下。

（1）周围性眩晕：眩晕为突发性旋转性，持续时间短暂，可自然缓解或恢复，但常反复发作。眩晕程度较剧烈，伴波动性的耳鸣、耳聋，以及恶心、呕吐、面色苍白、出冷汗、血压下降等自主神经症状，而无意识障碍和其他神经系统症状。自发性眼震为旋转性或旋转水平性，Ⅰ~Ⅱ度，发病初期眼震向患侧，稍后转向健侧。各项前庭反应协调，眼震与眩晕的方向一致，倾倒与自示偏斜方向一致，前、后两者方向相反。自发反应与诱发反应以及自主神经反应的程度大体相仿。变温试验可出现前庭重振现象（一侧前庭功能减弱，增强刺激则反应正常），很少有优势偏向。

（2）中枢性眩晕：眩晕可为旋转性或非旋转性，持续时间较长（数天、数周或数月），程度不定，一般较轻，有时可进行性加重，与头和身体的位置变动无关。可无耳部症状，前庭其他症状也不一定齐全，自主神经反应的程度与眩晕不相协调。多伴有其他脑神经、大脑或小脑症状。眩晕发作时可有意识丧失。自发性眼震，为垂直性或斜行性，也可为无快慢相的摆动性，持续久，程度不一，方向多变，甚至呈双相性。各种前庭反应有分离现象，自发与诱发反应不一致，可出现前庭减振现象（弱刺激引起强反应，强刺激引起的反应反而弱）。变温试验结果冷热反应分离，有向患侧的优势偏向。

二、梅尼埃病

梅尼埃病是一种原因不明的、以膜迷路积水为主要病理特征的内耳病。其病程多变，发作性眩晕、波动性听力下降和耳鸣为其主要症状。

（一）病因与病理生理

病因迄今不明。因其主要病理表现是膜迷路积水，而且内淋巴由耳蜗血管纹及前庭暗细胞产生后，通过局部环流及纵流方式达内淋巴囊而被吸收，借以维持其容量的恒定。故梅尼埃病发生机制主要是内淋巴产生和吸收失衡。

1. 内淋巴吸收障碍

在内淋巴纵流中任何部位的狭窄或梗阻，如先天性狭窄、内淋巴囊发育不良、炎性纤维变性增厚等，都可能引起内淋巴管机械性阻塞或内淋巴吸收障碍，是膜迷路积水的主要原因，该学说已被动物实验证实。

2. 内淋巴液产生过多

免疫反应或者血管痉挛使得血管纹等结构分泌亢进，内淋巴液产生增多，可引起膜迷路积水。

3. 内淋巴吸收障碍和内淋巴液产生过多同时存在

过敏或者病毒感染使得免疫系统功能发生异常，造成内淋巴吸收障碍和内淋巴液产生过多同时发生，从而引起膜迷路积水。

（二）临床表现

1. 典型症状表现

典型的梅尼埃病症状包括：发作性眩晕，波动性、渐进性听力下降，耳鸣及耳胀满感。

（1）眩晕：多呈突发旋转性，患者感到自身或周围物体沿一定的方向与平面旋转，或感摇晃、升降或漂浮。眩晕均伴有恶心、呕吐、面色苍白、出冷汗、脉搏迟缓、血压下降等自主神经反射症状。上述症状在睁眼转头时加剧，闭目静卧时减轻。患者意识清楚，眩晕持续短暂，多数十分钟或数小时，通常 2～3h 转入缓解期，眩晕持续超过 24h 者较少见。在缓解期可有不平衡或不稳感，可持续数日。眩晕常反复发作，复发次数越多，则持续越长，间歇越短。有报道，在发病的最初 10 年以后，一般平均发作次数下降。

（2）耳聋：患病初期可无自觉耳聋，多次发作后始感明显。一般为单侧，发作期加重，间歇期减轻，呈明显波动性听力下降。听力丧失轻微或极度严重时无波动。听力丧失的程度随发作次数的增加而每况愈下，但极少全聋。患者听高频强声时常感刺耳难忍。有时健耳和患耳能将同一纯音听成音调与音色截然不同的两个声音，临床称为复听。

（3）耳鸣：多出现在眩晕发作之前。初为持续性低音调吹风声或流水声，后转为高音调蝉鸣声、哨声或汽笛声。耳鸣在眩晕发作时加剧，间歇期自然缓解，但常不消失。

（4）耳胀满感：发作期患侧耳内或头部有胀满、沉重或压迫感，有时感耳周灼痛。

2. 梅尼埃病的特殊临床表现形式

（1）Tumarkin 耳石危象：表现为患者突然倾倒而意识清楚，偶伴眩晕，又称发作性倾倒。发生率为 2% ~ 6%。

（2）Lermoyez 发作：表现为患者先出现耳鸣及听力下降，而在一次眩晕发作之后，耳鸣和眩晕自行缓解消失，又称 Lermoyez 综合征。发生率极低。

（三）检查

1. 耳镜检查

鼓膜正常声导抗测试鼓室导抗图正常。咽鼓管功能良好。

2. 前庭功能检查

发作期可观察到或用眼震电图描记到节律整齐、强度不同、初向患侧，继而转向健侧的水平或旋转水平性自发性眼震和位置性眼震，在恢复期眼震转向患侧。动静平衡功能检查结果异常。间歇期自发性眼震和各种诱发试验结果可能正常，多次复发者患耳前庭功能可能减退或丧失。冷热试验有优势偏向。镫骨足板与膨胀的球囊粘连时，增减外耳道气压时诱发眩晕与眼震，称 Hennebert 征阳性。

3. 听力学检查

呈感音性耳聋。纯音听力图早期为上升型或峰型（低、高频两端下降型，峰值常位于 2kHz 处），晚期可呈平坦型或下降型。阈上功能检查有重振现象，音衰试验正常。

4. 脱水剂试验

目的是通过减少异常增加的内淋巴而检测听觉功能的变化，协助诊断。临床常用甘油试验：按 1.2 ~ 1.5g/kg 的甘油加等量生理盐水或果汁空腹饮下，服用前与服用后 3h 内，每隔 1h 做 1 次纯音测听。若患耳在服甘油后平均听阈提高 15dB 或以上，或言语识别率提高 16% 以上者为阳性。本病患者常为阳性，但在间歇期、脱水等药物治疗期为阴性。

（四）诊断

梅尼埃病的诊断主要依靠翔实的病史、全面的检查和仔细的鉴别诊断，在排除其他可引起眩晕的疾病后，可做出临床诊断，而甘油试验阳性有助于对本病的诊断。反复发作的旋转性眩晕，持续 20min 至数小时，发作 2 次以上，常伴恶心、呕吐、平衡障碍，无意识丧失。可伴水平或水平旋转型眼震。至少 1 次纯音测听为感音神经性听力损失。早期低频听力下降，听力波动，随病情进展听力损失逐渐加重。可出现重振现象。可有耳胀满感。排除其他疾病引起的眩晕，如位置性眩晕、前庭神经炎、药物中毒性眩晕、突发性耳聋伴眩晕、椎—基底动脉供血不足和颅内占位性病变等引起的眩晕。

（五）鉴别诊断

常见周围性眩晕疾病鉴别如下。

1. 良性阵发性位置性眩晕（BPPV）

BPPV系特定头位诱发的短暂（数秒）阵发性眩晕，伴有眼震，由于不具耳蜗症状而易与梅尼埃病相鉴别。

2. 前庭神经炎

前庭神经炎可能因病毒感染所致。临床上以突发眩晕，向健侧的自发性眼震，恶心、呕吐为特征。前庭功能减弱，而无耳鸣和耳聋。数日后症状逐渐缓解，但可转变为持续数月的位置性眩晕。痊愈后极少复发。该病无耳蜗症状，这是与梅尼埃病的主要鉴别点。

3. 前庭药物中毒

有应用耳毒性药物的病史，眩晕起病慢，程度轻，持续时间长，非发作性，可因逐渐被代偿而缓解，伴耳聋和耳鸣。

4. 迷路炎

迷路炎有化脓性中耳炎及中耳手术病史。

5. 突发性耳聋

约半数突发性耳聋患者伴眩晕，但极少反复发作。听力损失快而重，以高频为主，无波动。

（六）治疗

由于病因与发病机制不明，目前多采用以调节自主神经功能、改善内耳微循环，以及解除迷路积水为主的药物综合治疗，有效率达到70%～87%，50%的患者通过改善生活方式可以控制症状，50%的患者通过药物治疗可以控制症状。保守治疗无效者采用手术治疗。

1. 药物治疗

（1）一般治疗：发作期应卧床休息，选用高蛋白、高维生素、低脂肪、低盐饮食，建议不要喝咖啡、吃巧克力、抽烟、饮茶、喝酒和碳酸饮料。症状缓解后宜尽早下床活动，不排斥日常活动，不推荐爬梯子、下河游泳等活动。对久病、频繁发作、伴神经衰弱者要多作耐心解释，消除其思想负担。心理及精神治疗的作用不容忽视。

（2）对症治疗药物：前庭神经抑制剂：常用地西泮、苯海拉明、眩晕停等，仅在急性发作期使用，一般不超过 3d。

2. Meniett 装置

鼓膜压力治疗，长期疗效差。

3. 手术治疗

凡眩晕发作频繁、剧烈，长期保守治疗无效，耳鸣且耳聋严重者可考虑手术治疗。手术方法较多，宜先选用破坏性较小又能保存听力的术式。

（1）听力保存手术：可按是否保存前庭功能而分为两个亚类。

前庭功能保存类：①内淋巴囊减压术；②内淋巴分流术。

前庭功能破坏类：①化学药物前庭破坏术（鼓室注射庆大霉素治疗，虽然部分可以保存听力，但目前倾向用于没有使用听力保持手术或者内淋巴囊手术失败患者）；②各种进路（迷路后、乙状窦后、颅中窝进路）的前庭神经切除术等。

（2）非听力保存手术：即迷路切除术。

4. 前庭康复治疗

本病间歇期时程变化较大，且有自愈倾向，故评价治疗效果的客观标准争论颇多。

三、良性阵发性位置性眩晕

良性阵发性位置性眩晕是由体位变化而诱发症状的前庭半规管疾病。临床表现为头部运动在某一特定头位时诱发短暂的眩晕伴眼球震颤。本病为周围性眩晕的最常见疾患之一。

（一）病因

1. 特发性 BPPV

特发性 BPPV 无明显病因，占 50% ~ 70%，。

2. 继发性 BPPV

继发性 BPPV 占 30% ~ 50%，其中头外伤（7% ~ 17%），病毒性迷路炎（15%），梅尼埃病（15%），偏头痛（< 5%），内耳手术（< 1%）。

老年患者前庭系统的退化是最常见原因。

（二）发病机制

1. 嵴顶结石病学说

黏附于后半规管壶腹嵴颗粒是移位的耳石，这些颗粒增加了嵴顶的比重，使嵴顶与内淋巴液间的比重差发生了变化，对重力及直线加速度的敏感性升高，直立位时后半规管嵴顶呈垂直位，如侧卧于患耳，则后半规管嵴顶成为水平位，因重力作用而偏离壶腹，产生刺激而发生眩晕和眼震。

2.半规管结石病学说

由于各种原因致耳石脱落，或变性的耳石聚集于后半规管近壶腹处，当头位移动至激发位置（悬头位）时，半规管成垂直方向，管石开始受到重力的作用，向离开壶腹的方向移动而牵引内淋巴。为了克服嵴顶的弹性以及半规管内内淋巴的惯性，需经数秒后，内淋巴及嵴顶才产生移位，此即为产生眩晕及眼震的潜伏期。当做变位性眼震试验时，眼震的快相朝向位置在下的患耳。当管石移动至半规管近水平位置时，对内淋巴的牵引力减少或消失，弹性使嵴顶回至中间位，故眩晕及眼震停止。头位回复至直立位置时，管石的重力作用与悬头位方向相反，故眼震的方向与悬头位相反。当反复进行激发头位时，管石散开，在管内往返移动的次数减少，从而使眩晕感或眼震减弱或不发生。良性阵发性位置性眩晕功能异常的半规管多见于后半规管，外半规管和前半规管也可受累。

（三）临床表现

1.症状

发病突然，患者在头位变化时出现强烈旋转性眩晕，常持续于60s之内，伴眼震、恶心及呕吐。症状常发生于坐位躺下或从仰卧位至坐位时，或出现于在床上翻身时，患者常可察觉在向某一头位侧身时出现眩晕，常于睡眠中因眩晕发作而惊醒。眩晕的程度变化较大，严重者于头部轻微活动时即出现，眩晕发作后可有较长时间的头重脚轻、漂浮感及不稳定感。整个发作的病程可为数小时至数日，个别可达数月或数年。本病症状的出现，可呈现周期性加剧或自发缓解。间歇期长短不一，有时可1年或数年不发病，甚至可长达10~20年不发病。

2.检查

（1）Dix-Hailpike变位性眼震试验：后半规管和前半规管BPPV重要的常规检查方法。①患者坐于检查床上，头向右侧转45°；②检查者位于患者侧方，双手持头，迅速移动受检者至仰卧侧悬头位，头应保持与矢状面成45°。观察30s或至眼震停止后，头部和上身恢复至端坐位，然后，进行向对侧的侧悬头位检查。检查眼震电图应采用水平及垂直双导联记录，可记录在何种头位时出现眼震，并能准确了解潜伏期及持续时间，眼震渐强渐弱情况，以及反复激发后的衰减情况。旋转性眼震可采用Frenzel眼镜或红外视眼震仪直接观察。

后半规管BPPV的眼震有下列特征：①眼震为旋转性，眼球上极的眼震快相方向为向地向上跳旋转性眼震；②有潜伏期，一般为2~10s，多为2s；③持续时间短，一般为5~10s，不长于1min；④有疲劳性；⑤眼震迅速增强，而后逐渐减弱；⑥从悬头位恢复至坐位时，可出现相反方向低速的极短暂眼震，称为典型性位置性眼震。

前半规管BPVV眼震快相为向地向下跳旋转眼震。

（2）转动试验：为检查外半规管的 BPVV 患者。患者坐位，头前倾 30°，旋转速度为 0.04 ~ 0.50Hz，用 ENG 闭眼记录，阳性者眼速在低频时相移减少。向地性眼震以诱发眼震较强的一侧定为患侧，背地性眼震以相对弱的一侧定为患侧。

（3）听力学检查：一般无听力学异常改变，但半规管结石症如发生于某种耳病，则可出现患耳听力异常。

（四）诊断与鉴别诊断

病史的特征性极为重要，间歇期无异常发现，结合病史，Dix-Hallpike 变位性眼震试验、听力学等检查可确诊，但变位性眼震检查最好在发作期进行。应与中枢性位置性眼震、前庭神经炎、梅尼埃病、脑血流疾患致眩晕等相鉴别。部分患者在发病前已存在椎—基底动脉缺血性疾病，迷路也存在缺血性改变，从而使诊断更为复杂。鉴别诊断在于本病发作持续时间不长于 1min，而椎—基底动脉缺血性发作则时间长于 1min。且应根据激发头位不同而尽可能明确是后半规管病变，还是外半规管病变。

（五）治疗

BPPV 是"自限性"疾病，非致命性，症状一般在 2 个月内自行消失。BPPV 首选复位治疗，辅以药物治疗，久治无效者可考虑手术治疗。

1. 随诊 / 观察

症状在 2 个月以内，睡在健侧，晨起时动作要慢，在床边坐一会儿，避免低头捡东西，避免头部过分后仰。

2. 头位变位管石复位法

当症状超过 2 个月时，原发性采用耳石（管石）颗粒复位；继发性采用原发病的治疗＋耳石（管石）颗粒复位。

3. 抗眩晕药

桂利嗪（脑益嗪）或氟桂利嗪、异丙嗪（非那根）等有一定的效果。

4. 前庭康复治疗训练

打太极拳。

5. 手术疗法

如上述疗法无效，且影响生活及工作质量者，可行后壶腹神经切断术或半规管阻塞术。

四、前庭神经元炎

前庭神经元炎又称前庭神经炎，是仅发生于前庭神经节及前庭神经（中枢突）、椭圆囊支及球囊支（周围突）的炎性病变，耳蜗系统和前庭中枢系统正常。目前认为，本病可能与病毒感染有关，感染引起前庭神经节、前庭神经及其椭圆囊支、球囊支变性，也有认为是由自身免疫反应或糖尿病引起。自限性病程，发病前 1～2 周常有上呼吸道感染病史。

（一）临床表现

眩晕多为突发性、旋转性，可伴恶心、呕吐，无耳鸣、耳聋是其特点。直立、行走和头部动时眩晕加重，数小时内达顶峰，数日后逐渐消失。一般 3 周后所有症状消失，多为单耳患病。平衡障碍慢性患者可表现为长久不稳感，以直立行走时明显。检查早期可见自发性眼震，呈水平性或水平旋转性，向健侧。位置性试验头向患侧时眼震加重。

（二）诊断

急性发作眩晕而不伴耳聋、耳鸣是其特点。发病前 1～2 周常有上呼吸道感染病史。半数患者发作期有自发性眼震或位置性眼震。患侧前庭功能低下或消失。耳镜检查及听力检查正常。急性发作期血白细胞增多。

（三）治疗

抗感染治疗：抗病毒药（阿昔洛韦）。血管扩张药：改善内耳血液循环。常用药物有：倍他司汀，每次 6mg，每日 3 次；桂利嗪，每次 15～30mg，每日 3 次。镇静药：地西泮，每次 25mg，每日 3 次。类固醇制剂。前庭康复训练。

五、颈椎眩晕

（一）解剖和生理

由颈椎及其相关软组织（肌肉、韧带、神经、血管）发生器质性或功能性变化引起的眩晕称为颈性眩晕。椎动脉自锁骨下动脉分出后从下向上走行，通过 C_5～C_1，横突孔，从枕骨大孔入颅。在脑桥下缘，两侧椎动脉合成基底动脉。供应内耳血运的迷路动脉大多直接由基底动脉或小脑下前动脉分出，少数由小脑下后动脉或椎动脉分出。供应前庭神经核区的动脉大多由椎动脉或小脑下前动脉穿支分出。迷路动脉的分支及椎动脉为终末动脉。颈椎骨质病变使椎动脉狭窄、迷路动脉供血障碍，当头位改变时，椎动脉进一步扭曲狭窄，使内耳供血不足而发生眩晕。此外，颈椎系是维持人体平衡的 3 个主要生理反射系统，寰枕关节及 C_1～C_3。关节囊中存在本体感受器，伤害感受器。当颈椎有病变时，由伤害感受器传入异常冲动，经脊髓丘脑前束传至前庭神经下核、诱发前庭症状。椎动脉受颈交感干神经节的交感神经支配，颈交感干神经节位于颈椎横突前方，椎动脉丛在横突孔内，包括椎动脉。

颈椎病变刺激颈交感干及椎动脉丛，导致椎动脉痉挛而诱发眩晕。颈椎骨质病变（如增生、疏松、炎症、畸形）、关节功能障碍、颈肌病变等均可引起本病。

（二）发病机制

颈椎交感丛刺激颈部交感神经过度兴奋，椎动脉痉挛而诱发眩晕。颈部本体感受器过度兴奋颈本体传入信息改变，颈眼反射异常增加，导致前庭觉、视觉和颈椎传入本体感觉不匹配，可能引起颈性头晕。椎动脉机械压迫或者椎动脉狭窄导致椎—基底动脉供血不足。

（三）临床表现

1.眩晕

其特点是当头突然转动或处于一定头位时，可发生短暂眩晕，数秒至数分钟不等，以旋转性多见，尚可为晃动感、沉浮感，一般程度较轻。程度重者可伴恶心、呕吐，甚至不能转动头部，一动就要跌倒。眩晕可反复发作。

2.耳鸣、耳聋

耳鸣多为高音调，可为持续性，即眩晕消失后耳鸣仍然存在，可伴感音性耳聋。

3.其他头痛

从患侧枕部向同侧顶、额、耳后、肩背部及上肢放射，可伴同侧上肢麻木感。

4.猝倒

多由体位发生改变刺激椎动脉后发生痉挛，血流量减少所致。

5.视觉改变

如金星闪烁、复视和视力减退等。

（四）诊断

1.眩晕发作与头位改变或特定头位有关

与 BPPV 鉴别的方法是：患者坐在转椅上，同时伸颈，保持头位不动，只是身体转动，如发生眩晕，可以认为不是由 BPPV 引起，可能是颈性眩晕。

2.颈部检查

颈部触诊有压痛点，常见部位为枕外隆凸外下方、棘突间、椎旁。颈椎扭曲试验宜谨慎、轻缓。颈部运动受限和颈痛是诊断标志。

3.X 线颈椎摄片

可提示颈椎病变以及椎间隙、韧带病变情况，

4.脑血流图

可了解椎—基底动脉的供血情况。

（五）治疗

扩血管治疗，以改善局部血液循环。

物理疗法，如按摩、牵引、局部理疗。

第三篇　鼻科学

第八章　鼻腔炎性疾病

第一节　急性鼻炎

急性鼻炎是鼻腔黏膜急性病毒感染性炎症，多称为"伤风"或"感冒"，但与流行性感冒有别。故又称为普通感冒。常延及鼻窦或咽部，传染性强，多发于秋、冬季气候变换之际。

一、病因与诱因

（一）病因

此病一般先为病毒所致，后继发细菌感染，少数病例可由支原体引起。在流行季节中，鼻病毒在秋季和春季最为流行，而冠状病毒常见于冬季。常见的继发感染的细菌有溶血性或非溶血性链球菌、肺炎双球菌、葡萄球菌、流行性感冒杆菌及卡他球菌，这些细菌常无害寄生于人体的鼻腔或鼻咽部，受到病毒感染后，局部防御力减弱，同时全身抵抗力也减退，使这些病菌易侵入黏膜而引起病变。

（二）诱因

身体过劳、烟酒过度以及营养不良或患有全身疾病，常致身体抵抗力减弱而患此病。受凉受湿后，皮肤及呼吸道黏膜局部缺血，如时间过久，局部抵抗力减弱，于是病毒、细菌乘机侵入而发病。鼻部疾病，如鼻中隔偏曲、慢性鼻咽炎、慢性鼻窦炎、鼻息肉等，均为急性鼻炎诱因。患腺样体或扁桃体炎者。另外，鼻部因职业关系常受刺激，如磨粉、制皮、烟厂工人易患此病；受化学药品，如碘、溴、氯、氨等刺激。在战争时遭受过毒气袭击者亦可发生类似急性鼻炎的症状。一次伤风之后，有短暂免疫期，一般仅1个月左右，故易得病者，常在 1 年之中有数次感冒。

二、临床表现

急性鼻炎为一种单纯炎症变化，当病变开始时，因黏膜血管痉挛，局部缺血，腺体分泌减少，继而发生反射性神经兴奋作用，很快使黏膜中血管和淋巴管扩张，腺体及杯状细胞扩大，黏膜水肿，分泌物增多而稀薄似水，黏膜中有单核细胞及多形核白细胞浸润。此后，白细胞浸润加重，大量渗出黏膜表面，上皮细胞和纤毛坏死脱落，鼻分泌物渐成黏液脓性或脓性，若无并发症，炎症逐渐恢复，水肿消除，血管已不扩张，表皮细胞增殖，在 2 周内即恢复至正常状态。

三、症状

1. 潜伏期

一般于感染后 1 ~ 3d 有鼻腔内不适感、全身不适及食欲减退等。

2. 初期

开始有鼻内和鼻咽部瘙痒及干燥感，频发喷嚏，并有畏寒、头胀、食欲减退和全身乏力等。鼻腔检查可见黏膜潮红，但较干燥。

3. 中期

初期持续 2 周后，出现鼻塞，流出大量水样涕，常伴有咽部疼痛、发热；发热因人而异，一般在 37 ~ 38℃，小儿多有高热达 39℃以上者。同时头重、头痛，头皮部有痛觉过敏及四肢酸软等。此期持续 1 ~ 2d。鼻腔检查可见黏膜高度红肿，鼻道分泌物较多，为黏脓性。

4. 晚期

鼻塞更重，甚至完全用口呼吸，鼻涕变为黏液脓性或纯脓性。如鼻窦受累，则头痛剧烈，鼻涕量多。若侵及咽鼓管，则有耳鸣及听力减退等症。炎症常易向下蔓延，致有咽喉疼痛及咳嗽。此时检查可见下鼻甲红肿如前，但鼻道内有多量脓涕。此期持续 3 ~ 5d，若无并发症，鼻塞减退，鼻涕减少，逐渐恢复正常。但一般易并发鼻窦炎及咽、喉及气管等部位化脓性炎症，使流脓涕、咳嗽及咳痰等拖延日久。

5. 免疫期

一般在炎症消退后可有 1 个月左右的免疫期，之后免疫力迅速消失。

四、诊断

根据患者病史及鼻部检查，不难确定诊断，但应注意是否为其他传染病的前驱症状。此病应与急性鼻窦炎、变态反应性鼻炎及鼻白喉相鉴别。

1. 急性鼻窦炎

多位于一侧，白细胞增多，局部疼痛和压痛，前鼻孔镜检有典型发现。

2. 变态反应性鼻炎

有变态反应发作史，无发热，鼻黏膜肿胀、苍白，分泌物为清水样，其中嗜酸性粒细胞增多。

3. 鼻白喉

具有类似症状，但鼻腔内常流血液，且有假膜形成，不难鉴别。

五、治疗

以支持和对症治疗为主，同时注意预防并发症。

（一）全身治疗

休息、保暖，发热患者需卧床休息，进高热量的饮食，多饮水，使大小便通畅，以排出毒素。发汗疗法：①生姜、红糖、葱白煎汤热服；②解热镇痛药复方阿司匹林 1～2 片，每日 3 次；阿司匹林 0.3～0.5g，每日 3 次；或克感敏 1～2 片，每日 3 次等。

（二）局部治疗

对鼻塞者可用 1% 麻黄碱液滴鼻或喷雾，使黏膜消肿，以利引流。对儿童用药须使用低浓度（0.5%）。急性鼻炎中期，应提倡正确的擤鼻法，切忌用力擤鼻，否则可引起中耳炎或鼻窦炎。

六、预防

患急性鼻炎后，可以产生短期免疫力，1 个月左右后可以再发病，应特别注意预防。预防原则为增强抵抗力、避免传染和加强治疗等。

1. 增强机体抵抗力

经常锻炼身体，提倡冷水洗脸、冷水浴、日光浴，注意劳逸结合与调节饮食，节制烟酒。由于致病病毒种类繁多，而且相互间无交叉免疫，故目前尚无理想的疫苗用于接种。小儿要供以足够的维生素 A、维生素 C 等，在流行期间，可采用丙种球蛋白或胎盘球蛋白或流感疫苗，有增强抵抗力以及预防感冒的作用。

2. 避免传染

患者需卧床休息，减少互相传染。应养成打喷嚏及咳嗽时用手帕盖住口鼻的习惯。患者外出时要戴口罩，尽量不去公共场所。流行期间公共场所要适当消毒等。

3. 加强治疗

积极治疗上呼吸道病灶性疾病，如鼻中隔偏曲、慢性鼻窦炎等。

第二节　慢性鼻炎

慢性鼻炎是鼻黏膜和黏膜下层的慢性炎症。临床表现以黏膜肿胀、分泌物增多、无明确致病微生物感染、病程持续 4 周以上或反复发作为特征，是耳鼻咽喉科的常见病、多发病，也可为全身疾病的局部表现。按照现代观点，慢性炎症反应是体液和细胞介导的免疫机制的表达，依其病理和功能紊乱程度，可分为慢性单纯性鼻炎和慢性肥厚性鼻炎，二者病因相同，且后者多由前者发展而来，病理组织学上没绝对的界限，常有过渡型存在。

一、病因与病理

（一）病因

慢性鼻炎病因不明，常与下列因素有关。

1. 全身因素

（1）慢性鼻炎：常为某些全身疾病的局部表现，如贫血、结核、糖尿病、风湿病以及慢性心、肝、肾疾病等，均可引起鼻黏膜长期淤血或反射性充血。

（2）营养不良：维生素 A、维生素 C 缺乏，烟酒过度等，可使鼻黏膜血管舒缩功能发生障碍或黏膜肥厚，腺体萎缩。

（3）内分泌失调：如甲状腺功能低下，可引起鼻黏膜发生黏液性水肿；月经前期和妊娠期，鼻黏膜可发生充血、肿胀，少数可引起鼻黏膜肥厚。同等的条件下，青年女性慢性鼻炎的发病率高于男性，考虑可能与机体内性激素水平尤其是雌激素水平增高有关。

2. 局部因素

急性鼻炎的反复发作或治疗不彻底，演变为慢性鼻炎。鼻腔或鼻窦慢性炎症可使鼻黏膜长期受到脓性分泌物的刺激，促使慢性鼻炎发生。慢性扁桃体炎及增殖体肥大，邻近感染病灶的影响。鼻中隔偏曲或棘突时，鼻腔狭窄，妨碍鼻腔通气引流，以致易反复发生炎症。局部应用药物：长期滴用血管收缩剂，引起黏膜舒缩功能障碍，血管扩张，黏膜肿胀。丁卡因、利多卡因等局部麻醉药可损害鼻黏膜纤毛的传输功能。

3. 职业及环境因素

由于职业或生活环境中长期接触各种粉尘，如煤、岩石、水泥、面粉、石灰等，各种化学物质及刺激性气体，如二氧化硫、甲醛及乙醇等，均可引起慢性鼻炎。环境温度和湿度的急剧变化也可导致本病。

4. 其他

（1）免疫功能异常：慢性鼻炎患者存在着局部免疫功能异常，鼻塞可妨碍局部抗体的产生，从而减弱上呼吸道抗感染的能力。此外，全身免疫功能低下，鼻炎容易反复发作。

（2）不良习惯：烟酒嗜好容易损伤黏膜的纤毛功能。

（3）过敏因素：与儿童慢性鼻炎关系密切，随年龄增长，过敏因素对慢性鼻炎的影响逐渐降低。

（二）病理

慢性单纯性鼻炎患者的鼻黏膜深层动脉和静脉，特别是下鼻甲的海绵状血窦呈慢性扩张，通透性增加，血管和腺体周围有以淋巴细胞和浆细胞为主的炎症细胞浸润，黏液腺功能活跃，分泌增加。而慢性肥厚性鼻炎的早期表现为黏膜固有层动、静脉扩张，静脉和淋巴管周围淋巴细胞和浆细胞浸润。静脉和淋巴管回流障碍，静脉通透性增加，黏膜固有层水肿；晚期发展为黏膜、黏膜下层，甚至骨膜和骨的局限性或弥漫性纤维组织增生、肥厚，下鼻甲最明显，其前、后端和下缘可呈结节状或分叶状肥厚，或发生息肉样变，中鼻甲前端和鼻中隔黏膜也可发生。二者病因基本相似，病理学上并无明确的界限，且常有过渡型存在，后者常由前者发展、转化而来，但二者临床表现不同，治疗上也有区别。

鼻黏膜的肿胀程度和黏液分泌受自主神经的影响，交感神经系统通过调节容量血管的阻力而调节鼻黏膜的血流，副交感神经系统通过调节毛细血管而调节鼻黏膜的血容量。交感神经兴奋时，鼻黏膜血管阻力增加，进入鼻黏膜的血流减少，导致鼻黏膜收缩，鼻腔脉管系统的交感神经兴奋性部分受颈动脉、主动脉化学感受器感受二氧化碳的压力影响。副交感神经兴奋导致毛细血管扩张，鼻黏膜充血、肿胀，翼管神经由源自岩浅大神经的副交感神经和源自岩深神经的交感神经构成，分布于鼻腔鼻窦的黏膜，支配鼻腔鼻窦黏膜的血液供应，影响鼻黏膜的收缩和舒张。

鼻腔感受鼻腔气流的敏感受体主要位于双侧下鼻甲，这些受体对温度敏感，故临床上有时用薄荷醇治疗鼻塞，这也是下鼻甲切除术后鼻阻力与患者的自觉症状不相符合的原因所在。此外，下鼻甲前部也是组成鼻瓣区的重要结构，鼻瓣区是鼻腔最狭窄的区域，占鼻阻力的50%，下鼻甲前端的处理对鼻塞的改善具有重要作用。

二、临床表现

1. 鼻塞

鼻塞是慢性鼻炎的主要症状。单纯性鼻炎引起的鼻塞呈间歇性和交替性，平卧时较重，侧卧时下侧较重。平卧时鼻黏膜肿胀似与颈内静脉压力有关，斜坡位与水平位呈20°时，静脉压几乎等于0，<20°时，静脉压相应增加，静脉压增加对健康的鼻黏膜无太大影响，但患有鼻炎者则可引起明显的鼻塞症状。侧卧时下侧的鼻腔与同侧邻近的肩臂的自主神经系统有反射性联系。安静时鼻塞加重，劳动时减轻，是因为劳动时交感神经兴奋，鼻黏膜收缩所致。此外，慢性鼻炎患者鼻黏膜较正常鼻黏膜敏感，轻微的刺激即可引起明显的反应而出现鼻塞症状。肥厚性鼻炎的主要症状也为鼻塞，但程度较重，呈持续性，轻重不一，

单侧阻塞或两侧阻塞均可发生鼻黏膜肥厚、增生，呈暗红色，表面不平，呈结节状或桑葚样，有时鼻甲骨也肥大、增生，舒缩度较小，故两侧交替性鼻塞并不常见，严重时患者张口呼吸，严重影响患者的睡眠。

2. 嗅觉障碍

慢性鼻炎对嗅觉的影响较小，鼻黏膜肿胀严重阻塞嗅裂时或中下鼻甲肿大而使鼻腔呼吸气流减少，可以引起呼吸性嗅觉减退或缺失；若长期阻塞嗅区，嗅区黏膜挤压致嗅区黏膜上皮退化或并发嗅神经炎，则成为感觉性嗅觉减退或缺失。

3. 鼻涕

单纯性鼻炎的鼻涕相对较多，多为黏液性，继发感染时可为黏脓性或脓性。肥厚性鼻炎鼻涕相对较少，为黏液性或黏脓性。

4. 头痛

鼻黏膜肿胀，堵塞窦口，可以引起负压性头痛；鼻黏膜发炎时，鼻黏膜的痛阈降低，如挤压鼻黏膜常可引起反射性头痛。此外，若中鼻甲肥大挤压鼻中隔，由于接触处的后方吸气时负压较高，使其黏膜水肿及形成瘀斑，这些局部改变对于敏感的人则可引起血管扩张性头痛。

5. 闭塞性鼻音

慢性鼻炎由于鼻黏膜弥漫性肿胀，鼻腔的有效横截面积明显减少，患者发音时呈现闭塞性鼻音。

三、诊断与鉴别诊断

依据症状、鼻镜检查及鼻黏膜对麻黄碱等药物的反应，诊断并不困难，但应注意与结构性鼻炎伴慢性鼻炎者相鉴别。鼻内镜检查及鼻窦 CT 能全面了解鼻腔鼻窦的结构及有无解剖变异和鼻窦炎。全面衡量结构、功能与症状的关系，正确判断病因及病变的部位，治疗才能取得较好的效果。

四、治疗

慢性鼻炎的治疗应以根除病因、改善鼻腔通气功能为原则。首先应该积极消除全身与局部可能致病的因素，改善工作及生活环境条件，矫正鼻腔畸形，避免长期应用血管收缩剂。其次是加强局部治疗，抗感染，消除鼻黏膜肿胀，使鼻腔和鼻窦恢复通气及引流，尽量恢复纤毛和浆液黏液腺的功能。慢性鼻炎并发感染者，可用适合的抗生素溶液滴鼻。为了消除鼻黏膜肿胀，使鼻腔及鼻窦恢复通气和引流，可用血管收缩剂如麻黄碱滴鼻液滴鼻，但儿童尽量不用，即使应用也不宜＞1 周，防止多用、滥用血管收缩剂。采取正确的擤鼻涕方法清除鼻腔过多的分泌物，有助于鼻黏膜生理功能的恢复，避免继发中耳炎。慢性单纯性鼻炎的组织病理改变属可逆性，局部治疗应避免损害鼻黏膜的生理功能。肥厚性鼻炎同单纯性鼻炎的治疗一样，应首先消除或控制其致病因素，然后才考虑局部治疗，但局部治疗的目的随各阶段的病理改变而异，在鼻黏膜肥厚、但无明显增生的阶段，宜力求恢复鼻黏膜的正常生理功能，如已有明显增生，则应以减轻鼻部症状和恢复肺功能为主。局部治疗的方法如下。

（一）局部保守治疗

适合于慢性单纯性鼻炎及慢性肥厚性鼻炎局部应用血管收缩剂尚能缩小者。

1. 单纯性鼻炎

以促进局部黏膜恢复为主，可利用 0.25% ~ 0.50% 的普鲁卡因在迎香穴和鼻通穴做封闭，或双侧下鼻甲前端黏膜下注射，给以温和的刺激，改善局部血液循环，每次 1.0 ~ 1.5mL，隔日 1 次，5 次为 1 疗程。此外，可以配合三磷酸腺苷、复方丹参、山莨菪碱、转移因子、干扰素、皮质类固醇激素等进一步加强局部的防御能力，以利于黏膜的恢复，但应防止视网膜中央动脉栓塞。预防措施：不提倡以乳剂或油剂做下鼻甲注射。下鼻甲注射前应常规做鼻甲黏膜收缩，乳剂或油剂中可加入 1 ：1 的 50% 葡萄糖注射液稀释，注射过程中应边注边退。避开下鼻甲近内侧面与上面交界处进针。有研究者在表面麻醉下用冻干脾转移因子粉剂 1mL 加生理盐水 2mL 溶解后于每侧下鼻甲内注射 1mL，每周 1 次，4 次为 1 疗程，总有效率为 97.8%，其机制为转移因子是一种新的免疫调节与促进剂，可增强人体的细胞免疫功能，提高人体的防御能力，从而使鼻黏膜逐渐恢复其正常的生理功能。还有学者利用三磷酸腺苷下鼻甲注射治疗慢性单纯性鼻炎 280 例，也取得了 93.2% 的良好效果。陈仁物等对下鼻甲注射针头进行了研制和临床应用，具有患者痛苦小、药液分布均匀、见效快、明显缩短疗程、提高疗效等优点。

2. 慢性肥厚性鼻炎

以促进黏膜瘢痕化，从而改善鼻塞症状为主，可行下鼻甲硬化剂注射。常用的硬化剂有 80% 甘油、5% 苯酚甘油、5% 鱼肝油酸钠、50% 葡萄糖注射液、消痔灵等。

近年来，随着激光、微波、电离子治疗仪的普及，治疗慢性肥厚性鼻炎的报道愈来愈多，已形成相当成熟的经验。Nd: YAG 激光是利用瞬间高热效应使肥厚的黏膜凝固或气化，造成下鼻甲回缩而改善鼻腔通气，不仅可以直接凝固、气化肥厚的黏膜，而且可以插入黏膜下进行照射，效果可靠。微波不仅可以表面凝固黏膜，而且可以将探头直接插入黏膜下，利用微波的生物热效应而凝固黏膜下组织，具有可保持黏膜的完整性、不影响鼻黏膜的生理功能、恢复快、无痂皮形成等优点，另外无探头折断在黏膜下之忧，是治疗慢性肥厚性鼻炎较为理想的方法。电离子治疗仪利用其良好的切割性可以对重度慢性肥厚性鼻炎的肥厚黏膜进行切割而达到改善鼻腔通气的效果，而且术中不易出血，术后反应也轻；术中利用短火火焰凝固、汽化、切割组织，长火火焰凝固止血，但术中应充分收敛鼻黏膜，以防止伤及正常的鼻中隔黏膜。射频利用发射频率 100 ~ 300kHz、波长 0.3km 的低频电磁波作用于病变的组织细胞，致组织细胞内外离子和细胞中的极性分子强烈运动而产生特殊的内生热效应，温度可达 65 ~ 80℃，使组织蛋白变形、凝固，病变区出现无菌性炎症反应，血管内皮细胞肿胀，血栓形成而阻塞血管，组织血供减少，黏膜逐渐纤维化而萎缩，从而达到治疗增生性病变的目的，并且具有无散射热效应、无火花、不损伤正常组织、深浅容易控制的优点。辛朝风利用射频治疗慢性肥厚性鼻炎 56 例，取得了良好的治疗效果，认为慢性鼻炎的病理基础是鼻甲黏膜下组织增生伴血管扩张，是射频治疗的最好适应证。国外有学者认为，射频是在黏膜下形成热损伤而不破坏表面黏膜，可以避免术后出血、结痂、出现恶臭味、疼痛、嗅觉减退和鼻腔粘连的缺点，是治疗鼻甲肥大的一种安全而有效的方法。

（二）手术治疗

鼻腔结构复杂。鼻腔每一结构对鼻腔正常生理功能的维持都具有一定作用。正常人中，鼻腔的每一结构都完全正常也是很少的。鼻部症状的产生原因是多方面的，或某一结构的形态或结构异常，或几种结构均明显异常，或几种结构轻度异常的协同作用。其中对于多结构的轻度异常和某一结构的形态异常（如下鼻甲过度内展，其本身并不肥大）等情况难以诊断，这种情况常笼统地被称为"结构性鼻炎"。

1. 中鼻甲手术

中鼻甲手术包括传统的常规手术（中鼻甲部分切除术及中鼻甲全切除术）和中鼻甲成形术。传统的中鼻甲切除术虽然能解除鼻塞症状，但中鼻甲功能受损，并失去了再次手术的解剖标志，同时常规中鼻甲手术后中鼻甲周围的正常黏膜可以出现代偿性增生，导致症状的复发，同时也说明中鼻甲在保持鼻腔的生理功能方面具有重要的作用。目前常用的中鼻甲成形术则在解除症状的同时又避免了传统常规中鼻甲手术所造成的缺陷。

2. 下鼻甲手术

下鼻甲手术包括传统的下鼻甲部分切除术、下鼻甲黏骨膜下切除术、下鼻甲骨折外移术和下鼻甲成形术。有学者对传统的下鼻甲手术进行了改进，并且利用先进的手术器械，对慢性鼻炎的治疗取得了良好的临床效果。下鼻甲黏膜血供丰富，术中极易出血。采用翼腭管注射法可以减少出血，又可提高麻醉效果。下鼻甲的大小与鼻腔的阻力关系密切，尤其是下鼻甲的前端，故行下鼻甲手术时应正确估计切除的范围，以便获得满意的临床效果。

第三节　萎缩性鼻炎

萎缩性鼻炎是一种发展缓慢的鼻腔慢性炎性疾病，又称臭鼻症、慢性臭性鼻炎、硬化性鼻炎，其主要表现是鼻腔黏膜、骨膜、鼻甲骨（以下鼻甲骨为主）萎缩。鼻腔异常宽大，鼻腔内有大量的黄绿色脓性分泌物积存，形成脓性痂皮，常有臭味，发生恶臭者，称为臭鼻症，患者有明显的嗅觉障碍。鼻腔的萎缩性病变可以发展到鼻咽、口咽、喉腔等处。提示本病可能是全身性疾病的局部表现。

一、病因与病理

（一）病因

萎缩性鼻炎分为原发性萎缩性鼻炎和继发性萎缩性鼻炎两大类。

1. 原发性萎缩性鼻炎

可以发生于幼年，多因全身因素，如营养不良、维生素缺乏、内分泌功能紊乱、遗传因素、免疫功能紊乱、细菌感染、神经功能障碍等因素所致。

2. 继发性萎缩性鼻炎

多由于外界高浓度工业粉尘、有害气体的长期刺激，鼻腔鼻窦慢性脓性分泌物的刺激，或慢性过度增生性炎症的继发病变，鼻部特殊性的感染，鼻中隔的过度偏曲，鼻腔手术时过多损坏鼻腔组织等所致。

（二）病理

疾病发生的早期，鼻腔黏膜仅呈慢性炎症改变，逐渐发展为萎缩性改变，假复层柱状纤毛上皮转化为无纤毛的复层鳞状上皮，腺体萎缩，分泌减少。由于上皮细胞的纤毛丧失。分泌物停滞于鼻腔，结成脓痂。病变继续发展，黏膜以及骨部的血管因为发生闭塞性动脉内膜炎与海绵状静脉丛炎，血管的平滑肌萎缩，血管壁纤维组织增生肥厚，管腔缩窄或闭塞。血液循环不良，导致腺体和神经发生纤维性改变，黏膜下组织变为结缔组织，最后发生萎缩以及退化现象。骨和骨膜也发生纤维组织增生和骨质吸收，鼻甲缩小，鼻腔极度扩大，但是鼻窦常常因为骨壁增殖硬化性改变反而使窦腔缩小。

二、临床表现

（一）鼻及鼻咽干燥感

在吸入冷空气时，症状更加明显，而且还有寒冷感。

（二）鼻塞

与鼻内脓痂堆滞堵塞有关；没有脓痂，则与神经感觉迟钝有关，有空气通过而不能感觉到。

（三）头痛

疼痛部位常常在前额、颞侧或枕部，或头昏，多因为大量冷空气的刺激反射造成，或者伴发鼻窦炎之故。

（四）鼻内痛或鼻出血

多因鼻黏膜干燥、破裂所致。

（五）嗅觉减退或丧失

因为含气味的气味分子不能到达嗅区或嗅区黏膜萎缩所致。

（六）呼气恶臭

因为臭鼻杆菌在鼻腔脓痂下繁殖生长，脓痂内的蛋白质腐败分解，而产生恶臭气味。也有学者认为是因为炎症细胞以及腺细胞脂肪发生变性，脂肪转变为脂酸，易于干燥，乃产生臭味。妇女月经期臭味加重，绝经期则开始好转，但鼻腔黏膜没有好转。

（七）其他

鼻腔黏膜萎缩涉及鼻咽部，可能影响咽鼓管咽口，发生耳鸣和耳聋。涉及咽喉部则发生咽喉部干燥、刺激性咳嗽、声音嘶哑等症状。

三、诊断与鉴别诊断

根据患者的症状、体征，结合临床检查所见。主要根据鼻黏膜萎缩、脓痂形成情况及可能具有的特殊气味等特点，诊断不难，但是应该与鼻部特殊的传染病，如结核、狼疮、硬结病，或者鼻石、晚期梅毒、麻风等病症相鉴别。

少部分萎缩性鼻炎患者具有特殊的鼻部外形，如鼻梁宽而平，鼻尖上方轻度凹陷，鼻前孔扁圆，鼻翼掀起，如果儿童时期发病，可以影响鼻部的发育而成鞍鼻畸形。鼻腔内的检查，可以见到鼻腔宽敞，从鼻前孔可以直接看到鼻咽部。鼻甲缩小，有时下鼻甲几乎看不到或者不能辨认，如果因为慢性化脓性鼻窦炎而引起，则虽然下鼻甲看不到或不能辨认，但是中鼻甲却常肿胀或肥大，甚至息肉样变。鼻腔黏膜常常覆盖一层灰绿色脓痂，可以闻及特殊恶臭。除去脓痂后，下边常常有少许脓液，黏膜色红或苍白，干燥，或者糜烂，可有渗血，鼻咽部、咽部黏膜或有以上黏膜的改变，或有脓痂附着，严重者喉部也可以有此改变。轻症的萎缩性鼻炎，多只是在下鼻甲和中鼻甲的前端或嗅裂处可以见到少许痂皮，黏膜少许萎缩。

鼻腔的分泌物或者脓痂取出做细菌培养，可以检测到臭鼻杆菌、臭鼻球杆菌、类白喉杆菌或白喉杆菌，但是后两者均无内毒素。

四、治疗

（一）氦—氖激光照射治疗

氦—氖激光鼻腔内照射治疗的作用机制是采用小剂量、低能量激光照射，具有刺激整个机体及组织再生、抗炎和扩张血管的作用，可改善组织代谢过程。

（二）手术治疗

1. 鼻腔黏骨膜下填塞术

硅橡胶行鼻腔黏骨膜下填塞术，在上唇龈沟做切口，分别分离鼻底和鼻中隔的黏骨膜，然后填入硅橡胶模条至鼻底或鼻中隔隆起，使鼻腔缩小。硅橡胶作为缩窄鼻腔的植入物，优点是性能稳定，具有排水性，光滑，软硬适度，容易造型，耐高压，无抗原性，不被组织吸收，不致癌，手术操作简单，疗效较好，根据病情可分别植入鼻中隔、鼻底、下鼻甲等处。部分病例有排斥现象，与填塞太多、张力过大、黏膜破裂有关。

丙烯酸酯在鼻中隔和鼻底黏骨膜下植入，由于植入物的脱出和鼻中隔穿孔，与植入物的稳定性有关，经临床比较，其效果逊于硅橡胶。

2. 鼻腔外侧壁内移术

这种手术有一定的疗效，能起到缩窄鼻腔的作用，但组织损伤多，患者反应大，有时内移之外侧壁又有复位。为解决这个问题，采用白合金有机玻璃片为固定物，克服了固定上的缺点。此手术可使鼻腔外侧壁内移 5 ~ 8mm，严重者虽可在鼻腔黏膜下加填塞物，但术前鼻腔宽度＞ 9mm 者，效果较差。上颌窦窦腔小、内壁面积小或缺损者不宜行此手术。术前的上颌窦影像学检查可预知手术效果，而且十分必要。

3. 前鼻孔封闭术

采用整形手术封闭一侧或两侧鼻孔，获得了优于鼻腔缩窄术的效果。手术方法为在鼻内孔处做环行切口，在鼻前庭做成皮瓣，然后缝合皮瓣，封闭鼻孔，阻断鼻腔的气流。封闭 1 年以上再打开前鼻孔，可发现鼻腔干净，黏膜正常。封闭两侧前鼻孔时，患者需经口呼吸，有些患者不愿接受。

4. 鼻前庭手术

将呼吸气流导向鼻中隔，减少气流对鼻甲的直接冲击，有效率达到 92%。这种手术一期完成，不需再次手术，患者容易接受。

第九章 鼻变应性疾病

第一节 鼻息肉

鼻息肉是鼻—鼻窦黏膜慢性炎症性疾病，以极度水肿的鼻黏膜在中鼻道形成息肉为临床特征。发病率占总人数的 1%~4%，但在支气管哮喘、阿司匹林耐受不良、变应性真菌性鼻窦炎及囊性纤维化患者中，发病率在 15% 以上。发病多在中年以上，男性多于女性。息肉多源自窦口鼻道复合体和嗅裂。

一、临床表现及诊断

（一）症状

持续性鼻塞，嗅觉减退；鼻腔分泌物增多；影响鼻窦引流，可引起鼻窦炎；阻塞咽鼓管咽口，可出现耳鸣、耳闷和听力下降；后鼻孔息肉常表现为单侧进行性鼻塞，呼气时经鼻呼气困难。

（二）鼻腔检查

鼻腔内可见一个或多个表面光滑，灰白色、淡黄色或淡红色的半透明如荔枝肉状肿物，触及柔软，一般不易出血，但出血坏死性息肉则触及易出血；多次手术复发者基底宽，不易移动；息肉小者需收缩鼻腔后可见，息肉大者可突至前鼻孔，向后突至后鼻孔及鼻咽部；后鼻孔息肉可见蒂茎自中鼻道向后伸展，位于后鼻孔或鼻咽部。巨大鼻息肉可致外鼻变形，鼻背变宽，形成"蛙鼻"。

（三）影像学检查

鼻窦 CT 扫描，了解病变程度和范围，包括鼻腔的结构。

（四）本病应与下列疾病相鉴别

鼻腔内翻性乳头状瘤、鼻咽纤维血管瘤、鼻腔恶性肿瘤、鼻内脑膜—脑膨出。

二、治疗

鼻息肉的治疗主张综合治疗，包括药物治疗和手术治疗。值得注意的是，鼻息肉的复发多数是因缺乏有效、规范和系统的药物治疗。

（一）药物治疗

1. 糖皮质激素

目前除手术之外，糖皮质激素是治疗鼻息肉最有效的药物之一，术前应用可使鼻息肉体积缩小，鼻塞改善，术后应用可防止或延缓鼻息肉复发。

（1）鼻用糖皮质激素：鼻用糖皮质激素具有较强的局部抗炎作用，可减少鼻息肉组织中淋巴细胞数目，抑制细胞因子的合成，亦可减少鼻息肉组织中嗜酸粒细胞的数目和活化状态，鼻息肉术后鼻内局部使用激素时间通常为 3 ~ 6 个月。

（2）全身用糖皮质激素：短期全身使用糖皮质激素可减小和控制鼻息肉的生长。术前在鼻用激素的基础上，配合口服激素 3 ~ 5d，可以明显减小鼻息肉。对伴有哮喘患者或有明显变应性因素者，给予激素口服，可减少支气管高反应性，缓解症状。

2. 黏液稀化剂

慢性鼻窦炎鼻息肉患者，尤其是有前期手术史者，鼻腔鼻窦黏液纤毛清除功能遭破坏，导致炎症的恶性循环。黏液稀化剂的作用包括：①碱化黏液，降低黏液的黏滞度；②拟交感效应，增强纤毛活性，调节分泌；③恢复黏液毯的构成比例：对维护和促进恢复黏液纤毛清除系统功能有重要意义。

3. 鼻用减充血剂

建议使用盐酸羟甲唑啉喷鼻，如果连续使用，应限制在 7d 以内。

（二）手术治疗

1. 手术时机

规范化药物治疗 8 周以上仍无效时可采用手术治疗。治疗无效的判断标准包括：①症状无明显缓解，或者患者自觉症状缓解不满意要求手术；②鼻内镜检查鼻黏膜炎症未得到有效控制，或与此有关的分泌物无明显减少；③鼻窦影像学检查提示病灶仍较广泛或窦口引流不畅等。

2. 术前处理

①术前检查，鼻窦 CT 检查，变应性因素评估及与手术有关的检查，如心电图、胸部 X 线摄片、血常规、凝血功能、术前标志物、肝功能、肾功能等；②术用药，如同前述规范药物治疗方案，最好于术前 2 周开始；③术前对患者症状进行评估，知情同意及沟通；④手术前修剪鼻毛，术前 30min 使用止血药、镇静药；⑤麻醉方式应依据病情的严重程度及结合患者要求，选择局部麻醉或全身麻醉；⑥应选择合适、正确的手术器械。

3. 手术方法

（1）圈套法：鼻腔在丁卡因＋肾上腺素表面麻醉下，用鼻镜或鼻内窥镜直视下，了解息肉大小、范围以及根蒂位置、和周围组织有无粘连，用鼻圈套器伸入鼻腔，沿鼻中隔平面插至息肉下部，转动钢丝圈套住息肉，并将圈套器顶端向息肉的蒂部推进，逐渐收紧钢丝圈，但又不能紧到切除息肉程度，然后用力向下急速拉出，使息肉连同根蒂一并摘除。可用丁卡因＋肾上腺素棉片压迫止血，稍待片刻后取出，再将深部息肉同法切除。若有残留根蒂，可用鼻息肉钳挟住后，旋转拉下，拉出息肉时，有时筛房被开放，鼻窦内有息肉，应将息肉、息肉样变的黏膜切除，鼻窦内无息肉、有脓，应扩大窦口，吸净脓液，清除病变黏膜。术后鼻腔填塞。

（2）电动切吸法：鼻内窥镜直视下，手术中借助电动切割器将息肉或息肉样变的黏膜组织切吸干净。术后鼻腔填塞。

4. 术后处理

①术后注意避免用力擤鼻，避免剧烈活动，清淡温凉饮食；②应用抗生素 1 周，预防感染；③术后全身使用糖皮质激素，抽出鼻腔填塞物后局部使用糖皮质激素 3 个月以上；④酌情使用抗组胺药物；⑤术后黏液稀化剂口服；⑥鼻腔局部使用油剂，软化结痂，有利于结痂排出；⑦局部鼻用减充血剂；⑧鼻腔冲洗对术腔清洁和保持湿润起重要作用，通常持续 3 个月左右；⑨鼻窦内窥镜复查半年。

5. 手术并发症及其处理

（1）出血：术中损伤筛前动脉、筛后动脉、蝶腭动脉或其分支，如鼻腔后外侧动脉等，可致出血，处理：①因鼻部血管损伤引起的出血可经鼻腔填塞或双极电凝止血；②保守治疗出血不止者，可考虑行经上颌窦做蝶腭动脉结扎术。

（2）鼻腔粘连：鼻腔粘连常因术后换药不及时或清理不当，特别是中鼻甲与鼻腔外侧壁粘连，可以阻塞上颌窦和额窦开口，导致炎症经久不愈或复发。多数的鼻腔粘连不会引起临床症状，如随访中发现粘连，可在局部麻醉下分离。

鼻息肉的基本病理改变是鼻腔鼻窦黏膜的慢性炎症反应，外科手术并不能改变黏膜的这种状态，只能除去息肉解除鼻塞，但易复发。约 1/5 鼻窦炎鼻息肉术后复发病例与变应性鼻炎有关。单纯鼻息肉的术后复发率通常为15% ~ 20%，而有变态反应素质的鼻息肉患者术后复发率可上升至40% ~ 70%。

第二节　变应性鼻炎

一、病因与发病机制

（一）病因

常年性变应性鼻炎的变应原和季节性变应性鼻炎的变应原不同，引起常年性变应性鼻炎的变应原主要为吸入物，临床上常见的主要变应原有屋尘、昆虫、羽毛、上皮、花粉、真菌等,其次是食物和药物。临床上引起花粉症者大多属于风媒花粉(靠风力传播的花粉)。

(二)发病机制

本病发病机制属 IgE 介导的 I 型变态反应。

特应性个体吸入变应原后,变应原刺激机体产生特异性 IgE 抗体结合在鼻黏膜浅层和表面的肥大细胞、嗜碱性粒细胞的细胞膜上,此时鼻黏膜便处于致敏状态。当相同变应原再次吸入鼻腔时,即与介质细胞表面的 IgE "桥连",导致以组胺为主的多种介质释放,这些介质引起毛细血管扩张、血管通透性增加、平滑肌收缩和腺体分泌增多等病理变化,机体处于过敏状态,临床上则表现为喷嚏、清涕、鼻塞、鼻痒等症状。上述病理改变在缓解期可恢复正常,如多次反复发作,可导致黏膜肥厚及息肉样变。

二、临床表现

喷嚏每日数次,阵发性发作,每次＞3 个,甚至连续十几个或数十个。多在晨起或夜晚或接触过敏源后立即发作。流大量清水样涕,有时可不自觉地从鼻孔滴下。鼻塞轻重程度不一,季节性变应性鼻炎由于鼻黏膜水肿明显,鼻塞常很重。鼻痒,季节性鼻炎尚有眼痒和结膜充血。嗅觉减退是由于鼻黏膜水肿引起,但多为暂时性。

三、检查

鼻镜所见,常年性者,鼻黏膜可为苍白、充血或浅蓝色。季节性者,鼻黏膜常呈明显水肿。如并发感染,则黏膜暗红,分泌物呈黏脓性或脓性。

四、诊断

(一)常年性

变应性鼻炎根据其常年发病的特点以及临床检查所见即可诊断,但需与其他类型的非变应原性的常年性鼻炎相鉴别。

(二)季节性

变应性鼻炎发病具有典型的地区性和季节性,就某一地区的某一患者而言,其每年发病的时间相对固定。

五、治疗

(一)非特异性治疗

1. 糖皮质激素

具有抗炎、抗过敏作用。临床上分为全身和局部用药 2 种,局部为鼻喷雾剂,是糖皮质激素的主要给药途径。局部不良反应主要是鼻出血和鼻黏膜萎缩。因此，不论全身或局部用药，都要掌握好剂量和适应证。

2.抗组胺药

为 H_1 受体拮抗剂，可以迅速缓解鼻痒、喷嚏和鼻分泌亢进。传统的抗组胺药如氯苯那敏等，其主要不良反应是嗜睡与困倦。新型的抗组胺药如阿司咪唑、氯雷他定等，抗 H_1 受体的作用明显增强，但临床使用要掌握适应证，权衡利弊，防止心脏并发症的发生。

（二）特异性治疗

避免与变应原接触。免疫疗法主要用于治疗吸入变应原所致的 I 型变态反应。

（三）手术治疗

并发鼻中隔偏曲、变应性鼻窦炎鼻息肉者可考虑手术治疗。选择性神经切断术包括翼管神经切断、筛前神经切断等，适用于部分患者，不应作为首选治疗。可行下鼻甲冷冻、激光、射频、微波等，可降低鼻黏膜敏感性。

第三节　血管运动性鼻炎

血管运动性鼻炎是神经内分泌对鼻黏膜血管、腺体功能调节失衡而引起的一种高反应性鼻病。该病以青壮年居多，无性别差异。其发病机制一般认为与自主神经功能失调有关。

一、临床表现与诊断

（一）临床类型

1.鼻溢型

流大量清水样涕为主要特征，多伴有发作性喷嚏，鼻内发痒，常无结膜受累、眼痒等症状。

2.鼻塞型

鼻塞为主要症状，多为间歇性。

（二）鼻镜检查

鼻黏膜暗红色或浅蓝色或苍白色，有时一侧暗红一侧苍白水肿。鼻甲肿大者对 1% 麻黄碱反应良好，病程长或反复使用血管收缩剂者，则对 1% 麻黄碱反应差。

（三）诊断与鉴别诊断

几乎每例患者都会有偶然的鼻部症状，区分正常鼻和患病鼻有时比较困难。这需要接诊医师仔细询问病史，细心检查，认真分析诱发因素，鼻部症状每日累计超过 1h，病程长达 1 个月以上者，在排除下列疾病后，可考虑为血管运动性鼻炎。

1. 变应性鼻炎

症状同鼻溢型血管运动性鼻炎，但变应原皮肤试验阳性，鼻分泌物中有大量嗜酸性粒细胞和嗜碱性粒细胞。

2. 高反应性鼻炎

病因不明，可能与鼻黏膜感觉神经 C 类纤维功能亢进有关。鼻黏膜高度敏感，温度、触觉、味觉的变化均可作为诱因，临床症状以发作性喷嚏为主，发作突然，消失快，各项检查一般无典型发现。

3. 非变应性鼻炎

伴嗜酸性粒细胞增多综合征：鼻分泌物中有大量嗜酸性粒细胞，但无其他变态反应依据，也无明显诱因使症状发作，发病机制不清。

4. 急性鼻炎和慢性鼻炎

鼻分泌物常为黏液性或黏脓性，鼻分泌物中多为中性粒细胞。

二、治疗

本病诱发因素多，发病机制复杂，治疗多采用综合治疗。

（一）避免或去除诱发因素

改善工作环境和条件，稳定情绪，避免过度疲劳与紧张。对患者实施心理治疗或暗示性语言，有时也会收到明显效果。由内分泌因素引起者，可视情况请内分泌科医师协助治疗。

（二）药物治疗

1. 鼻减充血剂

鼻塞为主要症状者可选用。需注意药物性鼻炎的发生，可采取间断性或交替性给药。

2. 抗组胺药

不少非免疫性因素可引起肥大细胞释放组胺，故抗组胺药（如氯雷他定片 10mg 空腹口服，每日 1 次）对不少病例有较好疗效，鼻痒和喷嚏症状明显者可首选。

3. 抗胆碱药

适用于以鼻溢为主要症状者。

4. 糖皮质激素

通过减少细胞因子和趋化因子的释放而产生强烈的抗炎作用，故对血管运动性鼻炎的一些喷嚏症状明显、水样涕较多且黏膜水肿明显的病例有显著疗效。

（三）手术治疗

1. 手术时机

①经保守治疗 1 年以上，症状不能控制且有加重趋势；②鼻内结构解剖异常，影响通气或引流；③鼻黏膜增生性改变或有较大息肉。

2. 手术方式

（1）解剖结构异常的矫正：能加重血管运动性鼻炎症状的鼻内结构解剖异常有鼻中隔偏曲和鼻内孔狭小。上述结构早期矫正可明显减轻症状，甚至可以治愈。

（2）鼻黏膜增生或有较大息肉组织的切除：引起鼻塞的增生肥厚鼻甲或息肉组织，均应及时切除。

（3）降低鼻内神经兴奋性：切断副交感神经纤维对鼻腔的支配，降低其兴奋性。常用手术如下。①岩浅大神经切断术：需要开颅，患者一般不易接受。②翼管神经切断术：可使喷嚏、水样涕得到控制，但对鼻塞的改善较差，术后常并发眼干等不适，且远期疗效不肯定。翼管神经切断术有经上颌窦进路、经腭进路、经鼻进路等传统的手术方法，应用于血管运动性鼻炎和变应性鼻炎的治疗已取得了一定的效果。近年来，由于鼻内窥镜技术的发展，提供了良好的视野和视角，增加了经鼻进路找到翼管外口和翼管神经的准确性。③筛前神经切断术：鼻黏膜表面麻醉，中鼻甲前端水平切口，暴露前筛区，打开筛漏斗进入前、中筛泡，向上清除筛房并于前颅底处寻找筛前神经进入鼻腔的骨管，切断筛前神经，关闭术腔。鼻腔填塞，术后给足量抗生素，2d 后抽除鼻内纱条。但术后复发率高。

第四节　鼻出血

鼻出血又称鼻衄，是临床常见症状之一，多因鼻腔病变引起，也可由全身疾病所引起，偶有因鼻腔邻近病变出血经鼻腔流出者。鼻出血多为单侧，也可为双侧；可间歇反复出血，也可持续出血；出血量多少不一，轻者仅鼻涕中带血，重者可引起失血性休克；反复出血则可导致贫血。多数出血可自止。

青少年鼻出血部位大多数在鼻中隔前下部的易出血区，40 岁以上中老年人的鼻出血，出血部位见于鼻腔后部下鼻甲后端附近的鼻咽静脉丛。

一、病因与发病机制

（一）局部因素

1. 外伤

鼻及鼻窦外伤或手术、颅前窝及颅中窝底骨折。

2. 气压性损伤

鼻腔和鼻窦内气压突然变化，可致窦内黏膜血管扩张或破裂出血。

3. 鼻中隔偏曲

多发生在嵴或矩状突附近或偏曲的凸面，因该处黏膜较薄，易受气流影响，故黏膜干燥、糜烂、破裂出血。鼻中隔穿孔也常有鼻出血症状。

4. 炎症

干燥性鼻炎、萎缩性鼻炎、急性鼻炎、急性上颌窦炎等，常为鼻出血的原因。

5. 肿瘤

鼻咽纤维血管瘤，鼻腔、鼻窦血管瘤及恶性肿瘤等，可致长期间断性鼻出血。

（二）全身因素

1. 血液系统疾病

血小板减少性紫癜、白血病、再生障碍性贫血等均可有鼻出血表现。

2. 急性传染病

如流感、鼻白喉、麻疹、疟疾、猩红热、伤寒及传染性肝炎等。

3. 心血管疾病

如高血压、动脉硬化症、肾炎、伴有高血压的子痫等。

4. 维生素缺乏

维生素 C、维生素 K、维生素 P 及微量元素钙等缺乏时，均易发生鼻出血。

5. 化学药品及药物中毒

磷、汞、砷、苯等中毒，可破坏造血系统功能，引起鼻出血。

6. 内分泌失调

代偿性月经、先兆性鼻出血常发生于青春发育期，多因血中雌激素含量减少，鼻黏膜血管扩张所致。

7. 其他

遗传性出血性毛细血管扩张症，肝、肾慢性疾病以及风湿热等，也可伴发鼻出血。

二、临床表现

出血可发生在鼻腔的任何部位，但以鼻中隔前下区最为多见，有时可见喷射性或搏动性小动脉出血。鼻腔后部出血常迅速流入咽部，从口吐出。

鼻出血多发生于单侧，如发现两鼻孔皆有血液，常为一侧鼻腔的血液向后流，由后鼻孔反流到对侧。若出血较剧，应立即采取止血措施，并迅速判断是否有出血性休克，同时要注意：①休克时，鼻出血可因血压下降而自行停止，不可误认为已经止血；②高血压鼻出血患者，可能因出血过多，血压下降，不可误认为血压正常；应注意患者有无休克前期症状，如脉搏快而细弱、烦躁不安、面色苍白、口渴、出冷汗及胸闷等；③要重视患者所诉出血量，不能仅依赖实验室检查，因急性大出血后，其血红蛋白测定在短时间内仍可保持正常，有时大量血液被咽下，不可误认为出血量不多，以后可呕出多量咖啡色胃内容物。

三、治疗

（一）一般原则

医师遇出血患者时应沉着冷静，应多方安慰患者。严重鼻出血可使大脑皮质供血不足，患者常出现烦躁不安，可注射镇静药。已出现休克症状者，应注意呼吸道情况，对并发有呼吸道阻塞者，应首先予以解除，同时进行有效的抗休克治疗。

（二）局部止血方法

1. 指压法

此法为临时急救措施。用手指压紧出血侧鼻翼 10 ～ 15min，然后进一步处理。

2. 收敛法

用浸以 1% ～ 2% 麻黄碱液或 0.1% 肾上腺素液的棉片填入鼻腔内止血，然后寻找出血点。

3. 烧灼法

烧灼法适用于反复少量出血并有明确出血点者。在出血处进行表面麻醉后，用 30% ～ 50% 硝酸银或三氯醋酸烧灼出血点，直至出现腐蚀性白膜为止。

4. 冷冻止血法

冷冻止血法对鼻腔前部出血较为适宜。

5. 翼腭管注射法

翼腭管注射法对鼻腔后部出血有效。方法为将注射器针头在第三磨牙内侧刺入腭大孔内，注入含少量肾上腺素的 1% 利多卡因 3mL。

6. 激光治疗

主要用 Nd：YAG 激光，可使治疗部位血管收缩、卷曲、微血栓形成和血液凝固，从而达到止血目的。

7. 填塞法

此法是利用填塞物填塞鼻腔，压迫出血部位，使破裂的血管形成血栓而达到止血的目的。

（1）鼻腔填塞法：常用凡士林纱条经前鼻孔填塞鼻腔。填塞时，纱条远端固定，逐渐由后向前，由上向下，折叠填塞可避免纱条坠入鼻咽部或堵在鼻前庭。也可用膨胀海绵、明胶海绵、止血纱布等填塞或采用医用生物胶黏合。

（2）后鼻孔填塞法：先将凡士林纱条或消毒纱布卷做成块形或圆锥形，长约 3.5cm，直径约 2.5cm，用粗线缝紧，两端各有约 25cm 长的双线，消毒备用。填塞时，先收缩和表面麻醉鼻腔黏膜，咽部也喷有表面麻醉药。用圆头硅胶（橡胶）管由前鼻孔沿鼻腔底部插入，直达咽部，用镊子将导管从口腔拉出，圆头硅胶（橡胶管）尾端则留于前鼻孔外，再将填塞物上的双线系于圆头硅胶（橡胶管），此时将填塞物由口腔送入鼻咽部，填塞于后鼻孔。在前鼻孔处用一纱布球，将双线系于其上，以作固定，口腔端的线头可剪短留在口咽部，便于以后取出填塞物时做牵拉之用。后鼻孔填塞后，一般都需加行鼻腔填塞。鼻腔填塞物应于 48h 左右取出或更换，以防引起鼻窦及中耳感染等并发症。

（三）全身治疗

半坐位休息：注意营养，给予高热量、易消化饮食。对老年或出血较多者，注意有无失血性贫血、休克、心脏损害等情况，并及时处理。失血严重者，须予输血、输液。寻找出血原因，进行病因治疗。

（四）手术疗法

手术治疗可酌情采用。可施行颈外动脉结扎术、筛前动脉结扎术、筛后动脉结扎术或选择性动脉栓塞等。对反复发生鼻出血、鼻腔填塞及保守疗法效果欠佳者，进行鼻内镜下鼻腔探查术，找寻出血点并进行相应处理，已成为有条件医院鼻科医师的常用方法。

第十章 鼻窦炎性疾病

第一节 急性鼻窦炎

一、急性上颌窦炎

（一）诊断

1. 病史采集

（1）起病情况：起病急，通常继发于上呼吸道感染或急性鼻炎，原症状加重。

（2）局部症状：常见症状如下。

鼻塞：多为患侧持续性鼻塞，若两侧同时罹患，则为双侧持续性鼻塞。系鼻黏膜炎性肿胀和分泌物积蓄所致。

脓涕：鼻腔内大量脓性或黏脓性鼻涕，难以擤尽，脓涕中可带有少许血液。厌氧菌或大肠杆菌感染者脓涕恶臭。脓涕可流至咽部或喉部，刺激局部黏膜，引起发痒、恶心、咳嗽和咳痰。

鼻出血：一般表现为少量出血、涕带血丝，大量出血少见。

嗅觉障碍：因鼻塞而出现嗅觉减退或嗅觉丧失；牙源性上颌窦炎可出现主观恶嗅觉。嗅觉随着炎症的消退而逐渐恢复。

头痛和局部疼痛：为本病最常见症状。上颌区疼痛是急性上颌窦炎的早期常见症状，多在上颌窦前壁，有时可向上延至眼球，并影响额窦区。有时向下扩展，引起上牙槽痛，咀嚼时感到病侧的磨牙较痛。有时病侧疼痛不很明显，只诉上颌窦区有沉重感或发胀感。此外，可有头部钝痛或偏头痛，甚至有广泛性头痛。疼痛或头痛多在下午出现，或以下午较重，常在傍晚时缓解，此与上颌窦的引流和通气有很大关系。

（3）全身症状：可出现畏寒、发热、食欲减退、便秘、全身不适等。儿童可发生呕吐、腹泻、咳嗽等消化道和呼吸道症状。

2. 体格检查

（1）局部红肿：患者面颊的眶下部红肿，但较少见。

（2）压痛和叩痛：上颌窦区有压痛，叩诊该区疼痛明显。如叩击尖牙、前磨牙和磨牙，也可出现疼痛。

（3）鼻腔所见：患侧中鼻甲和下鼻甲黏膜充血水肿，有时在中鼻道可以看到脓性分泌物。若用鼻咽镜检查，可见中鼻甲和下鼻甲后端充血及水肿，后鼻孔边缘和鼻咽部有分泌物附着，患侧鼻底常有分泌物积聚。

3.影像学及实验室检查

（1）X线摄片检查：鼻颏位摄片可见患侧上颌窦广泛性模糊，黏膜水肿，有时显液平面。

（2）CT检查：诊断更直接、方便，可见上颌窦黏膜水肿增厚，窦腔可见分泌物，窦口鼻道复合体黏膜水肿、模糊；如为牙源性上颌窦炎，骨窗可见上颌窦底黏膜增厚，其下方有残牙根伴周围骨质吸收。

（3）实验室检查：多数病例有白细胞增多、红细胞沉降率加快。鼻分泌物涂片检查出现中性粒细胞和纤毛柱状上皮细胞。

4.诊断

急性起病，继发于上呼吸道感染或急性鼻窦炎之后，出现鼻塞、脓涕、头痛以及嗅觉下降；伴有发热、畏寒及全身不适症状；头痛多在上颌区，具有上午轻，下午重的特点；查体：患侧上颌窦前壁压痛、患侧中鼻甲和下鼻甲黏膜充血水肿，有时在中鼻道可以看到脓液；X线摄片及CT检查可见上颌窦黏膜水肿增厚，窦腔可见分泌物。

5.鉴别诊断

（1）急性牙源性感染：仅有患牙叩击痛，而无鼻腔症状及体征；鼻窦X线检查未见异常。

（2）眶下神经痛：多为全日性烧灼样疼痛，压迫神经疼痛减轻；鼻腔检查、鼻窦X线检查均为阴性。

（3）三叉神经痛：可发生于上颌支分布区，痛如刀割或针刺，非常激烈，突发突止；但鼻部检查阴性。

（4）眼部疾病：如角膜炎、睫状体炎，可引起与上颌窦炎相似的症状，但有眼部阳性体征可做鉴别。

（二）治疗

1.治疗原则

以非手术治疗为主，并尽快消除病因，促进鼻窦的通气引流，控制感染，以防止发生并发症或转成慢性鼻窦炎。

2.治疗方案

（1）全身治疗：包括一般治疗、抗感染治疗等。

一般治疗：与治疗急性鼻炎相同，如注意休息、多饮水或进高营养流质饮食；对症处理，如头痛或局部疼痛激烈，可使用镇痛剂等。

抗感染治疗：因多为球菌、杆菌或厌氧菌感染，故宜首选并足量使用青霉素类抗生素或头孢类抗生素。最好能在用药前或用药期间行细菌培养及药敏试验，以便正确选用有效抗生素，这对防止发生并发症或转成慢性鼻窦炎至关重要。

适当使用抗组胺药，如马来酸氯苯、氯雷他定等，以及黏液促排剂。

（2）局部治疗：常用方法如下。

鼻部用药：与治疗急性鼻炎基本相同，为促进鼻窦的通气引流，可适当使用血管收缩剂，如1%麻黄碱液滴鼻。

上颌窦穿刺：急性鼻源性上颌窦炎无并发症者，在全身症状消退，局部炎症基本控制，化脓已趋局限化时，可采用上颌窦穿刺冲洗法，也可于冲洗后向窦内注射抗生素或类固醇激素。

物理治疗：超声雾化、蒸气吸入、红外线照射、超短波电疗、电透热法和局部热敷等物理疗法，对改善局部血液循环，促进炎症消退或减轻症状均有帮助。

手术疗法：急性期多不宜手术，仅在鼻窦炎症向外扩散而导致毗邻器官发生严重并发症时，才不得已而施之，但必须严格掌握适应证。

（三）病程观察及处理

治疗过程除了观察局部症状和体征是否改善之外，尚需注意体温和血液白细胞是否逐渐恢复正常。病程康复缓慢，要注意是否出现并发症或患者免疫力低下，必要时做鼻窦分泌物细菌培养及药敏试验，以便挑选合适抗生素。

（四）预后

一般轻症者，只要解剖结构上无异常，黏膜、纤毛、鼻窦开口均正常，2周之内即可愈合，无须特殊治疗。如处理不当，则有转为亚急性上颌窦炎的可能。

二、急性额窦炎

（一）诊断

1. 病史采集

（1）详细询问病史：起病是否继发于上呼吸道感染或急性鼻炎之后。对全身因素也不应忽视。局部症状包括头痛、鼻塞、脓涕及嗅觉下降，其中头痛症状明显且具有特征性。

（2）头痛的特征性表现：前额部局限性头痛周期性发作，病变初起一般呈额部隐痛，继而加重，局限在前额和眼眶内上角，头痛往往是规律性发作，即头痛常于早晨起床后不久，逐渐加重，中午最烈，直到午后或黄昏逐渐减轻，夜间完全消散。倘炎症未消，每日将以同样规律周而复始地持续10d以上。

2. 体格检查

（1）前鼻镜检查：可见鼻黏膜充血，鼻甲红肿，以中鼻甲前端明显，中鼻道有黏脓或脓性分泌物存留。

（2）患侧前额部：可见皮肤发红、肿胀，压痛，尤以眉弓内下区的额窦底部为明显。

3. 影像学检查及实验室检查

（1）血常规检查：细菌急性感染的表现：血白细胞升高，以中性粒细胞为主。

（2）CT检查：患侧额窦内黏膜增厚、窦腔积液。

4. 诊断

继发于急性上呼吸道感染之后，出现头痛、鼻塞、脓涕及嗅觉下降等症状。前额部局限性头痛周期性发作，头痛常于早晨起床后不久出现，逐渐加重，中午最烈，直到午后或黄昏逐渐减轻，夜间完全消散。前额部相应部位可见皮肤发红、肿胀、压痛，尤以眉弓内下区的额窦底部为明显。CT检查显示额窦黏膜水肿或窦腔积液。

5. 鉴别诊断

（1）急性鼻炎：以鼻塞、水样涕或黏液样涕为主要症状，头痛相对较轻，头痛无明显规律性；体征表现为下鼻甲黏膜急性充血肿胀，中鼻道无引流。

（2）眶上神经痛：无明显上呼吸道感染诱因，出现眶上周围闪电样牵拉性头痛，常伴有三叉神经其他分支的反射性疼痛；鼻腔检查无急性炎症表现。

（二）治疗

1. 治疗原则

抗炎消肿，促进引流，注意预防并发症（额骨骨髓炎、眶内蜂窝织炎或脓肿、颅内感染等）。少数病例由于急性阻塞引流或者出现并发症时，则需行手术治疗。

2. 治疗方案

（1）全身治疗：与"急性上颌窦炎"相同。

（2）局部治疗：鼻内用药及局部理疗基本与"急性上颌窦炎"相同，目的是减轻鼻内黏膜的充血肿胀，促进额窦引流畅通，促进炎症渗出物的吸收。

（3）手术治疗：当保守治疗无效或出现并发症时，应采用手术治疗。

额窦钻孔术：在额窦底部钻一小孔，经此置入硅胶管或硬塑料管于窦腔内，便于引流或冲洗。

经鼻内镜额窦开放术：适应证是急性额窦炎反复发作经各种保守治疗效果欠佳，鼻窦CT检查提示额窦口骨性狭窄、额周气房过大，妨碍额窦引流或软组织阻塞窦口。在应用足量有效抗生素的基础上进行手术。手术通常需要切除部分钩突，开放筛泡，继而开放鼻丘气房及其他额周气房，使额窦在中鼻道前端形成宽敞的引流通道。

（三）病程观察及处理

治疗过程中除了观察局部症状和体征是否改善之外，尚需注意体温和血液白细胞是否逐渐恢复正常。如出现并发症，应在适当控制感染下及早手术治疗。

（四）预后

如无并发症出现，一般预后良好。

三、急性筛窦炎

（一）诊断

1. 病史采集

与重感冒相似，筛窦炎所致的头痛一般不典型，位于鼻根深部或额部，头痛轻重不等，轻者仅有鼻根部闷痛感，眶内发胀，重者可至不能忍受。前筛房病变有流泪、畏光等症，后筛房感染较重者，则多有嗅觉减退、头顶部疼痛。

2. 体格检查

鼻黏膜普遍充血肿胀，中鼻甲、中鼻道与筛泡高度充血肿胀，中鼻道有黏脓。后鼻镜可见中鼻道及蝶筛隐窝处黏膜充血水肿。鼻咽或咽后壁有黏脓附着。眼球压痛，小儿在泪囊窝处有较明显的压痛，眼睑或有水肿。

3. 影像学检查

CT 检查筛窦黏膜水肿增厚，气房轮廓模糊。

4. 诊断

当感冒的病期过长、症状不见减轻时，应考虑到筛窦已受感染。

鼻腔检查：特别留意中鼻道及嗅沟情况，如黏膜充血、水肿或有脓性分泌物，可确诊为鼻窦炎。

鼻窦 CT 检查：筛窦气房浑浊、积液，黏膜水肿、增厚是其特征。

5. 鉴别诊断

急性鼻炎：以鼻塞、水样涕或黏液样涕为主要症状，头痛相对较轻，头痛无明显规律性；体征表现为下鼻甲黏膜急性充血肿胀，中鼻道无引流。

（二）治疗

1. 治疗原则

治疗原则为抗炎消肿，促进引流，预防并发症。

2. 治疗方案

（1）一般治疗：在感冒的后阶段，应用抗菌药物，可收到对筛窦炎及其并发症的预防和治疗的效果。治疗方法与"急性上颌窦炎"的全身治疗及局部药物应用、理疗相同。

（2）手术治疗：如有并发症（如眶内脓肿）发生，应及时切开引流。

（三）病程观察及处理

同"急性上颌窦炎"。

（四）预后

一般预后良好。

第二节 慢性鼻窦炎

一、病史采集

症状持续 12 周以上，病情可反复、稳定、加重，也可缓解，但不会完全消失。

1. 全身症状

轻重不等，多不明显或很轻，可有精神不振、头痛、头晕、易倦、精神抑郁、记忆力减退、注意力不集中等现象。

2. 局部症状

（1）鼻塞：是慢性鼻窦炎的主要症状之一，但不及急性鼻窦炎者明显。多是由于黏膜肿胀、鼻甲肿大、鼻内分泌物过多和（或）伴有息肉形成阻塞通气所致。擦除分泌物后，可暂时缓解症状。

（2）流脓涕：是慢性鼻窦炎的另一主要症状。来自前组鼻窦的分泌物多可从前鼻孔擤出；后组鼻窦产生的分泌物多向后流，从后鼻孔流入鼻咽部，主述"涕倒流"或"痰多"。慢性鼻窦炎者分泌物较黏稠，色黄或灰白色，可呈团块状，偶有腥臭味。牙源性上颌窦炎时，脓涕多带腐臭味。

（3）嗅觉障碍：常表现为嗅觉减退或嗅觉缺失，多为暂时性，但嗅区黏膜长期炎性变，部分患者可导致退行性变，造成永久性失嗅。嗅觉障碍的主要原因是嗅区黏膜炎性变，或形成息肉，或脓性分泌物蓄积于嗅裂等。

（4）头痛：一般情况下，慢性鼻窦炎者此症状并不明显，仅有局部钝痛及闷胀感，疼痛时间及部位多较固定。主要是因细菌毒素吸收所致的脓毒性头痛，或因窦口阻塞、窦内空气被吸收而引起的真空性头痛。慢性鼻窦炎头痛常有下列特点：①多有时间性或固定部位，多为白天重、夜间轻，且常为一侧，如为双侧者，必有一侧较重；前组鼻窦炎者多在前额部痛，后组鼻窦炎者多在枕部痛；②休息、滴鼻药、蒸气吸入或引流改善、鼻腔通气后头痛减轻；咳嗽、低头位或用力时，因头部静脉压升高，而使头痛加重；吸烟、饮酒和情绪激动时头痛加重。

（5）视觉障碍：是本病的眶内并发症之一，病变多存在于筛窦或蝶窦，炎症累及眶内、眶尖及管段视神经时症状较明显。主要表现为视力减退或失明（球后视神经炎所致），也有其他视功能障碍表现，如眼球移位、复视和眶尖综合征等。孤立性蝶窦炎，特别是蝶窦真菌感染导致视力损伤的机会最多。

二、体格检查

1. 前鼻镜检查

鼻黏膜充血、肿胀或肥厚，钩突肥大、泡状中甲、中鼻甲反向弯曲、鼻中隔高位重度弯曲压迫中鼻甲；中鼻道或者嗅裂有黏膜息肉样变性或者鼻阻塞；中鼻道或者嗅裂可见分泌物积聚，色黄或白色，黏性、黏脓性或脓性，量不等。若中鼻道见脓性分泌物，多提示为前组鼻窦炎，后组鼻窦炎脓液多位于嗅裂，或积蓄于鼻腔后段、流入鼻咽部。若怀疑鼻窦炎，但检查未见鼻道有分泌物者，可用1%麻黄碱收缩鼻黏膜并做体位引流后，重复上述检查，可助诊断。

2. 鼻内镜检查

除可清楚准确判断上述各种病变及其部位，还可发现经前鼻镜不能窥视的其他病变，如窦口及其附近区域的微小病变和上鼻道、蝶窦口的病变。

3. 口腔和咽部检查

牙源性上颌窦炎者同侧上列第2双尖牙或第1、第2磨牙可能存在病变，后组鼻窦炎者咽后壁可见脓液或干痂附着。

三、辅助检查

1. X线平片

可见窦腔形态变化及窦内黏膜不同程度的增厚、窦腔密度增高或息肉影，如窦内积聚脓性分泌物，则可见液平面。但由于其伪影过多，现多不提倡使用。

2. CT检查

是诊断鼻窦炎最直接和准确的方法之一，可以显示病变鼻窦的位置、范围、解剖学致病因素、鼻腔鼻窦黏膜病变程度。

3. MRI检查

虽能准确地观察鼻窦内软组织占位性病变的范围、程度及与周围肌肉、血管等组织的解剖关系，但不能准确显示解剖学骨性标志和变异，因此在鼻窦炎诊断和指导手术治疗中应用价值不大，临床上仅仅用于鉴别是否伴有鼻腔和鼻窦肿瘤时使用。

4. 诊断

（1）详细询问病史：包括病程时间、起病缓急、病情特征和发病频率等。

（2）临床表现：多数患者出现的典型症状为鼻塞、流脓涕、头痛或局部痛，伴或不伴一定程度的嗅觉障碍。须了解症状持续时间，鼻塞的性质及程度，脓涕的多少、颜色、有无异味，头痛部位，疼痛时间等。

（3）辅助检查：鼻科常规检查（包括前、后鼻镜检查）、体位引流、鼻内镜检查、CT 检查等均可提供诊断依据。

5. 临床类型

Ⅰ型：不伴鼻息肉的慢性鼻窦炎。

Ⅱ型：伴有鼻息肉的慢性鼻窦炎。

6. 鉴别诊断

（1）急性鼻炎及鼻窦炎：病程较慢性鼻窦炎短，头痛、鼻塞等症状更明显、严重，并常伴有其他上呼吸道急性感染症状及体征，如四肢酸痛、周身不适、发热、咽痛、扁桃体肿大、咽后壁充血及大量滤泡等。

（2）慢性鼻炎：鼻腔内的分泌物较慢性鼻窦炎少，以黏液性分泌物为主，且中鼻道未见黏液、脓性分泌物，未见中鼻道黏膜水肿和息肉样变性。

（3）变应性鼻炎：常有明显的过敏病史和（或）家族史，以鼻痒、阵发性喷嚏，水样分泌物等症状为主，鼻黏膜水肿、苍白，中鼻道一般无分泌物和黏膜水肿。但若需确诊，还应进一步行变态反应相关的检查，如变应原皮肤试验、特异性 IgE 测定等。

（4）真菌性鼻—鼻窦炎：可出现于长期使用抗生素、糖皮质激素、免疫抑制剂或接受放疗等患者，或出现于患有慢性消耗性疾病，如糖尿病及其他可致机体免疫力下降的疾病的患者，也可见于正常人。鼻窦 CT 大多表现为单窦发病，窦壁骨质增生，窦内密度不均匀钙化斑。组织病理学检查、真菌培养等可以鉴别。

四、治疗

1. 治疗原则

控制感染和变态反应因素导致的鼻腔鼻窦黏膜炎症。改善鼻腔鼻窦的通气、引流。病变轻及不伴有解剖畸形者，可采用药物治疗（包括全身和局部药物治疗）；如果药物治疗无效，或者伴有导致窦口鼻道复合体和嗅裂阻塞明显的解剖异常以及鼻道息肉，则应采用综合治疗的手段，包括内科和外科措施。

2. 治疗方案

（1）全身治疗：全身用药常用抗生素、口服糖皮质激素。

抗生素：对于明确感染性病因或并发有感染因素的慢性鼻窦炎，应使用足量、足疗程的抗生素；选用抗生素最好的原则是依据鼻内分泌物细菌培养和药敏试验结果而定，而在未得到确切的检验依据前，可选用针对化脓性球菌或杆菌有效的抗生素，也可适当加用抗厌氧菌类药物。最终根据鼻腔分泌物量、色泽来确定疗程。一般认为在脓性分泌物消退后再用药 1 周较为合适，慢性鼻窦炎的抗生素使用疗程不超过 3 周。

口服糖皮质激素：不作为常规用药，可辅助控制鼻腔鼻窦黏膜炎症，其主要作用为抗炎、抗水肿。如必须使用，应充分了解禁忌证，包括精神性疾患、胃溃疡、活动性肺结核、青光眼等，应根据病情及时调整其用量。

（2）局部治疗：局部使用糖皮质激素是目前治疗慢性鼻窦炎的一线用药。局部糖皮质激素具有强大的抗炎、抗水肿效应，无论病因是感染性还是变态反应性，病变程度及范围大小，是否伴有鼻息肉，术前还是术后，局部糖皮质激素都可作为主要用药；常规应用糖皮质激素喷雾治疗，以控制鼻—鼻窦黏膜的炎症及水肿，最终达到改善鼻腔通气和引流的目的。局部激素与抗生素联合使用可缩短病程和延长再发时间。使用时间在 3 个月以上，功能性内窥镜鼻窦手术（FESS）术后使用时间在鼻窦黏膜上皮化后，或者患者症状消失后继续使用 1 ~ 2 个月。

上颌窦穿刺冲洗：在急性上颌窦炎无并发症、全身症状消退、局部炎症基本控制且化脓性病变已局限化时，可行上颌窦穿刺冲洗法。根据症状确定冲洗次数，一般每周 1 ~ 2 次，冲洗至再无脓液冲出；每次用温无菌生理盐水冲洗后，可向窦内适当注入抗生素或抗厌氧菌类药，以达到局部抗炎的效果，目前并不推荐使用上颌窦冲洗术治疗慢性鼻——鼻窦炎。

鼻内镜下吸引：在鼻内镜的直视下，能更清楚地观察到脓性分泌物的来源、色泽及黏稠度等，用吸管吸除鼻道内的分泌物，观察窦口是否有阻塞、黏膜是否水肿及窦内黏膜的病变程度。特别适合 FESS 术后鼻窦处理。

五、术后观察及处理

术后搬动患者时避免剧烈改变体位，导致体位性降压；还应及时补充血容量，护理患者直至清醒，反应灵敏，通气良好，给予氧气吸入。

出血少者，术腔仅填塞少许可溶性的止血物，如明胶海绵、Rhino 鼻腔填塞条等。出血多的可轻压膨胀海绵，24 ~ 48h 取出。术后口服抗生素 5 ~ 8d，也可于术腔内置抗生素，适时、适量应用糖皮质激素鼻内气雾剂以减轻术腔炎症及黏膜水肿，防止复发。鼻腔及鼻窦手术后 2d 内要做创面处理，去除创面的黏液结痂，术后 5 ~ 7d 开始给予冲洗鼻腔，冲洗液可用温生理盐水或具有抗炎成分的中药制剂。术后 7 ~ 14d 行鼻内镜清理术腔，主要是保持造窦口的通畅，及时将窦口周围的血痂、分泌物去除，保证其引流通畅。

六、疗效判断及处理

治愈：症状消失，内镜检查窦口开放良好，窦腔黏膜上皮化，无脓性分泌物。好转：症状明显改善，内镜检查见窦腔黏膜部分区域水肿、肥厚或肉芽组织形成，有少量脓性分泌物。无效：症状无改善，内镜检查见术腔粘连，窦口狭窄或闭锁，息肉形成，有脓性分泌物。

应保证近期随访不少于 6 个月，远期随访 1 年以上。

七、出院随访

出院时带药，目前多数带 3 个月量的小剂量大环内酯类抗生素、鼻用类固醇、黏液促排剂和某些中成药；术后 1 个月内 1～2 周行鼻内镜复查，此后 1 年内每月定期内镜检查；定期门诊复查与取药；出院后应注意定期行鼻腔冲洗，戒烟、戒酒，遵从医嘱用药，生活规律。

第十一章　鼻及鼻窦囊肿

第一节　鼻前庭囊肿

一、病因

1. 腺体潴留学说

鼻腔底部的黏膜黏液腺的腺管阻塞，致腺体分泌物潴留，形成囊肿。

2. 面裂学说

胚胎发育期面部各突起交界处有残留的胚性上皮组织发展成囊肿，又称面裂囊肿，最具代表性的就是鼻前庭囊肿，其他还有球颌突囊肿、鼻腭囊肿、正中囊肿。

二、病理

囊肿多呈圆形，大小不一，邻近骨质被压迫吸收形成凹陷。囊肿外壁由含有弹性纤维和网状血管的结缔组织构成，坚韧而有弹性。囊壁内衬为纤毛柱状上皮、立方上皮或扁平上皮，含有丰富的杯状细胞。囊液呈棕黄色，可为黏液性或浆液性。如发生感染，囊液为脓性，囊壁有炎症细胞浸润。

三、临床表现

囊肿生长缓慢，早期常无症状，随囊肿增大，出现鼻翼处及鼻孔内隆起，同侧鼻塞，鼻内及上唇发胀，偶见上颌部及额部反射性疼痛。若并发感染，囊肿迅速增大，局部疼痛加重，严重者伴鼻唇部红肿隆起。

四、诊断

1. 局部检查

一侧鼻前庭、鼻翼下方、梨状孔外侧部圆形隆起，如囊肿较大，可在上唇和口腔前庭引起隆起，质软、有波动感，一般无触痛。穿刺抽出液体可明确诊断。穿刺抽吸后囊肿缩小，但不久又复隆起。

2. 影像学检查

X 线平片或 CT 平扫显示梨状孔底部低密度圆形、椭圆形阴影，边缘清楚光滑，无上列牙病变。

五、治疗

囊肿较大致鼻面畸形，引起鼻塞或发生感染者，应手术切除。

1. 唇龈沟进路

囊肿隆起部唇龈沟或沟上方横切口，剥离囊肿，以彻底切除囊肿壁为原则。术后鼻腔填塞及鼻唇沟周纱球压迫术腔。

2. 鼻前庭囊肿揭盖术

适用于主要向鼻内生长的囊肿。在前鼻镜或鼻内镜下，切除囊肿顶壁，使囊肿开口于鼻腔底。要注意防止开窗口闭合导致复发。

第二节 鼻窦囊肿

一、病因

鼻窦黏液囊肿发生为多因素综合所致。各种原因导致的鼻窦自然口阻塞，使鼻腔内分泌物不能排出。同时，鼻窦黏膜的炎性病变，也可因变应性因素所致的黏膜水肿，产生大量的渗出液逐渐充满窦腔进而压迫鼻窦骨壁变薄吸收，囊肿向周围扩展产生畸形。目前认为，骨壁内破骨细胞被前列腺素等物质激活，同时淋巴细胞产生破骨细胞激活因子（OAF），前列腺素 PGF 和 PGE 对骨质吸收起很大作用，这也是囊肿破坏周围骨壁的原因。

鼻窦黏膜囊肿的病因有两种：①黏膜内黏液腺阻塞，腺体内分泌物潴留在黏膜下形成囊肿，又称黏液潴留囊肿，囊壁为黏液腺管上皮，囊液为黏液；②黏膜炎症或变态反应，毛细血管渗出的浆液潴留于黏膜下层结缔组织内，逐渐膨大，形成囊肿，又称鼻窦浆液性囊肿，囊壁为有炎症改变的鼻窦黏膜，囊液为半透明的草黄色或姜黄色易凝结液体。

二、病理

鼻窦黏膜多呈水肿和囊肿性变化，黏膜上皮化生，黏膜下炎症细胞浸润，囊内液体为黏液，呈淡黄、黄绿或棕褐色，多含有胆固醇结晶，如有感染，为脓性分泌物。

三、临床表现

鼻窦囊肿生长缓慢，局限在窦内时可无任何不适或仅有头痛。若囊肿增大压迫和破坏鼻窦骨壁，侵入眶内或颅内，则出现相应症状。鼻窦骨壁一经破坏，囊肿即发展迅速，若继发感染演变成脓囊肿则症状加重。

1. 眼部症状

囊肿侵犯眶内可致眼球移位，筛窦囊肿眼球向外移位，额窦囊肿眼球向外下方移位，蝶窦囊肿眼球突出，还可出现流泪、复视、头痛、眼痛等。囊肿压迫视神经及眶上裂，可造成第Ⅱ～Ⅵ对脑神经功能障碍，出现视力减退甚至全盲，眼肌麻痹、眼部感觉障碍和疼痛等症状，即眶尖综合征。

2. 面部症状

囊肿增大可出现前额眶顶（额窦囊肿）、内眦（筛窦囊肿）或面颊（上颌窦囊肿）等处隆起。表面皮肤正常，可触及乒乓球感或蛋壳感，若骨质吸收、消失，可触及波动感。

3. 鼻部症状

自发性间歇性鼻溢液，为囊肿自行破溃囊液经鼻窦口流出所致。较大的囊肿可出现鼻塞、嗅觉减退。鼻内镜检查：筛窦囊肿使筛泡或中鼻道向下膨隆，额窦囊肿鼻顶下塌，蝶窦囊肿嗅沟饱满，上颌窦囊肿鼻腔外侧壁向内移位，面部膨隆，硬腭下塌，表面黏膜正常。

四、诊断

根据病史、临床表现、影像学检查等较容易诊断，在局部膨隆处穿刺有棕色或灰色黏液即可确诊。CT检查对囊肿的诊断和定位起重要作用，为鼻内镜手术治疗提供参考。影像学检查显示肿物呈圆形，密度均匀，边缘光滑，邻近骨质有压迫吸收现象，有菲薄的骨壳，可显示侵入眶内及颅内情况。应与肿瘤、脑膜脑膨出、垂体瘤、脑膜瘤等鉴别。

五、治疗

诊断明确后，手术是唯一的治疗方法。无症状的小囊肿可以先观察，暂不处理。治疗原则是建立囊肿与鼻腔永久性通路，以利引流，防止复发。手术方法：对较大的额筛囊肿侵入颅内或眶内有分隔者，以往采用鼻外进路手术。目前首选鼻内镜鼻内进路手术，保留部分黏液囊肿的囊壁，以免损伤邻近的重要结构，出现严重的并发症。尽可能扩大造瘘口，建立永久通道即可。

大多数并发症如鼻、眼、面和脑部症状，在囊肿手术后便可以逐渐治愈或改善，部分需要配合药物治疗。对于脑脊液鼻漏、眶尖综合征则需进一步行手术治疗。

第三节　上颌窦牙源性囊肿

一、病因

牙源性囊肿包括发育性和炎症性。

1. 含牙囊肿

含牙囊肿又称滤泡囊肿，与牙齿发育缺陷有关。常发现有未长出的恒齿或额外齿。发生于牙冠或牙根形成之后，环绕未萌出的牙冠且附着于牙颈部的囊肿，可来自1个牙胚（含

1个牙），也有来自多个牙胚（含多个牙）。

2. 根尖周囊肿

起因于牙根感染、牙髓坏死而形成的根尖肉芽肿或囊肿，慢性炎症的刺激引起牙周腔上皮增生长入其内形成囊肿。

二、病理

1. 含牙囊肿

停留在牙槽骨中的、未萌出的牙可刺激造釉细胞增殖和分泌，在缩余釉上皮与牙冠面之间出现液体渗出而形成含牙囊肿。囊壁为纤维组织，上皮为扁平或矮立方上皮，囊液为棕黄色液体，含胆固醇结晶及脱落上皮，囊肿生长缓慢，增大的囊肿可压迫骨质吸收变薄。

2. 根尖周囊肿

病牙根尖突入囊肿腔内，囊壁为鳞状上皮，有时为柱状上皮。囊液为黄色浆液性、黏液性液体，含有胆固醇结晶。

三、临床表现

牙源性囊肿多发生于青壮年，生长缓慢。初期无自觉症状，当囊肿长大时，骨质逐渐向周围膨胀，则形成面颊部隆起畸形、鼻腔堵塞，上颌窦内巨大的囊肿可使眼球向上移位及视力障碍等。含牙囊肿多发生在下颌骨第3磨牙，若发生在上颌骨者，多见于单尖牙、前磨牙或切牙。根尖周囊肿较含牙囊肿小，多发生于上颌切牙、尖牙和前磨牙根的唇面，较大的囊肿出现面颊膨隆、麻木、酸胀，囊肿如有感染，则出现胀痛、发热、全身不适等。

四、诊断

可根据病史及临床表现进行诊断，包括面颊隆起及鼻腔外壁向内推移，囊肿前骨壁较薄，叩诊可有乒乓球或蛋壳感，口腔检查常发现有缺牙（上列牙数不足）或龋齿、残根或死髓牙。穿刺是一种比较可靠的诊断方法，穿刺液呈黄色，显微镜下可见胆固醇结晶体。含牙囊肿CT表现多为单房卵圆形，囊壁薄，周围骨硬化缘光整。囊腔呈均一低密度。囊内有时可包含发育不同阶段的牙，囊腔通常连于牙冠与牙根交界处。根尖周囊肿示病牙根尖部圆形囊影，周围骨质有吸收现象。残余囊肿为致病牙去除后，该部位发生的囊肿，在拔牙后牙槽窝下方颌骨内出现囊状影，边缘有硬化带。

五、治疗

采用外科手术摘除，如伴有感染，先用抗菌药物控制炎症后再行手术治疗。小的囊肿采用唇龈沟进路切除。突入上颌窦较大的囊肿，传统的手术方法采取柯—陆式进路，将囊肿全部切除。近年来多采用鼻内镜手术，经下鼻道或中鼻道开窗，将囊肿及病牙切除，同时尽可能保留上颌窦正常黏膜。对于根尖周囊肿，清除囊壁后若病牙尚稳固，有保留的可能，在术后行根尖切除或根管治疗，可避免囊肿复发。

第四篇　咽科学

第十二章　咽炎

第一节　急性咽炎

一、病因

1. 病毒感染

近 50% 的病例由病毒感染引起，以柯萨奇病毒、腺病毒、副流感病毒多见，鼻病毒及流感病毒引起者次之，病毒多通过飞沫和密切接触而传染。

2. 细菌感染

以溶血性链球菌、葡萄球菌及肺炎链球菌多见，其中以乙型链球菌感染者最严重，目前认为这是最重要的感染菌株，有导致远处器官化脓性病变的可能，称为急性脓毒性咽炎。

3. 环境因素

主要指物理化学因素，如高温、粉尘、烟雾、刺激性气体等持续刺激均可引起本病。

本病的常见诱因为全身抵抗力下降，如过度疲劳、体质虚弱、全身慢性疾病者或鼻、咽部慢性炎性疾病者。

二、病理

咽黏膜血管扩张及浆液渗出，黏膜下血管及黏液腺周围有中性粒细胞及淋巴细胞浸润，黏液腺分泌物增多，黏膜肿胀增厚。病变较重者，淋巴滤泡肿大，可伴有化脓，颌下淋巴结常肿大。

三、临床表现

一般起病较急，初起时咽部干燥、灼热、咽痛。咽痛特点为空咽时较进食时明显，并可放射至耳部及颈部。全身症状一般较轻，但因年龄、免疫力以及病毒、细菌毒力不同而程度不一，可有发热、头痛、食欲不振和四肢酸痛等。若无并发症者，病程一般1周左右。

四、检查

口咽部黏膜呈急性弥漫性充血，色鲜红。腭弓、软腭、悬雍垂充血水肿，咽后壁淋巴滤泡肿大，中央表面可见黄白色点状渗出物。咽侧索可见红肿。病变严重者，可向下蔓延累及会厌及杓会厌壁，发生水肿，可有颌下淋巴结肿大，并伴有压痛。

实验室检查：病毒感染者，白细胞总数可正常，但淋巴细胞分类多有增高；细菌感染者，白细胞总数可增高，并有中性粒细胞增多。

五、诊断

根据病史、症状及体征，本病诊断不难。对儿童患者，应注意与某些急性传染病（如麻疹、猩红热、流感等）相鉴别。可行咽部细菌培养和抗体测定，以明确病因。此外，如见口腔、咽部出现假膜坏死、溃疡坏死等，应行血液学及全身检查，以排除血液病性咽峡炎及咽部特异性感染。

第二节 慢性咽炎

一、病因

1. 局部因素

（1）急性咽炎反复发作迁延而致慢性咽炎。

（2）邻近器官炎症影响，如各种鼻病及呼吸道慢性炎症，长期张口呼吸及炎性分泌物反复刺激咽部，或受慢性扁桃体炎、牙周炎等影响。

（3）反流性食管炎引发本病也越来越受到临床上的重视。

（4）长期烟酒过度、粉尘、有害气体的刺激及辛辣食物等都可引起本病。

（5）职业因素，主要多发于嗓音工作者，如教师、演员等。因长期说话和演唱，可刺激咽部，引起慢性充血而致病。

（6）病原微生物感染，部分慢性咽炎患者咽分泌物中出现细菌学异常或病原体感染微生物在慢性咽炎的发病中起着不容忽视的作用。

2. 全身因素

贫血、消化不良、下呼吸道慢性炎症、心血管疾病、内分泌功能紊乱、消化不良、便秘、维生素缺乏及免疫功能低下等也可引发本病。另外，心理因素和精神状态也是慢性咽炎的重要诱因，在患者紧张或焦虑时症状常加重。

二、病理

1. 慢性单纯性咽炎

慢性单纯性咽炎最常见，病变主要在咽黏膜层，表现为黏膜慢性充血、黏膜鳞状上皮层增厚、上皮下层小血管增多，其血管周围有较多淋巴细胞浸润，黏液腺肥大，黏液分泌亢进。

2. 慢性肥厚性咽炎

慢性肥厚性咽炎较多见，黏膜慢性充血增厚，黏膜下有广泛的结缔组织及淋巴组织增生，黏液腺周围淋巴组织增生，咽后壁形成多个颗粒状隆起。咽侧索淋巴组织增生肥厚，呈条索状改变。

3. 萎缩性咽炎与干燥性咽炎

萎缩性咽炎与干燥性咽炎临床较少见，病因不明，常伴有萎缩性鼻炎，主要病理变化为黏膜萎缩变薄、腺体分泌减少。

4. 慢性变应性咽炎

慢性变应性咽炎是以 T 淋巴细胞、嗜酸性粒细胞浸润为主要特征的变态反应性炎症，表现为咽部黏膜水肿、血管扩张、肥大细胞在黏膜乃至上皮细胞间质增生。

三、临床表现

一般无明显全身症状。主要表现为咽部不适感，如异物感、发痒、发胀、灼热感、干燥感或微痛感等。上述症状因人而异，轻重不一，常反复发作。患者因常有黏稠分泌物附着于咽后壁，晨起时出现刺激性咳嗽，伴恶心，严重者可引起作呕感，无痰或仅有颗粒状藕粉样分泌物咳出。萎缩性咽炎患者常自觉咽干明显，有时可咳出带臭味的痂皮样痰块。变应性咽炎者除表现为咽部有紧缩感、发痒、刺激性干咳等症状外，还可伴有鼻痒、打喷嚏、鼻塞等鼻部变态反应性症状和喉水肿等喉部变态反应性症状。

四、辅助检查

1. 慢性单纯性咽炎

黏膜弥漫性充血，血管扩张，呈暗红色，咽后壁有散在的淋巴滤泡，常有少量黏稠分泌物附着在黏膜表面。

2. 慢性肥厚性咽炎

黏膜充血增厚，咽后壁淋巴滤泡显著增生，可表现为多个散在突起或融合成片状；腭弓及软腭边缘肿胀、肥厚；咽侧充血、肥厚，呈条索状，咽腔似较狭小。

3. 萎缩性咽炎与干燥性咽炎

咽腔明显扩大，黏膜干燥，萎缩变薄，色苍白、发亮，咽部运动时黏膜可出现皱纹状，甚至隐约可见颈椎椎体轮廓；常附有黏稠分泌物或带臭味的黄褐色痂皮。

4. 慢性变应性咽炎

咽黏膜广泛水肿，颜色较淡，水样分泌物增多。皮肤变应原试验、总 IgE 和血清特性 IgE 检测等可出现阳性反应。

五、诊断

根据病史及辅助检查，本病容易诊断。但应注意，必须详细询问病史，全面仔细检查鼻、咽、喉、气管、食管、胃、颈部乃至全身的隐匿病变，以免误诊，特别要警惕早期恶性肿瘤，尤其早期的下咽癌及食管癌，症状常仅表现为咽异物感。在排除这些病变之前，不应轻易诊断为慢性咽炎。如为慢性萎缩性咽炎，应注意排除干燥综合征。

六、治疗

1. 一般治疗

坚持户外活动，增强机体抵抗力；戒断烟、酒等不良嗜好，保持室内空气清新，避免粉尘及有害气体刺激；同时注意加强患者的心理疏导。

2. 病因治疗

积极治疗各种相关性疾病，如鼻—鼻窦炎、气管和支气管炎、扁桃体炎等慢性炎症及其他全身性疾病；针对反流性食管炎，可采用 H_2 受体拮抗剂、质子泵抑制剂、促进胃动力的药物等。萎缩性咽炎与干燥性咽炎可服用维生素 A、B 族维生素、维生素 C、维生素 E，以促进黏膜上皮生长。如为变应性因素，要尽量避免接触变应原，全身可应用抗组胺药物、糖皮质激素、免疫调节剂等。

第十三章 扁桃体炎

第一节 急性扁桃体炎

一、病因

乙型溶血性链球菌为本病的主要致病菌，葡萄球菌、肺炎链球菌、流感杆菌及腺病毒或鼻病毒、单纯性疱疹病毒等也可引起本病。近年来，厌氧菌及革兰阴性杆菌感染有上升趋势。

病原体可来自于外界，也可存在于正常人咽部及扁桃体隐窝内，当人体抵抗力由于受凉、潮湿、过度劳累、烟酒过度、有害气体刺激而骤然降低时，病原体大量繁殖，毒素破坏隐窝上皮，细菌侵入其实质而发生炎症。

二、病理

1.急性卡他性扁桃体炎

多为病毒引起。炎症仅局限于黏膜表面，表现为黏膜充血，无明显渗出物，隐窝内及扁桃体实质无明显炎症改变。

2.急性滤泡性扁桃体炎

炎症侵及扁桃体实质内的淋巴滤泡，引起充血、肿胀甚至化脓。隐窝口之间的黏膜下可呈现多个黄白色斑点。

3.急性隐窝性扁桃体炎

扁桃体充血、肿胀。隐窝内充塞由脱落上皮、纤维蛋白、脓细胞、细菌等组成的渗出物，自隐窝口排出。有时渗出物连成一片，形似假膜，易于拭去。

三、临床表现

临床上将急性扁桃体炎分为两类，即急性卡他性扁桃体炎及急性化脓性扁桃体炎，后者包括急性滤泡性扁桃体炎和急性隐窝性扁桃体炎。扁桃体炎的症状大致相似，其中急性卡他性扁桃体炎的全身症状及局部症状均较轻。

1.全身症状

多见于急性化脓性扁桃体炎。起病急，可有畏寒、高热、头痛、食欲下降、乏力、全身不适、便秘等，小儿可因高热而引起抽搐、呕吐及昏睡。

2. 局部症状

主要症状为剧烈咽痛，吞咽尤甚，常放射至耳部。因下颌下淋巴结肿大，有时感到转头不便。如为葡萄球菌感染者，扁桃体肿大较显著，幼儿患者还可引起呼吸困难。

四、治疗

1. 一般疗法

因本病具有传染性，要对患者适当隔离。卧床休息，进流质饮食，多饮水，加强营养及疏通大便。咽痛较剧烈或高热时，可口服解热镇痛药。

2. 抗生素应用

首选青霉素类药物，也可选用头孢类药物，若治疗 2 ~ 3d 后病情无好转，须改用高效广谱类抗生素。如有条件者，确定致病菌后，根据药敏试验选择抗生素。此外，在控制炎症的基础上，为改善症状，可酌情使用糖皮质激素。

第二节 慢性扁桃体炎

一、病因

（1）病原菌多为链球菌和葡萄球菌。
（2）继发于猩红热、流行性感冒、麻疹等急性传染病。
（3）继发于邻近病灶鼻腔、鼻窦感染等。

二、病理

1. 增生型

因炎症反复刺激，腺体淋巴组织与结缔组织增生，腺体肥大，突出于腭弓之外。

2. 纤维型

腺体淋巴组织和滤泡变性萎缩，为纤维组织所取代而形成瘢痕收缩，腺体小而硬，常与周围组织粘连。病灶感染多为此型。

3. 隐窝型

腺体隐窝内有大量脱落上皮细胞、淋巴细胞、白细胞及细菌堆集，形成脓栓，或隐窝咽炎症瘢痕粘连受阻，隐窝扩张形成小脓肿、小囊肿，成为慢性感染灶。

三、临床表现

1. 局部症状

反复急性炎症发作史是其主要特点。平时可有咽内发干、发痒、异物感、刺激性咳嗽、口臭等轻微症状。小儿扁桃体过度肥大，可能出现呼吸、吞咽或言语共鸣障碍。

2. 全身症状

隐窝脓栓不断排出及被咽下，刺激胃肠道，或隐窝内细菌、毒素等被吸收，导致消化不良、头痛、乏力、低热等。

四、诊断

根据急性扁桃体炎反复发作病史，结合局部体征，容易诊断，但应注意扁桃体的大小并不能作为诊断依据。

五、鉴别诊断

1. 扁桃体生理性肥大

小儿和青少年多见，无自觉症状，扁桃体光滑、色淡，与周围组织无粘连，触之柔软，隐窝口无分泌物潴留。无反复急性炎症发作病史。

2. 扁桃体角化症

常被误诊。角化症为隐窝口上皮过度角化而出现白色角样物，触之坚硬，不易擦拭掉，类似角化物也可见于咽后壁和舌根等处。

3. 扁桃体肿瘤

一侧扁桃体迅速增大或伴有溃疡时，应考虑肿瘤的可能，病理检查可确诊。

六、治疗

（1）抗菌药物：可选用青霉素类药物，也可选用头孢类药物。

（2）免疫疗法：使用有脱敏作用的细菌制品，如用链球菌变应原和疫苗进行脱敏；使用各种增强免疫力的药物，如注射胎盘球蛋白、转移因子等。

（3）局部治疗：扁桃体局部涂药、隐窝灌洗。

第三节　扁桃体切除术

一、适应证

扁桃体是重要的免疫器官，对机体有重要的保护作用，因此，切除扁桃体必须严格掌握适应证。

（1）慢性扁桃体炎反复急性发作或曾并发过扁桃体周围脓肿。

（2）扁桃体过度肥大，引起吞咽、呼吸及发声功能障碍。

（3）病灶扁桃体是引起其他脏器病变的病灶，或与邻近器官的病变有关联。

（4）白喉带菌或扁桃体角化症者，经保守治疗无效时。

（5）各种扁桃体良性肿瘤，可连同扁桃体一并切除；对恶性肿瘤则应慎重。

（6）不明原因的长期低热，同时扁桃体存在慢性炎症者。

（7）作为经口径路行茎突截短术的前驱手术。

二、禁忌证

（1）急性炎症期一般不施行手术，宜在炎症消退后2～3周后手术，但扁桃体周围脓肿时可行扁桃体切除手术，且手术变得容易。

（2）造血系统疾病及有凝血机制障碍者，一般不宜手术。

（3）严重的心、肺、肝、肾疾病，病情未控制时不宜手术。

（4）在脊髓灰质炎及流感等呼吸道传染病流行季节或流行地区；其他急性传染病流行时或患有上呼吸道感染疾病期间，不宜手术。

（5）妇女月经期前和月经期、妊娠期，不宜手术。

（6）患者家族中免疫球蛋白缺乏或自身免疫病发病率高，白细胞计数特别低者，不宜手术。

三、手术方法

1. 扁桃体剥离术

扁桃体剥离术为常用方法，可在局部麻醉或全身麻醉下进行手术。麻醉后，先用扁桃体钳牵拉扁桃体，用弯刀切开腭舌弓游离缘及腭咽弓部分黏膜，再用剥离器分离出扁桃体包膜，沿包膜自上而下游离扁桃体，最后用圈套器绞断其下极的根蒂，扁桃体即被完整切除，然后予以创面止血。

2. 扁桃体挤切术

为了避免局部麻醉或无麻醉状态下进行手术对儿童造成精神伤害，宜在全身麻醉下进行，手术者持挤切刀从扁桃体下极套入，再转动刀环，将扁桃体后面及上极套进后，以另一手拇指将扁桃体全部压入环内。随即收紧刀柄，以迅速、果断、有力的扭转拽拔动作，摘下扁桃体，创面止血。手术过程中术者动作应一气呵成。

四、术后处理

1. 术后体位

全身麻醉者未清醒前应采用半俯卧位；局部麻醉者取平卧或半坐位。

2. 饮食

术后4h进冷流质饮食，次日改用半流质饮食。

3. 注意出血

患者应随时将口内唾液吐出，不要咽下。唾液中混有血丝时，不必介意，如持续口吐鲜血或全身麻醉儿童不断出现吞咽动作者，应立即检查，及时止血。

4. 创口白膜形成

术后第 2 日扁桃体窝出现一层白色假膜，是正常反应，对创面有保护作用。如假膜变黑或污秽，则表明有感染。一般假膜在 1 周左右自行脱落。

5. 创口疼痛

术后 24h 较为明显，适当应用镇静、止痛药，颈部冰敷或口含冰块可减轻疼痛。

第十四章　腺样体疾病

第一节　急性腺样体炎

一、病因

急性腺样体炎多因细菌或病毒感染所致，鼻及鼻窦的炎症也可循其黏膜累及腺样体。

二、临床表现

1. 全身症状

患儿常突发高热，体温可达40℃。鼻咽部隐痛、头痛、全身不适。鼻咽分泌物常被患儿咽入胃中，引起胃肠活动障碍，可导致厌食、呕吐、消化不良等。儿童可出现夜惊、多梦、反应迟钝、注意力不集中等。成人多表现为鼻咽干燥感、异物感等。

2. 局部症状

（1）耳部症状：腺样体肥大或咽鼓管口淋巴组织增生均可堵塞咽鼓管咽口，引起该侧的分泌性中耳炎，出现传导性耳聋及耳鸣症状。有时可引起化脓性中耳炎。耳部症状有时可为腺样体肥大的首发症状。

（2）鼻部症状：肥大的腺样体及黏脓性分泌物可堵塞后鼻孔，分泌物还可积于鼻腔内，且不易擤出，故常合并鼻炎及鼻窦炎而出现鼻塞、流鼻涕症状，并可有张口呼吸、哺乳困难、讲话有闭塞性鼻音及睡眠时打鼾等症状。

（3）咽喉部及下呼吸道症状：如并发咽炎，则有吞咽痛，受分泌物的刺激出现阵咳；下颌角淋巴结可肿大。

三、检查

使用小儿型纤维鼻咽镜或鼻内镜检查，可见腺样体充血肿大，表面覆有渗出物。鼻腔和口咽有不同程度的急性炎症，咽后壁有分泌物附着。

四、治疗

患儿应卧床休息，多饮水，高热时可及时使用退热剂；症状较重者选用足量抗生素，以控制感染，防止并发症的发生。局部用0.5%～1.0%麻黄碱生理盐水滴鼻。一经确诊，应尽早行腺样体切除术。

第二节　腺样体肥大

一、病因

鼻咽部及其毗邻部位或腺样体自身的炎症反复刺激，促使腺样体发生病理性增生。

二、临床表现

1. 局部症状

（1）耳部症状：咽鼓管咽口受阻，将并发分泌性中耳炎，导致听力减退和耳鸣，有时可引起化脓性中耳炎。

（2）鼻部症状：常并发鼻炎、鼻窦炎，有鼻塞及流涕等症状。说话时带闭塞性鼻音，睡时发出鼾声。严重者可引起阻塞性睡眠呼吸暂停低通气综合征。腺样体肥大是儿童阻塞性睡眠呼吸暂停低通气综合征最常见的病因之一。鼾声过大和睡眠时憋气为两大主要症状，睡眠时张口呼吸、汗多、晨起头痛、白天嗜睡、学习困难等也是常见的症状。

2. 全身症状

主要为慢性中毒性及反射性神经症状，患儿表现为厌食、呕吐、消化不良，继而营养不良。因呼吸不畅、肺扩张不足，可导致胸廓畸形。夜间呼吸不畅，会使儿童长期处于缺氧状态，内分泌功能紊乱，引起生长发育障碍。患儿长期用口呼吸，鼻子不通气，易造成头部缺血、缺氧，出现精神萎靡、头痛、头晕、记忆力下降、反应迟钝等。

三、检查

患儿张口呼吸，有时可见典型的腺样体面容。

口咽检查：见硬腭高而窄，咽后壁见黏性分泌物从鼻咽部流下，多伴有腭扁桃体肥大。

前鼻镜检查：鼻腔内有大量的分泌物，黏膜肿胀。

四、治疗

1. 一般治疗

注意营养，预防感冒，提高机体免疫力，积极治疗原发病。随着患儿年龄的增长，腺样体将逐渐萎缩，病情可能得到缓解或症状完全消失。

2. 药物治疗

患儿常伴有鼻炎、鼻窦炎，经过恰当的治疗，如鼻喷糠酸莫米松鼻喷雾剂及适当滴用稀释的麻黄碱，鼻腔通气好转，临床症状可以减轻。

3. 手术治疗

若保守治疗无效，应尽早行腺样体切除术。手术前应仔细检查，排除禁忌证（与扁桃体手术相同）。手术常同扁桃体切除术一并施行，若扁桃体无明确的手术适应证，也可单独切除腺样体。

第十五章　咽部间隙脓肿

第一节　扁桃体周脓肿

一、病因与发病机制

扁桃体周脓肿常继发于急性扁桃体炎或慢性扁桃体炎急性发作。由于扁桃体隐窝，特别是扁桃体上隐窝被堵塞，引流不畅，感染向深层发展，穿透扁桃体被膜，侵入扁桃体周围间隙而引起。常见致病菌多为溶血性链球菌或金黄色葡萄球菌。

1. 临床表现

急性扁桃体炎发病 3d 后，发热仍持续或又加重，一侧咽痛加剧，吞咽时尤甚，致不敢吞咽，疼痛常向同侧耳部或牙齿放射。患者呈急性病容，表情痛苦，头倾向患侧，语言含糊不清，似口中含物，饮水自鼻腔反流。重症者因翼内肌受累而张口困难。患侧颈部疼痛。同侧下颌角淋巴结常肿大。

2. 检查与诊断

（1）症状：多继发于急性扁桃体炎后，发热、咽痛加重，严重者高热、寒战，全身出现中毒症状。一侧咽痛较扁桃体炎时加剧，周围炎症波及翼内肌时，出现张口困难。脓肿甚大者，可能引起上呼吸道梗阻。

（2）体征：在早期周围炎时，可见一侧腭舌弓显著充血。若局部明显隆起，甚至张口有障碍，表示脓肿已形成。属前上型者，可见患侧软腭及悬雍垂红肿，并向对侧偏斜，腭舌弓上方隆起。扁桃体被遮盖且被推向内下方。后上型者，患侧腭咽弓红肿，呈圆柱状，扁桃体被推向前下方。

（3）血常规检查：血白细胞及中性粒细胞汁数增多。

（4）穿刺抽脓：咽痛超过 4d；局部隆起明显及剧烈咽痛；隆起处穿刺有脓即可确诊。

二、治疗

1. 脓肿形成前的处理

按急性扁桃体炎处理，给予足量的抗生素控制炎症，并给予输液及对症处理。

2. 脓肿形成后的处理

（1）穿刺抽脓：可明确脓肿是否形成及脓肿部位。用 1% 丁卡因表面麻醉后，用粗针头于脓肿最隆起处刺入。穿刺时，应注意方位，不可刺入太深，以免误伤咽旁隙内的大血管。针进入脓腔即有脓液抽出。

（2）切开排脓：对前上型者，在脓肿最隆起处切开排脓。常规定位是从悬雍垂根部做一假想水平线，从腭舌弓游离缘下端做一假想垂直线，二线交点稍外即为适宜的切口处。切口长 1.0 ~ 1.5cm，切开黏膜及浅层组织后，用长弯血管钳插入切口扩张，充分排脓。对后上型者，则在腭咽弓处排脓。术后每日复查伤口，必要时可用血管钳再次撑开排脓。

第二节 咽后脓肿

一、病因与发病机制

1. 急性型

最常见为咽后淋巴结化脓，多发生于 3 岁以内的幼儿。由于婴幼儿咽后隙淋巴组织丰富，口、咽、鼻腔及鼻窦的感染可引起淋巴结炎，进而化脓，脓液蓄积在口咽后方咽后隙的一侧。此外，成人因咽后壁异物刺入或者外伤、手术等侵入性损害，均可引起咽后隙感染。致病菌与扁桃体周脓肿相似。

2. 慢性型

多见于成人，由颈椎结核引起。在椎体与椎前筋膜之间形成寒性脓肿。

二、临床表现

1. 急性型

起病急，发热、烦躁、咽痛拒食、吸奶时吐奶或奶汁反流入鼻腔，有时可吸入呼吸道，引起呛咳。说话及哭声含糊不清，如口中含物，常有不同程度的呼吸困难。如脓肿增大，压迫喉入口或并发喉炎，则呼吸困难加重。

2. 慢性型

多有结核病的全身症状，起病缓慢，无咽痛，多因脓肿大而出现咽部阻塞症状时方来就诊。

三、治疗

1. 急性咽后脓肿

一经确诊，须行切开排脓。患儿不需麻醉，成年患者喷用 1% 丁卡因即可。取仰卧头低位，用压舌板或直接喉镜压舌根，暴露口咽后壁，用尖刀在脓肿下部最低处做一纵向切口，并用血管钳扩大切口，排尽脓液并充分吸出。术中应准备好气管切开包、氧气、喉镜及插管等器械，以便在意外情况出现时使用。

术后使用抗生素控制感染。如脓液引流不畅，每日应扩张创口，排尽脓液，直至痊愈。

2. 结核性咽后脓肿

除抗结核治疗外，可在口内穿刺抽脓，脓腔内注入0.25g链霉素液，但不可在咽部切开。有颈椎结核者，宜与骨科医师共同处理，同时行颈外切开排脓。

第三节　咽旁脓肿

一、病因与发病机制

多因炎症、外伤、异物因素引起。急性扁桃体炎、扁桃体周脓肿、咽后脓肿及牙槽脓肿等邻近器官或组织化脓性炎症的扩散为最常见的致病因素，可直接侵入咽旁隙而发病。咽部外伤、手术、异物所引起的感染也可引起咽旁脓肿。

二、临床表现

1. 全身症状

发热、寒战、出汗、头痛及食欲不振。体温可呈持续性高热或脓毒血症的弛张热，严重时可呈衰竭状态。

2. 咽部症状

咽旁及颈侧剧烈疼痛，吞咽困难，语言不清，当炎症侵犯翼内肌时，出现张口困难。

三、检查与诊断

1. 全身检查

患者呈急性重病容，颈部僵直，活动受限。患侧颈部、颌下区肿胀，触之坚硬，压痛明显。如已形成脓肿，则局部变软且有波动感。

2. 咽部检查

可见患侧咽侧壁隆起、充血，扁桃体及腭弓被推向中线，但扁桃体本身无红肿。

3. 穿刺抽脓

在压痛最显著处作诊断性穿刺抽脓，以明确诊断。

四、治疗

1. 脓肿形成前

应全身使用广谱、足量、有效的抗生素及适量的糖皮质激素等药物治疗。

2. 脓肿形成后

立即行脓肿切开排脓，一般经颈外进路切开。局部麻醉下，以下颌角为中点，在胸锁乳突肌前缘做一纵切口，用血管钳钝性分离软组织，进入脓腔。排脓后置入引流条。术后继续抗感染治疗。

第十六章　咽部神经性疾病和感觉异常

第一节　运动性障碍

一、软腭瘫痪

1. 病因与发病机制

中枢性病变常见于肿瘤、出血或血栓形成、炎性病变等原因引起的延髓病变。周围性病变者则以多发性神经炎多见。

2. 临床表现

单侧软腭瘫痪可无临床症状，双侧者说话出现开放性鼻音；吞咽时，食物易逆行入鼻腔，偶可经咽鼓管流入中耳；患者不能做吸吮、吹哨或鼓气等动作。

3. 治疗

针对病因治疗。对周围性瘫痪者可用抗胆碱酯酶剂或神经兴奋剂，以及 B 族维生素治疗。

二、咽缩肌瘫痪

1. 病因与发病机制

咽缩肌瘫痪常与食管入口、食管和其他肌群的瘫痪同时出现。引起咽缩肌瘫痪的原因大多与引起软腭瘫痪的相同。该病常常出现在流行性脊髓灰质炎之后。

2. 临床表现

单侧咽缩肌瘫痪表现为吞咽不畅，有梗阻感，易发生呛咳。双侧咽缩肌瘫痪者，可出现明显的吞咽困难，并且易误吸食物入下呼吸道，导致吸入性气管炎、支气管炎或肺炎。

3. 治疗

应用改善微循环和营养末梢神经的药物，如尼莫通、脑复康、B 族维生素等，以促进神经恢复。食物宜做成稠厚糊状，以防止发生下呼吸道并发症。

第二节　感觉性障碍

一、咽感觉减退或缺失

1. 病因与发病机制

发生原因有中枢性和周围性两类。

2. 临床表现

口咽部的感觉缺失，患者多无明显症状。若累及下咽或喉部，进食或饮水时常被误咽入气管，引起反呛和咳嗽，并可发生吸入性支气管炎和肺炎。

3. 治疗

针对病因治疗。功能性疾病引起者，可酌情应用钙剂、维生素以及喉部理疗等。

二、舌咽神经痛

1. 病因与发病机制

病因与发病机制尚未完全明确，可能为神经脱髓鞘病变或肿瘤引起。

2. 临床表现

舌咽神经痛为发作性一侧咽部及扁桃体区疼痛，可放射至同侧舌和耳深部，疼痛为针刺样剧痛，持续数秒至数十秒。

3. 治疗

应用镇痛剂、镇静剂、表面麻醉剂均可减轻疼痛和缓解发作。口服卡马西平、苯妥英钠等也有止痛效果。保守治疗无效，可行舌咽神经切断术。

第十七章　咽肿瘤

第一节　鼻咽纤维血管瘤

一、病因与发病机制

该病病因不明。本病在病理上属良性，瘤体由胶原纤维及多核成纤维细胞组成网状基质，其间分布大量管壁薄且无弹性的血管，这种血管受损后极易出血。肿瘤常向邻近组织生长，常直接侵入周围组织及器官，甚至压迫、破坏颅底骨质，侵入颅内，引起一系列症状。反复大量出血又可致严重贫血，常危及患者生命。

二、临床表现

1. 鼻出血

阵发性鼻腔或口腔出血，出血可为鲜红色血液，常为患者的首诊主诉。初期出血为间断发生，逐渐发展为不易制止的大出血。由于反复多次大出血，患者常有不同程度的贫血。

2. 鼻塞

肿瘤堵塞后鼻孔或侵入鼻腔，引起鼻塞，常伴有流涕、闭塞性鼻音、嗅觉减退等。

3. 其他症状

肿瘤压迫咽鼓管，引起耳鸣、耳闭及听力下降。肿瘤侵入邻近结构则出现相应症状，如侵入眼眶，则出现眼球突出、视力下降；侵入翼腭窝、额隐窝引起面颊部隆起；侵入颅内，压迫神经，引起头痛及脑神经瘫痪。

三、治疗

主要采取手术治疗。根据肿瘤的范围和部位采取不同的手术进路。常采用硬腭进路、颅颌联合进路等。因手术中出血多，术前行血管栓塞，术中控制性降低血压可减少出血，近年来有学者在鼻内镜下行鼻咽纤维血管瘤切除术。

第二节 鼻咽癌

一、病因与发病机制

目前认为与遗传因素、病毒因素及环境因素等有关。

1. 遗传因素

（1）家族聚集现象：许多鼻咽癌患者有家族患癌病史。

（2）种族易感性：鼻咽癌主要见于黄种人，少见于白种人；发病率高的民族，移居他处（或侨居国外），其后裔仍有较高的发病率。

（3）地域集中性：我国鼻咽癌主要发生于南方四省，即广东、广西、湖南、福建，占当地头颈部恶性肿瘤的首位。东南亚国家也是高发区。

2. 环境因素

流行病学调查发现，广东省鼻咽癌高发区内的婴儿，在断奶后首先接触的食物中便有咸鱼。另外，鱼干、广东腊味也与鼻咽癌发病率有关。这些食品在腌制过程中均有亚硝胺前体物——亚硝酸盐。人的胃液 pH 在 1 ～ 3 时，亚硝酸或硝酸盐（需经细胞还原成亚硝酸盐）可与细胞中的仲胺合成亚硝胺类化合物。这些物质有较强的致癌作用。

二、临床表现

由于鼻咽部解剖位置隐蔽，鼻咽癌早期症状不典型，临床上容易延误诊断，应特别提高警惕。其常见症状如下。

1. 鼻部症状

早期可出现回吸涕中带血。时有时无，多不引起重视。随着瘤体的不断增大，可阻塞鼻孔，引起耳塞，始为单侧，继而双侧。

2. 耳部症状

肿瘤发生于咽隐窝者，早期可压迫或阻塞咽鼓管咽口，引起该侧耳鸣、耳闷及听力下降，鼓室积液，临床易误诊为分泌性中耳炎。

3. 颈部淋巴结肿大

颈淋巴结转移者较常见，以颈淋巴结肿大为首发症状者占 60%，转移肿大的淋巴结为颈深部上群淋巴结。呈进行性增大，质硬，不活动，无压痛，始为单侧，继之发展为双侧。

三、治疗

由于鼻咽癌多为低分化鳞癌，因此放射治疗为首选。常采用 CO60 或直线加速器高能放射治疗。放射治疗后 5 年生存率为 45% 左右，局部复发与转移是主要死亡原因。在放疗期间，可配合中医中药及免疫治疗，以提高放疗敏感性，减轻放射治疗并发症。放射治疗（简称放疗）后鼻咽部仍有残灶或局部复发，可采用化学治疗（简称化疗）及手术。

第三节 咽部其他肿瘤

一、口咽良性肿瘤

口咽良性肿瘤常见有乳头状瘤、纤维瘤、潴留囊肿、混合瘤及血管瘤等，其他肿瘤如脂肪瘤、淋巴管瘤、畸胎瘤等少见。

1. 临床表现

多无自觉症状，常于体格检查或检查咽部其他疾病时偶然发现。肿瘤较大时，可出现咽异感症，甚至可出现吞咽、呼吸及发音功能障碍。

2. 检查与诊断

乳头状瘤发生于悬雍垂、扁桃体、腭弓等处，表面呈颗粒状，色白或淡红色，根部带蒂或较宽广。纤维瘤发生部位同乳头状瘤，肿瘤大小不一，呈圆形突起，表面光滑，触之较硬。潴留囊肿多发生于软腭、咽后壁、咽侧壁及扁桃体，呈圆形，表面光滑。混合瘤多发生于软腭，表面光滑。血管瘤常发生于软腭、咽后壁及侧壁，呈紫红色不规则肿块，易出血。

3. 治疗

肿瘤较小者，可采用激光、电凝、冷冻等治疗。肿瘤较大时，需采用手术治疗，通常采用经口径路、经颈侧进路或额下窝进路。

二、扁桃体恶性肿瘤

1. 病因与发病机制

扁桃体恶性肿瘤为口咽部常见恶性肿瘤，病因尚不清楚，可能与吸烟、饮酒等因素有关。鳞癌发生率较高，恶性淋巴瘤次之，其他恶性肿瘤较少见。

2. 临床表现

早期症状为咽部不适、异物感，一侧咽痛，吞咽时较明显，晚期咽痛加剧，引起同侧反射性耳痛，吞咽困难，讲话含糊不清，呼吸困难等。

3. 治疗

根据病变范围及病理类型采取不同的治疗措施。对放射线敏感的恶性淋巴瘤及未分化癌或因病变范围较广、手术难以切除的高分化鳞癌，宜用放射治疗，同时配合化疗及免疫治疗。病变局限于扁桃体者，可行扁桃体切除加胸大肌皮瓣手术，术后辅以放疗及化疗。

第十八章 咽部异物、咽部烧伤、咽部狭窄及闭锁

第一节 咽部异物

一、病因

匆忙进食，误将鱼刺、肉骨、果核等咽下。幼儿常将玩物含入口中，哭闹、嬉笑或跌倒时，玩物容易坠入喉咽部。精神异常、睡眠、昏迷、酒醉或精神异常时，发生误咽。老年人牙齿或义齿松坠入喉咽。

二、临床表现

咽部有异物刺痛感，部位大多比较固定，吞咽时症状加重。较大异物存留咽喉，可引起吞咽及呼吸困难；若刺入咽旁间隙，可形成颈部皮下气肿，严重者可形成纵隔气肿。如刺破咽部黏膜，可见少量出血（血性唾液）。异物大多存留在扁桃体窝内、舌根、会厌谷、梨状窝等处。鼻咽部异物少见，偶见口咽呕吐或呛咳而将食物、药片等挤入鼻咽部。

三、治疗

口咽部异物可以在直视下用镊子夹出。位于舌根、会厌谷、梨状窝等处的异物，行黏膜表面麻醉，在喉镜下用喉钳取出。已发生感染者，首先使用抗生素控制感染，然后取出异物。穿入咽壁的异物且并发咽后脓肿或咽旁脓肿者，可以选择经口或颈侧切开，排脓的同时取出异物。

第二节 咽部烧伤

一、病因

1. 热烧伤

由火焰、高温蒸汽、煮沸饮食或其他高温液体所致，多发生于幼儿。

2. 化学烧伤

常因误吞强酸、强碱、重金属盐等化学腐蚀剂所致。

二、病理

咽部组织烧伤程度一般可以分为3度。Ⅰ度：病变局限于黏膜层，黏膜表层充血肿胀，坏死脱落。创面愈合后无瘢痕形成，不遗留狭窄。Ⅱ度：病变累及黏膜下层及肌层，急性时形成局部溃疡，表面有渗出或假膜形成。1 ~ 2周后，创面出现肉芽；3 ~ 4周后，瘢痕收缩，遗留食管狭窄。Ⅲ度：病变累及食管全层及食管周围组织，可并发食管穿孔及纵隔炎等。

服腐蚀剂后数小时，食管病变较剧烈，在24h内黏膜高度水肿，表面有糜烂，覆以渗出物、血液与坏死组织。水肿在第3日后开始消退，但因腐蚀组织继续脱落，溃疡范围仍不断扩大，第5日后溃疡范围不再继续扩大。1周以内是食管黏膜最薄弱的时期，在3 ~ 4周时，主要是炎症后的纤维性变化时期，形成咽喉或食道瘢痕狭窄。

三、治疗

为确保呼吸道通畅，对重度烧伤伴喉水肿及呼吸困难者，应及时行气管切开术。因强碱和强酸烧伤咽喉部立即就诊者，可予以化学中和疗法，用醋、橘子汁、柠檬汁、牛奶或蛋清中和碱剂；用镁乳、氢氧化铝凝胶、牛奶等中和酸剂。强酸烧伤者忌用碳酸氢钠（小苏打），因其在中和反应中产生大量二氧化碳，有导致食管和胃穿孔的危险。

第三节　咽部狭窄及闭锁

一、病因

1. 外伤

咽部严重烧伤，黏膜广泛坏死，溃疡形成，愈合后形成瘢痕性狭窄甚至闭锁。医源性损伤如腺样体切除术、扁桃体切除术及鼻咽部肿瘤切除术等，若损伤黏膜及软组织较多，可能发生术后瘢痕性狭窄。

2. 特异性感染

结核、梅毒、硬结病及麻风病等均可引起咽部狭窄。

3. 先天性异常

如先天性鼻咽闭锁，常与后鼻孔闭锁并存。

二、临床表现

鼻咽狭窄或闭锁者，鼻呼吸困难，张口呼吸，闭塞性鼻音，鼻分泌物不易擤出，嗅觉减退，若咽鼓管被堵，则发生听力障碍或并发中耳炎。

口咽和喉咽狭窄者，常出现吞咽和进食困难，呼吸不畅，吐字不清等症状。病程长者有营养不良的表现。

三、治疗

根据不同的狭窄部位和程度，可分别选用咽部黏膜瓣修复术、舌组织瓣修复术、软腭瓣修复术、胸锁乳突肌皮瓣修复术和颈阔肌皮瓣修复术等。针对特异性感染所致的咽部狭窄或闭锁者，应先治疗原发病，病情稳定后再行修复术。

第四节　阻塞型睡眠呼吸暂停低通气综合征

一、基本概念

1. 呼吸暂停

呼吸暂停是指睡眠过程中口鼻气流停止，持续时间＞10s。可分为中枢性、阻塞性和混合性呼吸暂停。中枢性呼吸暂停是指口鼻呼吸气流消失，同时胸腹呼吸运动停止；阻塞性呼吸暂停是指口鼻气流消失，但胸腹呼吸运动仍然存在；而两者兼而有之者为混合性呼吸暂停。

2. 呼吸努力相关微觉醒

呼吸努力相关微觉醒是指未达到呼吸暂停或低通气标准，但有 > 10s 的异常呼吸努力并伴有相关微觉醒。

二、病因

1. 上气道解剖结构异常导致气道不同程度的狭窄

（1）鼻腔及鼻咽部狭窄：包括所有能导致鼻腔和鼻咽部狭窄的因素，如鼻中隔偏曲、鼻息肉、慢性鼻及鼻窦炎、鼻甲肥大、腺样体肥大等。

（2）口咽腔狭窄：以悬雍垂末端为界，口咽腔又分为上半部的腭咽腔，即软腭平面；下半部的舌咽腔，即舌根平面。腭扁桃体肥大、软腭肥厚、咽侧壁肥厚、舌根肥厚及淋巴组织增生等，均可引起该部位的狭窄。

（3）喉咽腔狭窄：如婴儿型会厌、会厌组织塌陷、巨大的声带肿物等。喉咽腔狭窄也可为阻塞型睡眠呼吸暂停低通气综合征（OSAHS）的重要病因，但较为少见。

2. 上气道扩张肌肌张力异常

主要表现为颏舌肌、咽侧壁肌肉及软腭肌肉等上气道扩张肌张力降低，它也是 OSAHS 患者气道反复塌陷阻塞的重要原因之一。咽部肌肉的张力随着年龄的增长略有下降，但造成上气道扩张肌肌张力异常或过度降低的因素目前还不十分清楚。

三、病理生理

1. 低氧及二氧化碳潴留

低氧可使得机体内儿茶酚胺分泌增高，导致高血压形成，血氧饱和度降低还可以导致心律失常，促红细胞生成素升高，导致红细胞升高、血红蛋白升高、血小板活性升高，诱发冠心病和脑血栓等。低氧同时还可以导致肾小球滤过率增加，并使夜尿增加，使排尿反射弧受到影响，儿童患者表现为遗尿，少数成人患者也偶有遗尿。

2. 睡眠结构紊乱

由于睡眠过程中反复出现微觉醒，睡眠结构紊乱，从而导致患者白天嗜睡、乏力、注意力不集中、记忆力下降，长期受影响可发生抑郁、烦躁、易怒等性格改变。睡眠结构紊乱，可影响机体内的许多内分泌激素的分泌，如生长激素、雄性激素、儿茶酚胺、心房利钠肽、胰岛素等。生长激素分泌减少，可严重影响儿童的生长发育等。

四、治疗

1. 一般治疗

减肥、戒烟、戒酒、体育锻炼、建立侧卧睡眠习惯，避免服用镇静类药物。

2.非手术治疗

（1）持续正压通气：是目前应用较为广泛并有效的方法之一。合并有较重心脑血管疾病等重症者，宜首先推荐持续气道正压通气（CPAP）治疗。

（2）口腔矫治器：睡眠时佩戴特定的口内装置，从而将下颌向前拉伸，使舌根前移，扩大舌根后气道，主要适用于舌根后气道狭窄等病情较轻的患者。

3.手术治疗

（1）鼻腔、鼻咽手术：如下鼻甲减容术，鼻中隔、鼻瓣区手术，腺样体切除术等。鼻部手术治疗 OSAHS 通常需联合其他手术。

（2）舌咽层面手术：如舌根部分切除术、颌前移术、舌骨悬吊术等，适用于舌后会厌区气道有阻塞者。

第五篇 喉科学

第十九章 喉科学基础

第一节 喉的应用解剖

一、喉的软骨

软骨构成喉的支架。单块软骨为甲状软骨、环状软骨和会厌软骨，成对的软骨为杓状软骨、小角软骨和楔状软骨，共计9块。小角软骨和楔状软骨很小，临床意义不大。

甲状软骨是喉部最大的软骨，由两块对称的四边形甲状软骨板在前方正中融合而成，和环状软骨共同构成喉支架的主要部分。男性甲状软骨前缘的角度较小，为直角或锐角，上端向前突出，形成喉结，是成年男性的特征之一。女性的这一角度近似钝角，故喉结不明显。甲状软骨上缘正中为一V形凹陷，称为甲状软骨切迹。甲状软骨板的后缘上、下各有一个角状突起，分别称为甲状软骨上角和下角。上角较长，下角较短。两侧下角的内侧面分别与环状软骨的后外侧面形成环甲关节。

环状软骨位于甲状软骨之下、第一气管环之上，其形状经典的描述为印章戒指，前弓厚3~7mm，后弓厚20~30mm。下界几乎是水平的，借助环气管韧带与第一气管软骨连接。环状软骨的前部较窄，为环状软骨弓；后部较宽，为环状软骨板。该软骨是喉气管中唯一完整的环形软骨，对保持喉气管的通畅至关重要。如果外伤或疾病引起环状软骨缺损，常可引起喉狭窄。

会厌软骨通常呈叶片状，稍卷曲，较硬，其上有一些小孔，有小的血管和神经通过，并使会厌喉面和会厌前间隙相通。该软骨下部较细，称为会厌软骨茎。会厌软骨位于喉的上部，其表面覆盖黏膜，构成会厌。吞咽时会厌盖住喉入口，防止食物进入喉腔。会厌可分为舌面和喉面，舌面组织疏松，感染时容易出现肿胀。会厌舌面正中的黏膜和舌根之间形成舌会厌皱襞，其两侧为舌会厌谷。小儿会厌呈卷叶状。会厌结节是会厌黏膜及其下的结缔组织形成的隆起，位于会厌喉面的根部。

杓状软骨形似三棱锥体，骑跨于环状软骨板上缘的外侧，两者之间构成环杓关节。杓状软骨的基底呈三角形，前角名声带突，是声韧带及声带肌的附着处；外侧角名肌突，环杓侧肌及部分甲杓肌外侧部的肌纤维附着于其前方，环杓后肌附着于肌突的后方。

小角软骨和楔状软骨是小的、成对的纤维弹性软骨。小角软骨位于杓状软骨的顶部，居杓会厌皱襞的中后端。楔状软骨形似小棒。在小角软骨的前外侧，杓会厌皱襞的黏膜之下，形成杓会厌皱襞上白色隆起，称为楔状结节。

二、喉的韧带及膜

喉的各软骨之间，喉和周围组织，如舌骨、舌及气管之间，均由纤维韧带相连接。

1. 甲状舌骨膜

甲状舌骨膜又称甲舌膜或舌甲膜，为连接甲状软骨上缘和舌骨下缘之间的弹性纤维韧带组织。膜的中央部分增厚，名舌骨甲状中韧带，两侧较薄，喉上神经内支与喉上动脉、喉上静脉经此穿膜入喉。膜的后外侧缘名舌骨甲状侧韧带。

2. 环甲膜

环甲膜是环状软骨弓上缘与甲状软骨下缘之间的纤维韧带组织，中央部分增厚，称为环甲中韧带。

3. 甲状会厌韧带

甲状会厌韧带连接会厌软骨茎和甲状软骨切迹后下方，由弹性纤维组成，厚而坚实。

4. 环甲关节韧带

环甲关节韧带为环甲关节外表面的韧带。

5. 环杓后韧带

环杓后韧带为环杓关节后面的纤维束。

6. 舌骨会厌韧带

舌骨会厌韧带为会厌舌面、舌骨体与舌骨大角之间的纤维韧带组织。会厌、舌骨会厌韧带和甲状舌骨膜的中间部分构成会厌前间隙，其内为脂肪组织。

7. 舌会厌韧带

舌会厌韧带为会厌软骨舌面中部与舌根之间的韧带。

8. 环气管韧带

环气管韧带为连接环状软骨与第一气管环上缘之间的纤维膜。

9. 喉弹性膜

喉弹性膜为一宽阔的弹性纤维组织，属喉黏膜固有层的一部分，左右各一，被喉室分为上、下两部，自喉入口以下至声韧带以上者为上部，又名方形膜，较薄弱；在室襞边缘增厚的部分，名室韧带。室韧带前端附着于甲状软骨交角内面，声韧带附着处的上方，后端附着于杓状软骨前外侧面的中部。

下部为弹性圆锥，为一层坚韧而具弹性的结缔组织薄膜，其下缘分为两层，内层附着于环状软骨的下缘，外层附着于环状软骨的上缘。向上，此膜前方附着于甲状软骨交角内面的近中间处，后附着于杓状软骨声带突，其上缘两侧各形成一游离缘，称为声韧带。在甲状软骨下缘与环状软骨弓上缘之间，弹性圆锥前部、可伸缩、裸露在两侧环甲肌之间的部分，名环甲膜，其中央增厚而坚硬的部分称为环甲中韧带，为环甲膜切开术入喉之处。

三、喉的肌肉

喉肌分为喉外肌和喉内肌。喉外肌位于喉的外部，是喉与周围结构相连并使喉上、下运动及固定的肌肉。喉内肌位于喉的内部（环甲肌例外），是与声带及会厌运动有关的肌肉。

1.喉外肌

按其功能分为升喉肌群及降喉肌群，前者有甲状舌骨肌、下颌舌骨肌、二腹肌、茎突舌骨肌，后者有胸骨甲状肌、胸骨舌骨肌、肩胛舌骨肌、咽中缩肌及咽下缩肌。

2.喉内肌

（1）声带外展肌：主要是环杓后肌，起自环状软骨板背面的浅凹，止于杓状软骨肌突的后面。该肌收缩时使杓状软骨向外、稍向上，使声带外展，声门变大。

（2）声带内收肌：包括环杓侧肌和杓肌，杓肌又由横行和斜行的肌纤维组成（也有称为杓横肌和杓斜肌）。环杓侧肌起于同侧环状软骨弓上缘，止于杓状软骨肌突的前外侧。杓肌附着在两侧杓状骨上。环杓侧肌和杓肌收缩使声带内收，声门闭合。

（3）声带紧张肌：主要是环甲肌，该肌起自于环状软骨弓前外侧，止于甲状软骨下缘，收缩时以环甲关节为支点，甲状软骨下缘和环状软骨弓之间距离缩短，使甲状软骨前缘和杓状软骨之间的距离增加，将声韧带拉紧，使声带紧张度增加。

（4）声带松弛肌：主要是甲杓肌，该肌起于甲状软骨内侧面中央前联合，其内侧部止于杓状软骨声带突，外侧部止于杓状软骨肌突。收缩时使声带松弛，同时兼有声带内收、关闭声门的功能。

四、喉的黏膜

喉的黏膜大多为假复层柱状纤毛上皮，仅声带内侧、会厌舌面的大部以及杓会厌皱襞的黏膜为复层鳞状上皮。会厌舌面、声门下区、杓区及杓会厌皱襞处有疏松的黏膜下层，炎症时容易发生肿胀，引起喉阻塞。除声带外的喉黏膜富有黏液腺，会厌喉面、喉室等处尤为丰富。

五、喉腔

喉腔上界为喉入口，其由会厌游离缘、两侧杓会厌皱襞和杓区以及杓间区构成；其下界是环状软骨下缘。喉腔侧壁上有两对软组织隆起，上一对称为室带，又称假声带，下一对称为声带。室带与声带之间的间隙名为喉室。

声带内侧游离缘附近的黏膜为复层鳞状上皮，其外侧为假复层柱状纤毛上皮。黏膜下的固有层可分为3层：浅层为任克间隙，是一薄而疏松的纤维组织层（又称 Reinke 间隙）。中层为弹力纤维层，深层为致密的胶原纤维层。固有层下为肌层（即甲杓肌的内侧部）。上皮质和浅固有层构成声带的被覆层，中固有层和深固有层构成声韧带。声韧带和其下的肌层为声带的体部。

第二节　喉的生理学

一、呼吸功能

喉是呼吸通道的重要组成部分，喉的声门裂又是呼吸通道最狭窄处，正常情况下，中枢神经系统通过喉神经控制声带运动，调节声门裂的大小。当人们吸气时，声带外展，声门裂变大，以便吸入更多的空气。反之，呼气及发音时声带内收关闭，以利于发音。

二、发声功能

喉是发声器官，人发声的主要部位是声带。但喉如何发出各种声音的机制尚未完全清楚，目前多数学者认为，发声时中枢神经系统通过喉神经使声带内收，再通过从肺呼出的气体使声带发生振动，经咽、口、鼻的共鸣，舌、软腭、齿、颊、口唇的运动，从而发出各种不同声音和言语。

三、保护下呼吸道功能

喉对下呼吸道有保护作用。吞咽时，喉被上提，会厌向后下盖住喉入口，形成保护下呼吸道的第一道防线。两侧室带内收，向中线靠拢，形成第二道防线。声带也内收、声门闭合，形成第三道防线。在进食时，这3道防线同时关闭，食管口开放，食物经梨状窝进入食管。偶有食物或分泌物进入喉腔或下呼吸道，则会引起剧烈的反射性咳嗽，将其咳出。

四、屏气功能

当机体在完成某些生理功能，如咳嗽、排便、分娩、举重物等时，需增加胸腔和腹腔内的压力，此时声带内收、声门紧闭，这就是通常所说的屏气。屏气多随吸气之后，此时呼吸暂停、胸腔固定、膈肌下移、胸廓肌肉和腹肌收缩。声门紧闭时间随需要而定，咳嗽时声门紧闭时间短，排便、分娩、举重物等时声门紧闭时间较长。

第二十章　喉的检查法

第一节　喉的外部检查法

喉的外部检查包括喉的视诊、触诊、听诊。

一、喉部视诊

首先观察喉的外观是否正常，位置是否在颈前正中，两侧是否对称。平静呼吸时，喉体无上下移动，深呼吸时，吸气时喉体下降，呼气时上升。

二、喉部触诊

用拇指、示指捏住喉体向两侧推移，以检查喉体活动度，并稍向后压，使其与颈椎摩擦，以检查其摩擦音。另外注意喉部有无触痛，有无血管搏动。

三、喉的听诊

借助听诊器在正常人甲状软骨板两侧可听见柔和平缓的呼吸音；喉阻塞者可闻及明显的喉喘鸣音；下呼吸道活动性异物时可闻及异物撞击声门的拍击音；下气道分泌物潴留时可闻及痰鸣音。

第二节　喉镜检查法

一、间接喉镜检查法

间接喉镜检查是临床最常用、最简便的喉部检查法。受检者取坐位，上身微向前倾，头稍后仰，张口，将舌伸出。检查者坐其对面，将间接喉镜置于口咽部，观察镜中喉部的影像。

检查者先对光，调整额镜，使焦点光线能照射到悬雍垂，然后用无菌纱布包裹舌前1/3，以左手拇指和中指夹持舌部，示指向上推开上唇，无名指和小指托于颏部轻轻上抬，把舌拉向前下。用右手执笔式持间接喉镜，稍加热镜面，使不受水气附着，以手背试测，切勿过热。将喉镜伸入咽内，镜面与水平面呈 45°，镜背紧贴悬雍垂，将悬雍垂及软腭推向上方，注意避免接触咽后壁引起恶心。检查者可根据需要，转动和调整镜面的角度及位置。嘱受检者发"i"的声音，使会厌上举，此时可观察到会厌、喉口、杓会厌腔、杓间区、室带及声带运动情况，有时面对会厌蜷缩或抬举受限的受检者，为窥及前联合，可请助手于颈前牵拉喉体，以便于检查。

对于咽反射敏感者，可于悬雍垂、软腭和咽后壁处喷以 1% 丁卡因 2 ~ 3 次，表面麻醉黏膜后再进行检查。

在正常情况下，喉腔黏膜为淡红色，表面光滑，会厌无肿胀，抬举可，声带呈白色条状，运动良好。梨状窝左右对称，无积液。

间接喉镜检查不成功者，可使用直接喉镜、喉纤维内镜、电子喉镜或喉动态镜检查。

二、直接喉镜检查法

直接喉镜检查属于喉的特殊检查方法，其原理是通过使用直接喉镜，使口腔及喉腔处于同一条直线上，以利于直接观察喉部并进行治疗。

1.适应证

（1）间接喉镜检查不成功或未能详尽者。

（2）喉部活组织标本采取或直接涂拭喉部分泌物检查。

（3）气管插管，用于全身麻醉插管和抢救喉阻塞患者。

（4）部分喉部及声门上手术，如声带息肉切除术、喉异物取出术等。

2.检查方法

（1）检查前准备：禁食 4 ~ 6h，必要时术前 30min 予以患者地西泮 10mg、阿托品 0.5mg 肌内注射；嘱患者平静、规律呼吸。

（2）麻醉：多采用局部麻醉，予以 1% 丁卡因喷雾行黏膜表面麻醉，可重复 3 次，每次间隔 5min；必要时可于间接喉镜下，嘱患者发"i"时将 1% 丁卡因滴入喉腔及声带表面。

（3）体位和检查法：受检者行平卧仰头位，检查者站在患者头端，用纱布保护上切牙，左手持镜，右手示指轻推开上唇，沿舌背右侧将镜送入口腔，并渐移入中线，到达舌根时稍向下压，从喉镜中看到会厌缘，提起会厌，左手以平行向上的力量提起喉镜，加压于会厌，使其完全提起，暴露声门，观察声门情况，右手可从事相应的操作。

（4）退镜：检查完毕，缓慢退镜，再一次观察喉咽部及口咽部，注意有无口腔黏膜损伤或软腭拉伤，严重者需予以处理。

第二十一章　喉部疾病

第一节　喉的先天性疾病

一、喉软骨畸形

（1）会厌软骨：为第四鳃弓的咽下隆起发育自两侧向中线融合而成。其融合不良或完全未融合，则形成会厌分叉或会厌两裂。会厌分叉一般无症状，会厌两裂多伴有会厌松弛，吸气时易被吸到喉入口，引起喉鸣和呼吸困难，饮食时引起呛咳，此时，可在直接喉镜下行会厌部分切除术。会厌过大，多甚柔软并过度后倾，吸气时被吸向喉入口，引起喉鸣和呼吸困难，可在局部麻醉下行会厌部分切除术。会厌过小或无会厌一般无症状，可不作治疗，但注意饮食不要过急，以免引起呛咳。胚胎后期及出生后营养不良者，可产生各种形状不同的会厌，一般不引起症状。

（2）甲状软骨：为第四鳃弓形成的两翼板发育自上而下在中线融合而成，若发育不全，可发生甲状软骨前正中裂、甲状软骨软化或部分缺如、甲状软骨板不对称等。吸气时软骨塌陷，喉腔缩小，引起喉鸣和呼吸困难，常需行气管切开术。甲状软骨未发育者少见。

（3）环状软骨：胚胎 6～7 周时，环状软骨首先在背侧，然后在腹侧，逐渐在中线接合。若接合不良，留有裂隙，则形成先天性喉裂。环状软骨先天性增生或未成环者，可致声门下梗阻或喉闭锁，引起呼吸困难或窒息，有时新生儿需行紧急气管切开术，预后不良。环状软骨完全未发育者极少见。

二、喉软骨软化

喉软骨的形态正常或接近正常，但极为软弱，每当吸气时，喉内负压使喉组织塌陷，两侧杓会厌囊互相接近，喉腔变窄，成活瓣状震颤，引起喉鸣和呼吸困难，称喉软骨软化。如伴有气管软骨软化，称为喉气管软化。本病并不少见，多为妊娠期营养不良、胎儿缺钙及其他电解质缺少或不平衡所致。

（1）临床表现：常发生于出生后不久，偶见于急性呼吸道感染后较大儿童，也有发生于成人的报道。吸气时喉鸣和胸骨上窝、肋间、上腹部凹陷为其主要症状，严重者可有发绀或呼吸困难。喉鸣属低频音，呈经常性，可有间歇性缓解，睡眠、安静时无症状，受惊、哭闹时明显。有的与体位有关,仰卧时明显,俯卧时减轻。患儿一般情况良好,进食、哭声、咳嗽声正常,无声嘶现象。

(2)治疗:一般无须特殊治疗,多数患儿随着喉腔渐大,喉腔变硬,至2~3岁喉鸣自行消失。平时注意营养,预防受凉、受惊,以免发生呼吸道感染和喉痉挛,加剧喉阻塞。有呼吸困难时,可取俯卧或侧卧位以减轻症状。必要时可考虑行气管切开术或杓会厌成形术,以免引起慢性缺氧、心脏扩大、漏斗胸等。在显微镜下精细切除(或用激光切除)杓状软骨、杓状会厌囊处过多的松弛水肿黏膜,勿伤后联合黏膜,用可吸收线缝合黏膜边缘;如果会厌过度摆动,须切除或汽化会厌舌面下半部及舌根部相应区域的黏膜,将会厌与舌根进行缝合。

第二节 喉外伤

一、闭合性喉外伤

闭合性喉外伤指颈部皮肤及软组织无伤口,喉气管管腔与颈部伤口无贯通的损伤,轻者仅有颈部软组织损伤,重者可发生喉软骨移位、骨折,喉软骨骨膜、喉黏膜损伤。包括挫伤、挤压伤、扼伤等。

1.病因

颈部遭受外来暴力直接打击,如拳击、交通事故、工伤事故、钝器打击、扼伤、自缢等。偶尔强烈张口与剧烈呕吐可致环甲关节与环杓关节脱位而至喉损伤。喉部损伤程度可因外力大小及作用方向而有很大差别。来自侧方的外力,因喉体可向对侧移动,故伤情多较轻,常无骨折,仅有黏膜损伤、环杓关节脱位等;来自正前方的外力多损伤较重,此时头或颈部处于相对固定状态,外力由前向后将喉部推挤到颈椎上,常造成甲状软骨中部及上角处骨折,环状软骨骨折较少见,但可造成喉黏膜损伤、环甲关节及环杓关节脱位。

2.临床表现

(1)疼痛:喉及颈部为著,触痛多明显。随发声、吞咽、咀嚼、咳嗽而加重,且可向耳部放射。

(2)声音嘶哑或失声:因声带、室带充血、肿胀、软骨脱位、喉返神经损伤所致。

(3)咳嗽及咯血:由于挫伤刺激而引起咳嗽,喉黏膜破裂轻者仅有痰中带血,重者可致严重咯血。

(4)颈部皮下气肿:喉软骨骨折、黏软骨膜破裂的严重喉挫伤,咳嗽时空气易于进入喉部周围组织,轻者气肿局限于颈部,重者可扩展到颌下、面颊、胸、腰部,若累及则出现严重呼吸困难。

（5）呼吸困难：喉黏膜出血、水肿、软骨断裂均可致喉狭窄，双侧喉返神经损伤可引起吸气性呼吸困难。

（6）出血：若出血较多，血液流入下呼吸道，可引起呼吸喘鸣，重则可导致窒息。

3. 治疗

（1）一般外科挫伤治疗：适于仅有软组织损伤，无咯血、无喉软骨移位或骨折及气道阻塞的喉部外伤。使患者保持安静，颈部制动，进流质或软食，减少吞咽动作。疼痛剧烈者可给予止痛剂，喉黏膜水肿、充血者可给予抗生素及糖皮质激素。严密观察患者呼吸及皮下气肿变化情况，做好气管切开术准备。

（2）气管切开术：有较明显吸气性呼吸困难者应行气管切开术。极危急情况下可行喉内插管术或环甲膜切开术，但要尽快施行标准的气管切开术。

（3）直接喉镜下喉软骨固定术：适用于中度喉挫伤、有喉软骨骨折及轻度移位的患者。先行气管切开术，然后行直接喉镜或支撑喉镜检查，将移位的喉软骨复位，最后经喉镜放入塑料或硅胶制的喉模，上端用丝线经鼻腔引出固定，下端经气管造口固定于气管套管。

二、开放性喉外伤

开放性喉外伤指喉部皮肤和软组织破裂、喉气管伤口与外界相通的喉外伤。可伤及喉软骨、软骨间筋膜，穿通喉内，包括切伤、刺伤、炸伤、子弹伤等。开放性喉外伤易累及颈动脉及颈内静脉，发生大出血；枪弹伤则易形成贯穿伤，且可伤及食管及颈椎，战时较多见。

1. 病因

工矿爆破事故或车间工作时为碎裂物击伤。交通事故中，破碎风挡玻璃及铁器等物撞伤。锐器伤。精神病患者或自杀者用刀、剪等锐器自伤。

2. 治疗

（1）急救措施。

1）控制出血：找到出血血管并将其结扎。如果找不到，可用纱布填塞止血。已贯穿喉腔的伤口不可加压包扎，以防发生喉水肿或加重脑水肿及脑缺氧。出血凶猛者，可用手指压迫止血，并探查颈部血管，如果动脉有裂口，可行缝合术或血管吻合术；如果颈内静脉破裂，可于近心端将其结扎。颈总或颈内动脉结扎术仅于万不得已时方可施行。因其可以引起严重的中枢神经系统并发症，如偏瘫、昏迷甚至死亡。

2）呼吸困难的处理：解除呼吸困难或窒息极为重要，应先将咽喉部血液、唾液吸出，同时给予吸氧，取出异物。紧急情况下，可行环甲膜切开术，待呼吸困难缓解后再改行正规气管切开术。危急情况下可将气管插管或气管套管由伤口处插入，插管或套管气囊应充足气，伤口内填以纱布，以防止血液流入气道。预防性气管切开术可视患者具体情况而定。有气胸时，可行胸腔闭式引流术。

（2）手术治疗。

1）咽喉浅表伤：伤后时间短、无污染者，用过氧化氢和生理盐水反复清洗伤口，清创，将筋膜、肌肉、皮下组织、皮肤逐层缝合。有可能污染者，彻底清创后延期缝合。

2）咽喉切伤及穿通伤：应尽量保留受损的喉软骨，并用黏膜覆盖裸露的软骨，按解剖关系将黏膜、软骨、肌肉逐层对位缝合。如有咽和（或）食管瘘，将其周边黏膜严密缝合。喉腔内置塑料或硅胶喉模，并加以固定，防止形成喉狭窄。如有喉返神经断裂伤，在具备条件的情况下，可一期进行喉返神经吻合术。

3）异物取出术：浅表异物可于手术中取出。X线摄片可明确显示异物的位置及与周围各种解剖结构，如颈动脉等的关系，充分估计手术危险性和复杂性，做好充分准备后再予以取出。

第三节　喉炎性疾病

一、急性会厌炎

急性会厌炎是一种特殊的、主要累及喉部声门上区的会厌及其周围组织（包括会厌谷、杓会厌裂等）的急性炎症病变，以会厌高度水肿为主要特征。可分为急性感染性会厌炎和急性变态反应性会厌炎两类。

1.急性感染性会厌炎

急性感染性会厌炎为一种以会厌为主的声门上区喉黏膜急性非特异性炎症。利用纤维喉镜观察，炎症不仅累及会厌，同时或多或少地波及声门上区各结构，因此称为"急性声门上喉炎"。成人、儿童皆可发生，男性多于女性，男女之比为（2～7）∶1。早春、秋末发病者多见。

（1）病因。

1）细菌或病毒感染：为最常见的原因，以B型嗜血流感杆菌最多，血培养阳性率儿童为80%～90%，成人为16%～70%。机体抵抗力降低，喉部创伤、年老体弱者均易感染细菌而发病。其他常见的致病菌有金黄色葡萄球菌、链球菌、肺炎双球菌、奈瑟卡他球菌、类白喉杆菌等，也可与病毒混合感染，如呼吸道合胞病毒、鼻病毒及A型流感病毒。各种致病微生物可由呼吸道吸入，也可由血行感染，或由邻近器官蔓延。

2）创伤、异物、刺激性食物、有害气体、放射线损伤：这些都可引起声门上黏膜的炎性病变。

3）邻近病灶蔓延：如急性扁桃体炎、咽炎、口腔炎、鼻炎等蔓延而侵及声门上黏膜。也可继发于急性传染病后。

（2）治疗：成人急性会厌炎较危险，可迅速发生致命性呼吸道梗阻。欧美国家均将急性会厌炎患者安置在监护病房内观察和治疗，必要时行气管切开或气管插管，取半坐位。

治疗以抗感染及保持呼吸道通畅为原则。门诊检查应首先注意会厌水肿程度、声门大小和呼吸困难程度等。患者应急诊收入住院治疗，床旁备置气管切开包。

1）控制感染：使用足量、强有效的抗生素和糖皮质激素，一旦确诊为急性会厌炎，应首先选择足量的糖皮质激素，可在第一时间予以肌内注射地塞米松 5 ~ 10mg，应用黏膜表面激素、布地奈德混悬液 2mg 雾化吸入，快速建立静脉输液通路后，持续使用激素静脉滴注。因其致病菌常为 B 型嗜血流感杆菌、葡萄球菌、链球菌等，故首选头孢类抗生素。

局部用药：局部用药的目的是减轻水肿、保持气道湿润、稀化痰液及抗炎。用喷雾器喷入咽喉部或采用氧气、超声雾化吸入，每日 2 次。

切开排脓：如会厌舌面脓肿形成，可在吸氧、保持气道通畅的前提下，切开引流。体位多采用仰卧头低位。感染病灶尚未局限时，不可过早切开，以免炎症扩散。不能合作者应用全身麻醉，成人可用表面麻醉。

2）保持呼吸道通畅：建立人工气道（环甲膜切开、气管切开或气管插管）是保证患者呼吸道通畅的重要方法，应针对不同患者选择不同方法。有下述情况者，应考虑行气管切开术：起病急骤，进展迅速，且有Ⅱ度以上吸气性呼吸困难者；病情严重，咽喉部分泌物多，有吞咽功能障碍者；会厌或杓状软骨处黏膜高度充血肿胀，经抗炎给氧等治疗，病情未见好转者。

2. 急性变态反应性会厌炎

（1）病因：急性变态反应性会厌炎属于Ⅰ型变态反应，抗原进入机体后，产生相应的 IgE 抗体，再次接触相同的抗原时，发生肥大细胞和嗜碱性粒细胞脱颗粒，释放大量血管活性物质，引起血管扩张、通透性增加。抗原多为药物、血清、生物制品或食物。药物中以青霉素最多见，阿司匹林、碘或其他药物次之；食物中以虾、蟹或其他海鲜多见，个别人对其他食物也有过敏。多发生于成年人，常反复发作。

（2）治疗：首先进行抗过敏治疗，成人皮下注射 0.1% 肾上腺素 0.1 ~ 0.2mL，同时肌内注射或静脉滴注氢化可的松 100mg 或地塞米松 10mg，或氟美松 5mg。会厌及杓会厌襞水肿非常严重者，应立即在水肿明显处切开 1 ~ 3cm，以减轻水肿程度。治疗中及治疗后应密切观察。1h 后，若堵塞症状不减轻或水肿仍很明显，可考虑做预防性气管切开术。因声门被四周水肿组织堵塞而较难找到，可用喉插管或硬管支气管镜使气道通畅，也可选择紧急气管切开术或环甲膜切开术，如窒息，应同时进行人工呼吸。

二、喉炎

1. 小儿急性喉炎

小儿急性喉炎是小儿以声门区为主的喉黏膜的急性炎症，常累及声门下区黏膜和黏膜下组织，多在冬、春季发病，1 ~ 2 月为高峰期，婴幼儿多见，其易于发生呼吸困难，因为：①小儿喉腔较小，喉内黏膜松弛，肿胀时易致声门阻塞；②喉软骨柔软，黏膜与黏膜下层附着疏松，罹患炎症时肿胀较重；③喉黏膜下淋巴组织及腺体组织丰富，炎症时易发生黏膜下肿胀而使喉腔变窄；④小儿咳嗽反射较差，气管及喉部分泌物不易排出；⑤小儿对感染的抵抗力及免疫力不如成人，故炎症反应较重；⑥小儿神经系统较不稳定，容易受激惹而发生喉痉挛，加重喉梗阻。

（1）病因与发病机制：常继发于急性鼻炎、咽炎。大多数由病毒引起，最易分离的是副流感病毒，占 2/3。此外还有腺病毒、流感病毒、麻疹病毒等。病毒入侵后为继发细菌感染提供了条件。感染的细菌多为金黄色葡萄球菌、乙型链球菌、肺炎双球菌等。小儿营养不良、抵抗力低下、变应性体质，以及上呼吸道慢性病，如慢性扁桃体炎、腺样体肥大、慢性鼻炎、慢性鼻窦炎，易诱发喉炎。小儿急性喉炎也可为流行性感冒、肺炎、麻疹、水痘、百日咳、猩红热等急性传染病的前驱症状。

（2）治疗：关键是解除喉梗阻，及早使用有效、足量的抗生素控制感染。同时给予糖皮质激素，常用泼尼松口服，1 ~ 2mg/（kg·d）；地塞米松肌内注射或静脉滴注 0.2 ~ 0.4mg/（kg·d）。可用超声雾化吸入或经鼻给氧。若声门下有干痂或假膜及黏稠分泌物，经上述治疗呼吸困难不能缓解时，可在直接喉镜下吸出或钳出。

2. 成人急性喉炎

成人急性喉炎指以声门区为主的喉黏膜的急性弥漫性卡他性炎症，又称急性卡他性喉炎，是成人呼吸道常见的急性感染性疾病之一，占耳鼻咽喉头颈外科疾病的 1% ~ 2%。急性喉炎可单独发生，也可继发于急性鼻炎和急性咽炎，是上呼吸道感染的一部分，或继发于急性传染病。男性发病率较高，多发于冬、春季。

（1）病因：感染为其主要病因，多发于"感冒"后，在病毒感染的基础上继发细菌感染。常见感染的细菌有金黄色葡萄球菌、溶血性链球菌、肺炎双球菌、卡他莫拉菌、流感杆菌等。

吸入有害气体(如氯气、氨、硫酸、硝酸、二氧化硫、一氧化氮等)及过多的生产性粉尘，可引起喉部黏膜的急性炎症。有学者报道空气中灰尘、二氧化硫、一氧化氮浓度高的地区急性喉炎发病率明显升高。

（2）治疗：使用抗生素和激素，及早使用足量广谱抗生素，充血、肿胀显著者加用糖皮质激素。雾化吸入，可使用布地奈德混悬液超声雾化每次 1 ~ 2mg，每日 2 次。

护理和全身支持疗法：嗓音休息，随时调节室内温度和湿度，保持室内空气流通，多饮热水，注意大便通畅，禁烟、酒等。

第四节　喉神经性疾病和精神性疾病

一、喉感觉神经性疾病

喉部单纯的感觉神经性障碍较少见，常伴有运动性障碍。喉感觉神经性疾病有感觉过敏及感觉异常和感觉减退、麻痹两种。

1. 喉感觉过敏及感觉异常

喉感觉过敏为喉黏膜对普通刺激特别敏感，如平时的食物与唾液等触及喉部时，常引起呛咳及喉痉挛。喉感觉异常是喉部发生不正常感觉，如刺痛、瘙痒、烧灼、干燥或异物感等异常感觉。多因急、慢性喉炎，长期嗜烟嗜酒及咽喉部疾病通过迷走神经的反射作用所致。常见于神经衰弱、癔症、贫血、更年期等患者，也可发生于用声较多的演唱人员、教师、培训人员、营销客服人员等。

（1）临床表现：患者觉喉内不适、灼痛感、蚁行感、瘙痒感、异物感等，出现频繁咳嗽、吐痰或吞咽等动作，企图清除分泌物，易发生反射性呛咳。

（2）检查：喉镜检查可有慢性咽喉炎的表现，或无明显异常发现。应注意梨状窝有无积液，环状软骨后方有无病变，排除环后区、下咽部肿瘤。

（3）治疗：认真进行检查，治疗原发疾病，合理用嗓，详细解释病情，消除患者顾虑。

2. 喉感觉麻痹

喉感觉麻痹一般为喉上神经病变，分单侧性、双侧性，部分感觉麻痹或完全感觉麻痹，常伴有喉肌瘫痪。

（1）病因：影响到喉感觉神经中枢、通路及末梢感受器的疾病均可引起喉黏膜感觉障碍，包括以下几种。①中枢神经性疾病：颅内肿瘤、颅脑外伤、脑出血、脑血栓、癫痫、多发性硬化症、意识丧失等。②外周神经疾病与损伤：喉或其他头颈部手术及创伤、颅底或颈部肿瘤、急性神经炎症性疾病等。其中以甲状腺手术误伤喉上神经及喉返神经为多见，常伴有喉运动神经麻痹症状。③其他因素：食管反流、喉插管黏膜损伤、头颈部放射线治疗损伤、中毒等，以及缺氧、遗传、年龄因素等。

（2）临床表现：单侧喉感觉麻痹可无症状。两侧麻痹者，饮食时因失去反射作用，而易误呛入下呼吸道，故有吞咽呛咳。气管切开的患者气管分泌物中含有大量的唾液和食物，将唾液或食物的颜色标记也有助于明确诊断。

（3）治疗：轻症患者于饮食、吞咽时，宜少用流质，采用糊状、黏稠团块状食物，进行吞咽锻炼。重症者留置胃管行鼻饲法。同时查出病因，予以治疗，以促使喉部感觉的恢复。抗病毒类药物的应用，三磷酸腺苷及改善血管微循环障碍药物的临床应用也有一定意义。目前，喉感觉神经的重建，包括耳大神经与喉上神经吻合术等取得了一定的进展。

二、喉运动神经性疾病

支配喉肌的运动神经受损，引起声带运动障碍，称为喉瘫痪或喉麻痹，又称声带麻痹。喉内肌除环甲肌外，均由喉返神经支配，当喉返神经受压或损害时，外展肌最早出现麻痹，次为声带张肌，内收肌麻痹最晚。喉上神经分布到环甲肌，单独发生麻痹少见。喉瘫痪是一种临床表现，而不是一个独立的疾病。

1. 病因

按病变部位分中枢性、周围性两种，周围性多见，两者比例约为 1 ：10。由于左侧迷走神经与喉返神经行径长，故左侧发病者较右侧约多 1 倍。

（1）中枢性：每侧大脑皮质的喉运动中枢有神经束与两侧疑核相联系，故每侧喉部运动接受两侧皮质的冲动，因此皮质引起喉麻痹者极罕见。常见的中枢性病因如脑出血、脑血栓形成、脑肿瘤、脑脓肿、脑外伤、脑脊髓空洞症、延髓肿瘤、小脑后下动脉血栓栓塞等。迷走神经颅内段位于颅后窝，可因肿瘤、出血、外伤、炎症等，引起喉麻痹。

（2）周围性：因喉返神经以及迷走神经离开颈静脉孔至分出喉返神经前的部位发生病变，所引起的喉麻痹。病因如下。①外伤：包括颅底骨折、颈部外伤、甲状腺等颈胸部手术损伤等。②肿瘤：鼻咽癌向颅底侵犯时，可压迫颈静脉孔处的迷走神经而致喉麻痹；颈部转移性淋巴结肿大、甲状腺肿瘤、霍奇金病、颈动脉瘤等压迫喉返神经而发生喉麻痹；胸腔段喉返神经可由主动脉瘤、肺癌、肺结核、食管癌、纵隔肿瘤等压迫而发生麻痹。③炎症：原因不明或特发性功能障碍，如白喉、流行性感冒等细菌或病毒感染性疾病；铅、砷、乙醇等中毒引起；急性风湿病、麻疹、梅毒等也可发生喉返神经周围神经炎而致喉麻痹。

2. 治疗

（1）病因治疗：对有明确病因者，给予相应的治疗，积极去除病因。

（2）气管切开术：对双侧声带麻痹引起急性呼吸困难者，要及早行气管切开术，以改善患者呼吸状况。

（3）喉返神经的恢复治疗。

1）药物治疗：对病毒感染或其他无明确病因的单侧喉返神经麻痹，随着时间的推移，有自我改善倾向。可以根据情况应用神经营养药、糖皮质激素及扩张血管的药物，对神经功能恢复有一定辅助作用，当患者存在严重的吞咽困难、误吸现象时，则需要手术干预。

2）手术治疗：对于完全声带麻痹后半年甚至更长时间，仍未改善，如有手术适应证的患者可行喉返神经探查，行喉返神经两断端的直接神经吻合术、神经肌蒂移植术、舌下神经或舌下神经降袢喉返神经吻合术、膈神经喉返神经吻合术等治疗，是恢复声带张力、促进自主运动的最积极办法。但临床观察发现，神经移植手术后通常能够增加声带的体积和张力，却很难恢复声带的正常生理运动。

第五节　喉部肿瘤

一、喉部良性肿瘤

喉部的良性肿瘤包括喉乳头状瘤、血管瘤、纤维瘤、神经纤维瘤、神经鞘膜瘤、软骨瘤、脂肪瘤、淋巴管瘤等多种。其中，喉乳头状瘤最为常见。

1.喉乳头状瘤

喉乳头状瘤是喉部最常见的良性肿瘤，约占喉部良性肿瘤的80%。根据发病年龄的不同，分为成人型喉乳头状瘤和儿童型喉乳头状瘤两种。成人型喉乳头状瘤的发病率男女无明显差别，可发生于任何年龄，多为单发，有恶变倾向。儿童型喉乳头状瘤好发于2~4岁儿童，常为多发，生长较快，易复发。

（1）病因：目前认为，该病与人类乳头状瘤病毒（HPV）感染密切相关。可能发病机制为HPV病毒通过进入上皮的基底层细胞转录RNA并翻译病毒蛋白而致病。在病灶周围外观正常的黏膜中也发现了HPV病毒颗粒，可能是术后易复发的病理基础。

（2）病理：为来自上皮组织的良性肿瘤，由复层鳞状上皮及上皮下的结缔组织向表面呈乳头状生长而成，基底膜完整，中心可富含血管。可单发或多发。

（3）临床表现：儿童型喉乳头状瘤多见于2~4岁发病，75%的儿童型喉乳头状瘤在4岁前发病，女性多见。其临床表现与成人型相比更易复发，且发病年龄越小，复发、进展性越强。成人型喉乳头状瘤可发生于任何年龄，多见于20~40岁，其发病率低于儿童型。部分患者也可表现为复发和进展性，并有恶变倾向。

喉乳头状瘤典型的临床表现为进行性声嘶，可伴有咳嗽、吸气性喉喘鸣和吸气性呼吸困难。儿童型常因多发、生长较快，易出现喉阻塞。

喉镜下可见肿瘤呈苍白色、淡红色或暗红色，表面不平，呈乳头状增生。

（4）诊断：据患者症状和喉镜检查可诊断，确诊需依据病理。幼儿患者常多部位发生，基底较广，常发生于声带、室带和声门下区，可扩展至咽或气管、支气管。成人多次手术而复发者，应注意恶变的可能。

（5）治疗：外科治疗的原则是在尽可能保留喉功能的前提下切除病变，以改善和保留呼吸道的通气功能。外科手术方法包括显微支撑喉镜手术、低温等离子射频消融术、微型吸切器手术。辅助治疗：对于喉乳头状瘤反复复发或1年内多次手术的患者，建议加用辅助药物治疗。

2. 其他良性肿瘤

喉部血管瘤较为少见,病理上分为毛细血管瘤、海绵状血管瘤和蔓状血管瘤3种类型。以毛细血管瘤最为多见。其病变由成群的薄壁血管组成,间以少量的结缔组织。若结缔组织较多,则称为纤维血管瘤。毛细血管瘤可发生于喉的任何部位,但以发生于声带者多见,有蒂或无蒂,色红或略紫,大小不一。海绵状血管瘤多见于婴幼儿,有学者认为该病系先天性的,由窦状血管构成,质软如海绵,无蒂,色暗红,表面不光滑,病变广泛者侵及颈部皮下组织而呈青紫色。蔓状血管瘤又称静脉血管瘤,除了具有海绵状血管瘤的临床表现外,因其病理特点是动、静脉沟通丰富,往往有较粗的动脉,所以触摸常有搏动感。

喉血管瘤患者症状多不显著,发生于声带者可有声嘶,婴幼儿血管瘤可因体积大而有呼吸困难。如有损伤,可有程度不等的出血。

喉血管瘤无症状者可暂时不予治疗。症状明显者可行显微激光手术、硬化剂注射、冷冻手术,也可采用平阳霉素局部注射。对于巨大喉部血管瘤需行颈部入路肿物切除,并做好术前备血和术中的止血措施。

二、喉癌

喉癌是头颈部常见的恶性肿瘤,发病率约占全身恶性肿瘤的2.1%,占头颈肿瘤的12%~14%,且近年有明显增长趋势。喉癌患者以男性居多,男女之比为(7~10):1,好发于40~70岁。从喉癌的原发部位来看,声门区最多见,占50%~70%,声门上区次之,约占30%,声门下区为5%左右。

1. 病因

迄今仍未明确,可能与下列因素有关,是多种致癌因素共同作用的结果。吸烟:大部分喉癌患者均有长期大量吸烟史,烟草燃烧时产生的焦油中含有致癌物,可使呼吸道纤毛运动迟缓或停止,黏膜充血、水肿,上皮增生和鳞状上皮化生,成为致癌的基础。饮酒:尤其是声门上区癌可能与饮酒有关。当吸烟与饮酒共同存在时,可产生相互叠加致癌作用。

2. 检查与诊断

喉癌的诊断应综合患者病史、症状及体征及相应辅助检查,并应与其他疾病相鉴别。询问病史后,应对患者进行详细的检查。

(1)颈部的检查:望诊时,注意外喉是否饱满对称。可因癌肿侵蚀甲状软骨板,并可向颈前软组织侵犯所致。此外,还应注意颈侧有无肿大的淋巴结,有无吸气性呼吸困难相关体征。听诊时,主要是听患者的发声。早期声嘶常轻微,可以时轻时重,随病情发展逐渐加重,很难好转。晚期患者因喉狭窄还可以听到不同程度的喉喘鸣音。触诊也很重要。触诊时,先摸清舌骨和甲状软骨上缘连接处,如有饱满现象,提示癌肿可能已侵及会厌前间隙;若甲状软骨一侧隆起,可能癌肿已经穿破翼板;环甲膜常为癌肿穿破之处,检查时不可遗漏。也应注意甲状腺的大小和硬度,一旦甲状腺肿胀或质地变硬,常为癌肿侵及的后果。若正常的软骨摩擦音消失,提示癌肿已到晚期。

颈部淋巴结的检查非常重要，在患侧舌骨平面，应特别注意颈总动脉分叉处的淋巴结是否有转移及全颈淋巴结的情况，仔细检查淋巴结的大小、硬度、数目及活动度。

（2）辅助检查：间接喉镜检查是基本的检查方法，可以初步了解喉部病变的外观、范围，为喉癌的分期、分型提供资料。纤维、电子喉镜检查是最为直接的检查方法，局部麻醉下进行，坐位或卧位均可经鼻或口腔导入喉镜，同时可以拍片、录像、进行病理组织活检，窄带成像技术可提示早期病变。

3. 治疗

喉癌的治疗包括手术、放疗、化疗、心理、生物学等方面，需根据肿瘤的分期、患者的状况综合治疗，目前手术治疗仍然是喉癌的主要治疗手段。

（1）手术治疗：是喉癌的主要治疗手段。原则上应根据肿瘤的部位、范围、患者的年龄以及全身状况选择适当的手术方式，要求在彻底切除癌肿的前提下，尽可能保留或重建喉的功能，以提高患者的生存质量。

喉部分切除术是指在彻底切除喉癌病变的基础上将喉的正常部分安全地保留下来，经过整复恢复喉的生理功能的手术。包括：喉显微 CO_2 激光手术、喉裂开声带切除术、喉垂直部分切除术、喉额侧部分切除术、喉扩大垂直部分切除术、喉声门上水平部分切除术、喉水平垂直部分切除术（3/4）、环状软骨上喉部分切除术等多种术式。全喉切除术仍然是治疗晚期喉癌的良好选择。手术治疗还应包括颈淋巴结转移癌的手术治疗：分区性颈淋巴结清扫术、功能性颈淋巴结清扫术，常被用于喉癌的手术治疗，根治性颈淋巴结清扫术针对晚期颈部转移灶。

（2）放疗：放疗在喉癌的治疗中占重要的地位，尤其近年放射技术的提高，放疗的适应证有了进一步的扩展。①根治性放疗：以声门上癌和声门癌早期病变（T_1、T_2）为主要治疗对象。②术前放疗：声门癌及声门上癌术前放疗的价值尚有争议，为减少术后局部复发，提高治愈率，可考虑行术前放疗。主要适用于 T_3、T_4 患者。③术后放疗：对于难以彻底切除的病变或术中切除不满意时，常在术后附加放疗，应在术后 2 ~ 4 周进行。④姑息性放疗：极晚期病例，患者全身状况差，无法接受其他治疗可行姑息治疗，以延缓病情发展，提高患者的生存质量。

第六节　喉梗阻

喉梗阻又称喉阻塞，是指因喉部或其邻近组织的病变，使喉部通道（特别是声门处）发生狭窄或阻塞，引起呼吸困难的一组临床症状。

一、病因

1. 喉部急性炎症

如小儿急性喉炎、急性会厌炎、急性喉气管支气管炎、白喉等。

2. 喉外伤

喉挫伤、切割伤、烧伤、火器伤、高热蒸气吸入或毒气吸入。

3. 喉水肿

如喉血管神经性水肿、药物过敏反应等致喉黏膜高度水肿，声门狭窄，影响呼吸。

二、治疗

对急性喉梗阻患者的治疗要依据患者呼吸困难的程度选择合理的治疗方法。

1. Ⅰ度

明确病因，进行积极治疗，一般不必行气管切开。由炎症引起者，使用足量糖皮质激素和抗生素控制炎症。

2. Ⅱ度

炎性病变者，及时使用糖皮质激素和抗生素药物治疗，多可避免做气管切开，但需做好气管切开的准备工作；若为异物，应立即予以手术取除；如为肿瘤，双侧声带麻痹，可考虑行气管切开术。

3. Ⅲ度

较短时间的炎症病变尚可先用药物治疗，严密观察病情，做好气管切开术的准备。若药物治疗不好转，且全身状况较差者，宜早行气管切开术。若为肿瘤，则立即行气管切开。

4. Ⅳ度

立即行气管切开术，情况十分危急时，先行环甲膜切开术。

第七节　喉的其他疾病

一、喉异物

喉异物是一种非常危险的疾病，多发生于学龄前儿童，严重时可造成喉痉挛，引起呼吸道完全梗阻而危及生命。喉部异物种类甚多，花生米、各种豆类等坚果最多见；其次是鱼骨、果核、骨片等；大头钉、笔帽等也不少见。

1. 临床表现

症状：异物进入喉腔可有咽喉部异物感，堵塞声门可引起剧烈咳嗽、憋气、喘鸣、声嘶，异物较大者可失声甚至发生呼吸困难，严重者可于数分钟内窒息死亡。

检查：喉镜检查常可见声门上异物。声门下异物常呈前后位，多为声带所遮盖而不易发现。听诊可闻及吸气时喉鸣音。

2. 治疗

（1）海姆立克手法：紧急情况下使用，急救者从背后环抱患者，双手一手握拳，另一手握紧握拳的手，于患者上腹部向内上方推压，通过瞬间上抬的横膈，增加胸腔及气管内压力，使嵌顿于喉部的异物排出。

（2）间接喉镜或喉纤维内镜下喉部异物取出术：适用于异物位于声门以上、较小、不影响呼吸的异物，患者配合良好，表面黏膜麻醉后，间接喉镜下以喉钳或于喉纤维内镜下直接取出异物。

（3）直接喉镜下取出术：多用于间接喉镜或喉纤维内镜无法取出者，成人、儿童均可采用，可给予全身麻醉，术前注射阿托品以减少唾液分泌。对于较大的异物，气道严重阻塞，呼吸困难严重的病例，估计难以迅速在直接喉镜下取出时，可先行气管切开术，待呼吸困难症状缓解后，再于直接喉镜下取出。

喉异物取出术前伴随感染或术后损伤较重者可给予抗生素、激素雾化吸入等治疗。

二、喉癌前病变

喉癌前病变是一些具有恶变潜能的喉部良性疾病，主要包括喉角化症、喉黏膜白斑病、慢性肥厚性喉炎和成人喉乳头状瘤等。

喉角化症包括喉白斑病和喉厚皮病，主要症状是持续性声音嘶哑，临床上喉白斑病较为常见。病变可以发生于喉内不同部位，最多见于声带，其次为杓间区。黏膜表面呈白色斑块状隆起，也可呈白色点状锥形突起，主要病理变化为喉黏膜上皮增生，并有不全角化，黏膜下组织有轻度增生，但基底膜完整。目前本病的治疗多采用喉显微手术，如激光辅助的声带黏膜部分剥脱手术。术后注意休声，忌烟酒，定期随访。

慢性肥厚性喉炎主要症状为声音嘶哑，喉部发干。喉部表现为单侧或双侧声带和（或）室带肥厚，有的伴有充血，一般表面光滑，部分出现隆起或浅溃疡。主要病理变化为喉部黏膜上皮增生，上皮下多有广泛的炎症细胞浸润。

成人喉乳头状瘤是喉部最常见的良性肿瘤，好发于一侧声带边缘或声带前连合，肿瘤可呈苍白、淡红或暗红色，表面粗糙不平或呈桑葚状，有的带蒂，随呼吸气流上下移动。发病缓慢，常见症状为声嘶或失声，病程难以预计，常可向下侵犯气管、支气管甚至肺部。主要病理变化是多层鳞状上皮及其下的结缔组织向表面呈乳头状突起生长。本病的治疗以手术切除为主，尽可能完整切除肿物。目前多采用显微镜下 CO_2 激光精确切除肿瘤，术中视野清楚，损伤小，出血量少，但易复发。对于范围较广或侵犯黏膜下层的多发肿瘤，或青春期后多次复发的病例，可行喉裂开术。

参考文献

[1] 毛得宏，何中美 . 耳鼻喉常见疾病的中医预防调养 [M]. 北京：中医古籍出版社，2021.

[2] 张新响，高言歌，庞开云，等 . 当代中医外治临床丛书：耳鼻喉疾病中医特色外治 337 法 [M]. 北京：中国医药科技出版社，2021.

[3] 吴革平 . 耳鼻咽喉与眼科疾病临床诊疗技术 [M]. 济南：山东大学出版社，2021.

[4] 秦良卿 . 实用耳鼻喉疾病诊治 [M]. 哈尔滨：黑龙江科学技术出版社，2020.

[5] 刘蓬 . 实用中医耳鼻喉科学 [M]. 北京：中国中医药出版社，2020.

[6] 曹华琳 . 现代耳鼻喉科疾病诊治 [M]. 南昌：江西科学技术出版社，2020.

[7] 王志成 . 实用耳鼻喉科疾病诊断与治疗 [M]. 北京：科学技术文献出版社，2019.

[8] 韩杰，席淑新，田梓蓉，等 . 耳鼻咽喉头颈外科护理与操作指南 [M]. 北京：人民卫生出版社，2019.